社会治疗书系　夏林清 张一兵 / 主编

挑战传统心理学 / 整合后现代范式 / 辨识历史中的我 / 发展社群中的我

# Crazy Like us　像我们一样疯狂

## The Globalization of the American Psyche

## —— 美式心理疾病的全球化

〔美〕伊森·沃特斯　著　黄晓楠　译
Ethan Watters

北京师范大学出版集团
BEIJING NORMAL UNIVERSITY PUBLISHING GROUP
北京师范大学出版社

# 总编序

## 林壑万里清
### ——社会与个人的改变之道

夏林清

有关当代心理学知识与方法论范式的演变，近年来在中国大陆与台湾已有不少研究与讨论，全球化的倾销式错置已带来了心理学“应用”的泛滥灾情。在长达近一个世纪的中西方文化与知识遭遇碰撞的时日里，近二三十年接受高等教育栽培的心理与教育工作者均无可避免地，或生吞活剥，或东拉西扯、片片断断地，“学习”着欧美知识，等到进入了某个特定社会环境，面对迎面扑来的个人与群体的具体难题，得“动手动脚”推进一线的实务工作时，“尽信书不如无书”反倒是脚着陆、接地气的第一步。在社会现场中，面对真实不逃不躲，铆力投身，不怕狼狈，他者的容颜自然而然地，柔软了工作者的身段，启迪着工作者的心灵。当这样的践行之路走了数年，工作者会“长出”分辨与取舍“知识”的务实力，追寻着与自身实践相呼应的认识与理解。“社会治疗书系”的呈现，也可以说是我作为一名台湾地区心理教育工作者30年来寻索个人与社会改变之道理的一个三江汇流处。“知识”本身无中西之争，而是使用知识的知识人的问题。每一位理论产出的学者，都反映了他在某一特定社会内部，某个历史进程中的社会存在。辨识与取舍是读书人的责任。

“社会治疗书系”源自三处：

- 美国和“改变”有关的心理学知识的一个支脉。
- 英美批判心理学与社会治疗的路数。
- 台湾地区心理教育工作者的践行路径知识。

### 1. 我与社会治疗的相遇，疲困身心于展演中变化

我初次认识弗雷德·纽曼(Fred Newman)带领的这一支美国马克思主义实践者团队，是在1988年我回哈佛大学交小论文(论文计划要被接受如资格考效用的文章)，有一天在图书馆大门玻璃上看见一张“社会治疗”(social therapy)的活动传单。1988年，我们在台湾地区也正做着关于小外包家庭工厂的调查研究，我从来不知道美国竟有“社会治疗”！立即就报名前往纽约去参加了。然而，那时真搞不明白这群人在干什么！只是记得东区团体(East Side Institute)这个组织的名称和一个坐在前方与成员来回对话的弗雷德·纽曼的模糊影像，以及没太听明白的内容，只知道他们在纽约黑人社区做街区青少年及其家庭的工作。再见到他们已是2002年了。

2002年，我拿到福布莱特(Fulbright)经费支持得以访学3个月，去了纽约，这才在社会治疗的东边学院里学习了3个月。在这3个月中，我参加了每周一次的社群团体(community group)，一个社会治疗

团体和每周一次的个别治疗。弗雷德和我谈了几次话，我追问他们的践行历史。记得他预言式地说：“你走的路径，以后会遇到大的矛盾与冲突。”当时的我，身心疲困，在那3个月中只是不断练习着一件事，就是每一次行动都是一次在群体中表达自己与发展彼此的机会。多年投身实践的疲倦身心，就在一次又一次的行动中，如鱼入水中舒展身体般地变化了。我这时体验到，被包裹与结块化了的“情绪”需要在和他人一起发展的社群活动中，得到复原的变化机会。

**2. 地方知识——“斗室星空”的实践知识路径**

20世纪70年代，密集工业化重构着中国台湾地区的人文地景，“青少年问题”与“家庭问题”，像是水果催熟剂似的涨大了社工、心理与教育的专业化，然而专业的建制化并不代表会促进“实践智能的专精细微”。在人文社会科学范畴中，被归入“应用”的社工、心理与教育领域的工作者，多对无用的知识与不当的角色权力深有感触！

《大小团体动力学》与《斗室星空——家的社会田野》便是我在实务田野中一路转进，挪用、取舍与创发实践路径的两本书。在20世纪70年代工业化、都市化的台湾地景中，成群的由乡村进入城市打工的青年男女、犯罪矫治机构中的未成年群体启动了我对大小团体动力知识脉络与方法的心思。80年代后期台湾“解严”后，与工人朋友们的熟识则导引出“斗室星空”的实践知识路径。

因为和台湾地区社会不同底层人群一起工作多年，从20世纪80年代末到90年代中期，我有机会与大大小小的劳工群体合作，进行工人婚姻与家庭的讲座与座谈。有的时候，时间很短却震撼很大。譬如，在化工厂交换班的一小时里，与坐满一礼堂穿着灰蓝工作服的男性工人座谈，话题由“孩子怎么共同教育?”到“夫妻性生活怎么办?”(夫妻因各自轮班，一个月也排不出一周相同的休息时间)。看见蓝领工人们被工业化的高强度劳动撕扯挤压的生活苦楚与折磨，我明白了他们为夫为妻、为父为母，在高速变化的社会环境里，过着担不了也得撑下去的生活！于是，我将过去习得的心理治疗家庭知识与方法搁下，随众生而行地发生了我的专业实践的第一个转向。

在转向之后，我在 1999 年开办新北市芦荻社区大学，当地的妇女学员中不乏已被问题化、病理化的辛苦女人(抑郁症与各种身心症反应)。正是前面的转向行动形成的认识，支撑我试出了一种敞开彼此家庭经验，由相濡以沫发展到“斗室嵌连成星空”的群体共学的方法。

如果这些妇女带领我进入了她们生活的社会底层光景，那么，社区大学就给了我一个翻土培土的好机会！但倘若我没有转向的经历，我的身手是翻不了土的！“斗室星空”群体共学的方法在工厂劳动教育现场和在 1997—2000 年与各个团体数年的文化活动现场中就已然萌发了。

2005 年，我在芦荻社区大学主持“斗室星空家庭经验工作坊”时，一小群肢体障碍的朋友发言①，希望能特别为有身心障碍子女的家庭

---

① “异人算障团”，全称为“异于常人算障团”，是一群患有多重障碍的身心障碍者组成的团体，如肌肉萎缩、小儿麻痹、脑麻痹、心理疾病、肢体障碍等，其前身为夏林清在芦荻社区大学进行身心障碍者的家庭经验工作坊。他们最大的希望是自主生活不依赖家人，能与一般人一样参与社会公共事务。他们是一个不完全依赖家庭，也不全部依赖社会福利系统而自力更生的组织。

开办专场经验深入交流会。我当时就做了一个将"斗室星空"群体共学方法随特定社群而移动举办的决定，因而启动了后续多年陆续与肢体障碍、精神障碍和脑瘫等群体的协作。

### 3. 知行智能

"在地实践"这四个字很简短，但是一定得在"群己关系"与"群际关系"相互激荡的社会生活现场中进行实践，实践力道与实践知识方可被激励与得到发展。

"斗室星空"是一个示例，它可以说明三件事的关联性：一名实践者的"生成"，他在社会参与中体验的社会压迫，以及他的实践知识如何才可得到发展机会。

有关"知行"的实践知识是足以中西合璧、东西参照的。由团体动力学之父库尔特·勒温(Kurt Lewin)一路演进的《行动科学》(*Action Science*)的作者克里斯·阿吉里斯(Chris Agyris)和《反映的实践者》(*The Reflective Practitioner*)的作者唐纳德·A. 舍恩(Donald A. Schon)，是美国"组织学习"的两位创始学者，在美国内部，由专业实践者下手，以对峙专业化的工具理性。舍恩釜底抽薪地指向专业实践者，阿吉里斯则对机构中的人际互动习惯(组织化了的例行性防卫方式)下手。阿吉里斯与舍恩分别于2013年与1997年过世，但他们的书迄今仍是组织变革与专业实践领域中坚实的两块立基石。贯穿二位工作者的核心思想是他们对于"什么维持了不变"，亦即改变何以常换汤不换药的难题，落实在人与人共构的行动世界与系统环境上，进行了多年的考察，且同步研发了其理论方法。

书系中收入的《心灵与自然》(*Mind and Nature*)，与读者可在坊间找到的《改变》和《变的美学》均是汇集哲学、心理学以及与人类学者们共同努力、探究"改变"道理的好书。

### 4. 个人、组织与社会的改变

此书系另一重要特点在于，作者们均不切割二分地对待个人改变与社会改变。阿吉里斯与舍恩的《行动科学》与《反映的实践者》这两本书提供了严谨且落实到人与人所共构的模型化人际互动，而此种模型化互动关系是如何建构了组织的系统环境，这成为组织变革回避不了的课题。"组织学习"(organizational learning)的概念近十年来，被广泛引用与传播，但不少引用均是望文生义，而非对其来源处的阿吉里斯与舍恩的理论有所认识。任何一个组织的改变均非易事，亦非获得新观念就会改变的！阿吉里斯在哈佛大学，舍恩在麻省理工学院。同一时期与两人所在波士顿城不远的纽约，则是创立社会治疗的纽曼和随同纽曼创业立基的发展心理学家洛伊丝·霍尔兹曼(Lois Holzman)的工作基地。他们与一群来自社工、心理、教育与医疗等背景的工作者，在纽约、波士顿、旧金山与芝加哥等城市与社区，持续推进了"社会治疗"与"展演心理学"(performing psychology)的发展。这一支美国的"社会治疗"社群，是唯一能将马克思、维果茨基与维特根斯坦的思想，整合成社会实践的改变理论的社群实践，这朵"奇葩"，十分值得认识。维果茨基的《社会中的心智》(*Mind in Society*)当然便是认识此路数的基本读物。

能收入心理学记者伊森·沃特斯(Ethan Watters)的《像我们一样疯狂》(*Crazy Like Us*)一书，用具体案例作为呼应贝特森(Bateson)的《心灵与自然》与伊恩· 帕克(Ian Parker)的《解构疯癫》(*Deconstructing Psychopathology*)，也为“社会治疗书系”在大陆开张之举揭示了“他山之石，可以攻玉”的意涵。

然而，增长见识不等于做得到自己心中期望的践行，“实践之道”是一种“五年入门，十年立志，三十年上路”的功夫。在这里，我要特别感谢张一兵教授给予我与北京师范大学出版社的支持。2011 年，在张一兵教授组织的“第三届当代资本主义研究国际研讨会”上，我和两位美国心理学工作者洛伊丝·霍尔兹曼及伊恩 · 帕克，与大陆马克思主义知识工作者的讨论会中，共同思考着心理学的发展现况。正是这种参与互动的机缘，才激励我将英美与马克思主义哲思相关联的心理学理论与方法引介给大家，或许这套书在当前心理学知识洪流中，能发挥裁弯取直的效用。

2016 年，春天

# 目　录

**3. 桑给巴尔——精神分裂症的变脸术**



**4. 日本——抑郁症的大市场行销**



**结语　全球经济危机和心理疾病的未来**

**参考文献**

**致　谢**

# /引　言/

在国外走得越多，目睹美国文化弥漫全世界的状况就越令人泄气。在坦桑尼亚城市达累斯萨拉姆(Dar es Salaam)，新落成的米丽曼购物中心令我们尴尬。随处可见的麦当劳、马来西亚的耐克工厂让我们摇头。地球上各地的景观变得越来越相似，雷同到让人心生忧郁。对美国人而言，旧时的笑话竟带着怪味一语成谶：万水千山走遍，还在自家门前。①

我们不安地察觉，美国对世界的影响可能导致了巨大的代价：这个世界本身的多样性和复杂性日渐消弭。尽管我们对罪行供认不讳，但至今还没有来面对这些令人不安的影响。那遍地开花的金黄色拱门(麦当劳商标)不足以代表美国对其他文化的冲击；真正坏事的，是让人类的心理地貌不断扁平化。我们加入了一项“伟大”的运动：让全世界人对心灵的理解都变得更“美国化”了。②

---

① Where we go，there we are. ——译者注

② 本书书名原文“Crazy Like Us”的 Us 一词既是“我们”，又可以作为“美国”的缩写；“像美国人一样疯狂”也可作为一种解读。——译者注

这是一个貌似无法证实的断言，因为如此之改变发生在几亿人有意识或无意识的思维流动中。不过近年来有些现象很能说明问题，让这担忧愈加无可置疑。最突出的就是全球心理疾病症状形式的改变。例如，过去 20 年里进食障碍病例在中国香港开始升高，并蔓延至中国大陆。创伤后应激障碍(post-traumatic stress disorder，PTSD)已然成为一个常见的诊断、“通用术语”(lingua franca)，用来形容战争、灾害所带来的苦难。此外，还有一种“美国版”抑郁症(depression)目前正流行于世界各国。

如此的疾病大爆发背后的原因是什么？这些病又是通过什么渠道传播的？

本书旨在揭示病毒正是我们自己。

30 多年来，美国人以规模批发的方式出口自己的心理疾病观念。美国人对疾病的定义和治疗方法变成了国际标准。尽管这么做通常是出于善意，我们还是疏于预见这些行为所带来的全盘效果。事实上，一种文化、一个民族如何思考心理和精神疾病——他们如何给症状分类和排序，如何医治并预期病程及疗效——这些都会影响疾病的本身。在教育全世界像我们一样思考的同时，我们已经或多或少地使这个世界“发疯”的样子越来越相似。

目前已经有大量的研究揭示，心理疾病并非像人们猜测的那样均匀散布于全球。它们在各个不同文化里有着无穷无尽的多变形式与独特表现。印度尼西亚男性有一种叫作“amok”(杀人狂症)的体验，在“a-mok”中他们因社交龃龉开始长期怀恨，最后爆发出杀人狂魔般的烈怒。东南亚的男性有时会患上“koro”(缩阳症，缩阳恐惧)，一种让人消沉的认知——确信自己的生殖器正缩进身体里。穿过中东地区肥沃月湾(Fertile Crescent)有“zar”，一种当地人相信和被鬼附有关的心理疾病，会导致病人解离状地哭泣、大笑、尖叫和歌唱。

从跨地域文化的横向角度可见疾病之多样，从历史的纵向角度去看，也能看到。因为人们一直透过各种相差甚远的文化里不同的宗教、科学和社会信念去看待这些心理疾病，所以此时此地的疯癫和彼时彼地的疯癫看起来毫无相似之处。这些奇形怪状的心理疾病有时在仅仅一代之间就能出现或消失。伊恩·亥金(Ian Hacking)在其著作《疯狂的旅行者》(*Mad Travelers*)中记录了维多利亚时代欧洲青年男性时不时的神游行为——他们会在懵懂状态下一走就是几百千米。心理疾病的症状，就好像是时代病天空里划过的闪电，是某个特定地方、特定年代的文化和信念的产物。19 世纪中叶那些上层阶级贵妇有成千上万因患“歇斯底里性下肢瘫痪”而不能起床，这让我们对那时代女性社会角色的限制立刻有了直观的理解。

然而随着全球化的加速，事情变得不一样了。那些曾经在不同文化里面五光十色的“发疯”概念正飞速地消失。而某些从美国文化里挑出来并流行于世的心理疾病——抑郁、创伤后应激障碍以及厌食症(anorexia)——看来正在突破文化圈的界线，以传染病般的速度在全世界扩散。“美国制造”的疾病分类和治疗方法犹如铲土机，铲平了其他文化具有当地特色的心理疾病和他们原有的本土疗愈技术。

毫无疑问，西方心理学专家在研究心理疾病的意义和治疗方面对全球都有巨大的影响。有西方训练背景的心理健康专业人员，尤其是美国的学者，创造了心理疾病的正式分类诊断。美国精神医学协会(American Psychiatric Association)《心理疾病诊断与统计手册》(*Diagnostic and Statistical Manual of Mental Disorder*，以下简称 DSM，有时被称为此专业的《圣经》)，已经成了全球通用的标准。不仅如此，科研人士当中也是美国人在编纂最前沿的学术期刊，主持心理学和精神医学最高端的国际会议。这个学科里最有影响的临床医生和学者都是西方大学培育出来的。西方制药公司向科研工作者慷慨布施，且在精神类药物上耗资千万做市场推广。西方训练背景的创伤学专家随时待命，哪里有战争或自然灾害，哪里就有他们提供"紧急心理救援"(psychological first aid)，跟着一起来的，是关于精神如何崩溃又如何被治愈的各种假设。

这些想法和操作所代表的东西，远远超过用来描述病情的症状清单。在鼓吹西方的心理疾病观念和治疗方法背后，横亘着关于人性本质的许多文化假设。西方人普遍认同一些信念，比如，哪一类的生活事件有可能造成一个人心理创伤，还有，我们相信通过谈话来宣泄情绪要比禁欲的沉默更健康。我们十分确信人类天生内心脆弱，许多情绪体验都算是病态，有专业干预的必要。我们自负地认为，自家对心理疾病生物化学导向式的治疗能够减少病人的羞耻感，且我们的药物是科技奉献的精华。我们对其他文化的人们保证，只要把自己的传统社会角色丢出窗外，拥抱个人主义和人文探索的内省，精神健康(以及现代式的自我觉察)就唾手可得。这些西方心理学观念对全世界的诱惑力不亚于快餐和说唱音乐，而我们正用无比的活力加速传播它们。

是何动机让我们如此竭力说服全世界来用我们的方式思考？这里有好几个答案，但其中最简单的就是：制药公司利润。这些资产动辄以亿计的超大集团在推广全球性的疾病诊断分类中十分有利可图，因为接下来它们就售卖声称可以治疗这些疾病的药物，赚取巨额利润。

其他的原因相对更复杂。许多现代心理健康从业人员和科研人员相信，药物背后的科技、我们的疾病分类诊断和心理学理论已经把这个领域推到超越文化和信念影响之外的前沿领域。不是吗？甚至有机器已经能直接观察大脑如何运作。我们也能用各种方式改变大脑化学分泌且观察出现变异的 DNA 序列。花了整整一代人的时间，我们自豪地推广心理疾病的生物化学观念：人们应该用看待躯体疾病同样的方式，临床地、科学地理解心理疾病。这里的假设是，这些了不起的科学进步能让今天的执业者避免前辈的偏见和谬误。

没错，今天的心理健康从业者常带着一种蔑视与同情兼具的复杂感觉回顾前代的精神科医生——他们怎么完全被自己的时代文化所裹挟，被信念所压倒？我们百思不得其解。那些关于维多利亚时代大肆流行的女性歇斯底里症(hysteria)的理论，如今就像破烂古董一样遭人耻笑。就连近年的医源性感染，比如，15 年前开始骤然攀升的多重人格障碍，都已成古老传说。过去是靠谱的诊断，现在却说是入了歧途的误诊。相似的情况是那些仅仅见于其他文化的心理疾病，它们则被当作嘉年华演出中的过场戏。像 koro(缩阳症)和 amok(杀人狂症)这类症状，在美国的《心理疾病诊断与统计手册》(DSM-IV，pp. 845－849)

的末了，“特定文化相关的症状”(culture-bound syndromes)条目之下有点记载。用这些标签，还不如直接吆喝：“异国情调精神病！两毛五分钱一看!”

西方的心理健康从业人员倾向于相信，其他文化中所谓心理异常只能勉强被称为“心理疾病”，而整整 844 页的心理诊断手册(除了“特定文化相关的症状”这部分)里面描述的心理疾病才算是“货真价实”——包括疾病的症状和预后，都是不受文化和信念变迁干扰的。并且，顺着他们的逻辑下去，如果这些病不受文化干扰，那么就一定在全人类都是一样的。由此，他们走遍天下悬壶济世，不过是勇敢地实践了他们所相信的科学知识。

然而，本书所记载的跨文化研究者以及文化人类学者却讲述了截然不同的故事。他们证明，心理疾病的体验与文化是不可割裂的。精神失常的原因多种多样，比如，个人创伤经历、社会动乱或者大脑中的化学失衡。而不管致病原因为何，我们无一例外地依靠自己的文化信念和传说来理解发生在自己身上的事情。这些传说或者叙事，任它描述的是灵魂附体还是 5-羟色胺分泌不足，对人们的患病体验都有令人吃惊的影响，且常常是以反作用方式起效果。最终，所有的心理疾病，包括看似明显是自成一类的抑郁症、创伤后应激障碍，甚至精神分裂症(schizophrenia)，都和癔症性下肢瘫痪或癔症或 zar，或人类疯癫史上的任何其他心理疾病一样，一分一毫也脱不开文化信念和文化期待的影响与塑造。

文化对一个心理疾病患者内心的影响，通常是一种本地且私人的现象。所以，尽管本书讲述一种全球的趋势，却不从全球视角出发来叙事。考虑到对现实人情的影响和冲击，我选择了四种心理疾病在四个国家和地区的故事。之所以选择这四个故事，是因为它们分别揭示了西方心理健康观念全球化的不同传播渠道。我将讲述两个来自桑给巴尔岛(Zanzibar)的故事——在这里，对精神病曾经的灵魂“附体”的概念日益让位于生物化学疾病观。我要讲述两个和精神分裂症斗争的家庭的故事。为了记录厌食症在中国香港的出现和增加，我追踪了 14 岁的夏琳(Charlene Hsu Chi-Ying，许琪莹，音译)最后的脚步，以示对她死亡的报道是如何引发了特定类型的西方厌食症在香港出现。通过解构帕罗西汀(Paxil，赛乐特)这种抗抑郁药物在日本的超大市场推广活动，我要向读者揭示为何多半都是制药公司为了售卖“解药”而将某种疾病“推销”给人们。2004 年斯里兰卡海啸后所发生的事情给我们提供了上好的机会来检验那些急急忙忙冲进灾区的创伤咨询师，看他们是如何带着西方的自信用“创伤后应激障碍”来诊断当地人的心理问题。

在每一章的最后，我都把焦点投回以美国为首的西方世界。从彼岸观望，那些文化性的假定和塑造了我们自身信仰的肯定，常常变得不可思议的明晰，让人能洞若观火。由此可见，真正古怪的是我们自己对“疯狂”的假设和我们自己的“自我”。

书中实录的跨文化精神医学家和文化人类学家说服了我——我们正处于人类历史一段非凡的时期。他们一边辛勤工作来记录各个文化对心理症状的差异理解，一边眼睁睁地看着这些差异灭绝。我甚至觉得，他们就好像心理学领域的“植物学家”——每日于雨林中，抢先在推土机铲平森林前几步，竭力记录生物多样性。

人们应当用担忧生态多样性消逝一样的态度，来担忧精神症状的地域差异性理解和不同疗法的消失。各异的疗愈形式以及特有的心理保健文化信念——人们永久痛失这些精神物种的严峻形势不亚于某种植物或动物悄无声息彻底灭绝的状况。而就像这些植物和动物一样，很有可能我们还来不及真正理解其价值，人类对自己精神世界之领悟的丰富多样就再也无迹可寻了。生物学家指出，正是在这浓密而又生机勃勃、充满多样性的雨林里蕴藏着未知的化学复合物，可能在将来的某一天成为治疗新型瘟疫的特效药。相类似地，蕴藏在多元的心理健康文化观念中的，或许正有我们丢失不起的宝贵知识。继续抹杀这多样性，我们无异于自掘坟墓。

## / 1. 中国香港——厌食症的兴盛史/

精神医学理论无法抵赖自己在厌食症的话语领域塑造的社会发展轨道。这些话语，既描述了个体的悲剧，也唤起了大众的忧虑。

——李诚

李诚(Lee Sing)医生是厌食症研究方面的一位杰出中国学者。去拜访他的那天早上，我乘地铁从香港市中心往北，到沙田郊区的威尔士亲王医院(Prince of Wales Hospital)。干净又明亮的地铁通道里，我路过了一些很大的海报，上面印着一些瘦得出奇、穿着比基尼的年轻女子，推广各种养生方法、祛除蜂窝组织的瘦身膏以及抑制食欲口服保养品。扶手上、地铁车厢内不断地重复出现这些促销广告。上班的人们手中的报纸、杂志也充斥着类似宣传——通常会给出“使用前”“使用后”的照片特写，年轻女子们经过这些疗程，基本上变得就剩一层皮包骨。这样的产品在香港拥有巨大的市场，在内地也日益扩张。过去几年来，香港的美容行业(包括节食、化妆品、护肤品以及健身)的广告花费已经超越任何其他行业。在那一周的热门杂志《壹周刊》里，全部

150 条广告里竟有 110 条都是关于瘦身或美容产品及服务的。

然而，与这些广告同时出现的新闻和摄影报道却痴迷于略有差别的另一件事：渲染年轻女明星的故事。那个早上的《标准》(*The Standard*)，香港的英文日报之一，用显著位置报道了近年来几位著名女性的不幸事件，包括布兰妮·S. 皮尔斯(Brittany S. Pierce)，她那一周正被强制收入美国加州大学洛杉矶分校(UCLA)医疗中心。她被执行了“5150 条例”——这是一条加州法律，它规定，只要病人让人觉得她会对自己或他人存在安全威胁，那么医生就可以强制病人留院。正对着的另一页上，是一篇关于日本流行偶像幸田未来(Koda Kumi)的文章。日本第三大美妆公司高丝集团撤掉了她代言人的位子，就因为她用轻蔑的口气评论了中年妇女的生育能力。这位“可爱”而又得意扬扬的 25 岁女生，在一档热门的广播节目中发表了自己的“医学观点”，声称“35 岁左右母亲的羊水都腐烂了……很脏”。

那天早晨《标准》上最重磅的报道——那天香港每家报纸的封面故事，都是关于艳照门——几个当地最知名的明星演员的上百张裸照被发布到网络上。同一周内，加沙埃及边界爆发了一场人道主义危机，一场暴风雪席卷了中国东部大部分地区，威胁着新年假日出行的上百万旅客。然而，没有任何消息可以与这场性丑闻抢夺头条地位。所有的人——从政客到专栏写手，都觉得有必要批评这些年轻女人的举止行为。甚至香港天主教会主教汤汉(Tong John)都就明星的罪性与礼仪发言，强调“保持我们心灵的纯正”和“不要再发布和流传这些照片”的重要性。

当然，我们很难说这些广告、图片、明星八卦究竟对普通的香港少女内心产生了什么样的影响。然而，不难令人猜测，这一系列信息会使她们对女性的身体形象、性、青春、美以及衰老等一系列主题感到非常的困惑和矛盾。有些场合，人们崇拜年轻女人的吸引力，而另一些场合，她们却被羞辱，被公开地恶语中伤到无以复加。无论香港的少女们由此拼出一幅怎样的成年世界图景，我们可以确定地说，其中必充满冲突。在这样的环境下，大部分美国或欧洲人都不会对过去 15 年来这里厌食和暴食症(bulimia)的急速飙升感到奇怪。他们也不会奇怪艳照门丑闻的其中一个女星就一直挣扎在暴食症中。许多受过良好教育的西方人会认为厌食症的诱因是一些文化暗示，但是他们通常对这些文化暗示的内容有着较狭隘的理解。许多人想当然地认为，厌食症由于其相伴随的对肥胖的恐惧以及并发的躯体变形恐惧症，一定是由于特定摩登文化对苗条的女性身体的固执追求，而文化又把自己的迷恋与癖好传染给了年轻女子。就像我们出口了自己对骨感模特的迷恋——我们的芭比娃娃和我们的凯特·摩斯(Kate Moss)式时尚——我们觉得饮食失调(eating disorder)紧随这些意识而来是十分合理的现象。

但是，即便这种常识性的因果很可能是全部问题的一块，李诚的研究却显示出有其他的、更隐秘的跨文化动力作用于其间。厌食症如何从美国的城郊中产社区传播到香港，真实的全貌要更复杂，且从很多角度来看，都更令人忧虑。结果就是，西方世界不折不扣地是亚洲地区饮食失调增加的罪魁祸首，但并非由于那些似乎显而易见的原因。

穿过沙田，我在威尔士亲王医院迷宫般一幢幢多层建筑中找到了李医生小小的办公室。助理将我引见给他，李医生比我想象中的还要年轻。他 49 岁，尽管看诊、教学以及管理一个情绪障碍治疗中心的繁忙工作花去他大量的时间，李诚仍然在学术上颇有建树。他承认有时候人家批评他是工作狂。“我的确每天工作很长时间，但是我从来不觉得有什么工作压力，”以谦虚著称的他这样说道，“我从高中起就想做精神科医师，我至今仍然喜欢看诊并把自己的想法写下来。”由于每天在办公室待很长时间，李医生为自己把这个空间布置得十分舒服。这办公室像个很有格调的单身公寓。沙发边的地板上，摆着跑车一般的凹背皮椅和换挡的变速杆。正对着他的办公桌，是李医生的得意收藏：一台古董真空管音响，连着两只宏伟的大音箱。这音响是 20 世纪 60 年代早期制造的，在那个年代它的造价和一台大众甲壳虫汽车一样昂贵，且需要小灯泡大小的真空管来操作。然而，对于李医生这样货真价实的古典音乐音响发烧友来说，这套机器产生的美妙共鸣没有任何设备可以取代。

李医生已经坚持 20 年不间断地记录把美国版的厌食症带进香港的文化潮流，尽管已经做了这么久，谈起这些谜题时他还是充满激情。他是第一位记录这些厌食的中国女性的学者。他所做的一个重大发现就是，在这个疾病变得人人知晓之前，中国的厌食症病人与那些西方的患者毫不相同。这些非典型的厌食者——他这样称呼他们，表现出一系列的症状均有别于他们的西方同伴。特别是，西方厌食者身上常见且典型的肥胖恐惧，他们没有。

短时间内，香港的厌食症病人的症状呈现就有了变化。香港病人原有的一系列特殊症状开始消失。曾经是罕见病症，现在被这病的美式版本取代并大范围流行起来。若我们能理解这些剧变背后的各种动力，就可以解释厌食症为何会在香港变得如此广泛，但更重要的是，或许我们还能重新思考这疾病背后的西方世界处在怎样的态势中。

## 一个病人的死

20 世纪 80 年代，李诚在英国完成学业和训练回到香港，他接受了威尔士亲王医院的工作，开始寻找华人中的厌食症患者。和许多其他年轻的精神科医生一样，他在英国学到了关于厌食症是什么样子，对这种病症的本质矛盾感到十分好奇：为何这些有着充分资源的年轻女子们要饿自己？

当李医生开始他的研究的时候，长期以来的信念——饮食失调仅存于美国与西欧，刚刚开始出现崩塌的迹象。尽管饮食失调领域的知名专家直到 1985 年仍然在断言，美国之外没有厌食症，俄罗斯与东欧却已经出现了病例。虽然人们仍然相信拉丁美洲国家绝少有厌食症，但学者和临床心理师在日本与韩国也开始发现年轻女性中的厌食症患者。

当时在中国内地和香港，人们对此病闻所未闻。李医生翻遍了中国两家最主要的精神医学期刊，连一篇报告中国女性厌食症的论文都没有。无从下手，他只好开始翻查威尔士亲王医院的患者数据库。彻底梳理1983～1988年的档案之后，他也才勉强找到10个有可能是厌食症的病例。鉴于这家医院所诊治的病人数以万计，李医生认定，厌食症在香港是一种极为罕见的病症。1989年，他首篇关于厌食症的论文发表在《英国精神病学期刊》(*British Journal of Psychiatry*)，题为《香港的神经性厌食症：为何在中国寥寥数人?》(*Anorexia Nervosa in Hong Kong*：*Why Not More in Chinese*?)

如此低的厌食症患病率，对李医生来说是个尚未被解开的谜。也许是中国文化的信念或行为包含着保护性的机制。他知道，中国文化在历史上对肥胖体型鲜有诋毁。相反，中国的俗话说“能吃是福”，增重也被说成“发福”——有好福气的表示，还有“胖子运气好”。李医生也认为，相比于西方女孩，中国女孩青春期发育开始较晚，这本身也是一种保护因素：晚一两年到来的生理变化，多一两年的时间让情绪发展成熟对女孩来说，面对青春期的心理压力都会相对小一些。

但是，即便是把这些差异都加以考虑，李医生仍然无法理解为何本土青少年中如此罕见厌食行为。不管从哪方面看，香港都是很容易产生厌食症的土壤。由于特殊的历史原因，这个摩登都市接受并融合了许多西方价值观、生活饮食方式和穿戴风格。这里有快餐店，也有健康俱乐部。不管是西方的还是中国的，瘦削的明星一样被当作偶像。这里的文化是家长制的，父母给孩子、老师给学生们许多竞争的压力。中国文化对吃的痴迷，以及家人必须团聚用餐的层层意义，照理应该对青少年形成很危险的引诱——她可以借拒绝食物的行为来向周围的人表达心理上的苦恼。

所有在西方社会被标示为厌食症的触发因素的东西，看起来在香港都充分地存在着，然而，进食障碍(饮食失调)还是很少见。李医生怀疑另有一些因素——一些在西方的学术文献中还没有被充分考虑的致病因素，在香港是不存在的。这个因素会是什么？李医生也只能猜测。

在治疗他能找到的仅有的几例病患的同时，李医生发现了另一个谜题，他注意到，香港的这些厌食女性与他在英国受训时研究的病例很不一样。她们的差别大到一定地步，让他怀疑自己所看到的究竟还是不是厌食症。为了描述这些差异，李医生向我讲述了他所治疗的第一批病人中的一个女病人的故事——31 岁的销售助理，我暂且称她为阿娇。

李医生对 1988 年那天第一次在医院的检查室见到阿娇的情形仍然记忆犹新。尽管从自己的研究中，李医生深知厌食症病人会瘦成什么样，但一看到阿娇，他还是不由得大吃一惊。“她憔悴得不可思议——简直就和一具骨架没两样，”他回忆道，“她的眼窝深陷，两颊凹下去，皮肤苍白而冰冷。”她头脑尚灵敏，但是对交流没有回应。身高 5 英尺 3 英寸(约 160 厘米)的她，理想体重应该在 110 磅(99 斤)[①]左右。没错，4 年前她的确有那么重，直到她开始慢慢耗竭。等到她开始求医，体重已经只有 48 磅(约 43 斤)了。

体检中，李医生注意到阿娇的皮肤干燥且体温低于正常值。更令人担忧的是，她血压过低且心跳每分钟只有勉强的 60 次。让阿娇喝下

---

① 1 磅约 0.45 千克(0.9 斤)。——译者注

锁餐后，李医生用X光透视检查她的食管。他还用内窥镜检查了她的上部胃肠道系统，看看有没有阻塞或破损。在排除了所有的器质性因素之后，李医生开始尽力拼凑她的个人经历。

阿娇是家里最小的孩子，连她在内父母养活下来的有3个孩子(有两个男孩出生后没多久就夭折了)。她就在这个靠近香港的农村工薪阶层家庭长大。和香港地区很多家庭一样，家人之间虽然在实际上保持距离，但情感上又有点纠缠不清。为了养家糊口，父亲有很多年不得不出远门在外打工，然而，当他在家的时候，他觉得自己是传统上的一家之主，所以要求家人表现出绝对的忠实服从。探家的时候，父亲常常因为鸡毛蒜皮的事情训斥阿娇和妈妈，比如，她们偶尔打断了他说话；父亲也毫不顾忌地直接表示对阿娇学业没有起色的失望。妈妈是个传统主妇，对丈夫俯首帖耳逆来顺受，她在当地社群中也比较孤立，因为只会说客家话。这个家庭说不上其乐融融，但也没有心理疾病家族史，更不存在性虐待、家庭暴力或者饮食失调。

阿娇与食物之间的纠缠是从4年前开始的。1984年，男友突然离弃她，移民去了英国。他的离去让她陷入绝望，开始绝食、断食。家人问起时，她的解释是肚子痛、不舒服。与此同时，她越来越不愿社交，甚至丢了工作。刚得病的那几年，她看了好几位不同的医生。家人和医护人员都劝她多吃点。尽管这样，她仍旧年复一年地消瘦下去。

李医生在初诊与她谈起个人经历时，阿娇时有哭泣，但大部分时候看起来只是悲伤而疲惫。

“你觉得你的主要问题是什么?”李医生最后问她。

“肚子胀，还有，瘦。”她回答。

“还有呢?”

“心情不好，很难形容……再说什么也没有用了。”她说着，啜泣起来。

“你的情况，有没有一个名字能命名它?”李医生问。

“我不知道，”她说，“你能告诉我这是什么病吗?”

李医生请她画一幅自画像。这个技术常被用来鉴定厌食患者是否对自己消瘦的躯体有扭曲的认知。阿娇画了一幅火柴人的图交给医生，图画和她瘦骨嶙峋的样子十分吻合。

阿娇的表现给李医生留下了一个谜题。一方面，她显然快把自己饿死了；另一方面，她又在很多地方不符合美国的神经性厌食症的诊断标准。那本美国精神医学协会出版的《心理疾病诊断与统计手册》在20世纪80年代末期更新了第三版，很快就成为全世界的标准。那里面说道，神经性厌食患者不但固执地保持低体重，而且还会表达一种“对肥胖的强烈恐惧”，甚至在自己已经体重过轻的情况下仍不消除，并且对自身体型的认知扭曲，例如，声称“瘦弱不堪时仍觉得胖”。

但是阿娇丝毫没有对体重过重的害怕。相反，她对自己羸弱的身体形象没有任何认知偏差。她对自己的形容和李医生看到的没有什么差别：木棍一般瘦到有生命危险程度的年轻女子。

当李医生用当时的厌食症标准问卷给她做测试的时候，得出的结果也和一般医生预计会看到的西方厌食症患者很不一样。比如，阿娇坚称，自己从来没有故意限制自己的饭量。他知道，西方的厌食者通常会承认自己满脑子想的都是食物分量的问题。医生问到她为什么常常整天不吃饭时，阿娇会说她就是完全不饿，同时指着自己肚子左侧说，那里常常觉得肿胀。

这些偏离西方诊断标准的症状不止表现在阿娇一人身上。李医生在此期间面谈的或治疗的香港厌食症患者大多否认自己害怕变胖，也不打算为了美而减肥。他们常常讲的反倒是想要恢复正常体重。若让他们解释自己拒绝吃饭的行为，他们通常会把它归咎于躯体原因，例如，胀气、喉咙里面卡住或者消化问题，抑或胃和腹部总有饱胀感。他们常常主诉的"没有胃口"也和西方专家对厌食症所列出的观念相左。精神科医生希尔德·布鲁赫(Hilde Bruch)写了《金笼子》(*The Golden Cage*)这本关于厌食症的有影响力的书，作者非常肯定地说道："患有厌食症的病人并无胃口不佳之苦；恰恰相反，他们对食物和吃充满了疯狂的迷恋。从这个角度来说，他们和其他饥饿的人是一样的。"

作为一个群体，香港的厌食者在其他方面也和他们的美国同类差别甚大。他们并不是西方文学讲到厌食症时描述的那种"千金小姐"。厌食症在西方被看作那种有钱、受欢迎且前程似锦的年轻小姐才会得的富贵病，这些小姐常常在生活的其他方面，比如，学校或体育上是完美主义者。可是李医生的病人却多半来自贫穷家庭，在学校里也属于成绩不怎么样的那一群。西方厌食者身上有时可以观察到的某种道德优越感，在他们身上也毫无迹象。

更奇怪的是，他们常常来自偏远的村子，医生觉得那些地方的民众不可能首先受到西方流行文化的影响和感染。他们根本不是读了什么节食书籍或者参加了时下流行的健身运动后开始饿自己的。李医生的这些非典型的厌食患者完全不属于那群爱跟随"闪舞"时尚美眉或跳"爵士健美操"的都市丽人。如果西方流行文化的影响是这个疾病的核心，那么绝对应该另有一群香港人病得更惨。香港一直是，且仍旧是最国际化的都市之一，有足够庞大的青少年和女性群体完全生活在西方流行时尚和文化影响之下。但是李医生的病人并非来自这些上流潮人[①]的亚文化社群。

李医生对自己在西方受训时所积累的临床知识有着诚挚的敬意，但同时他也知道，这些知识蕴含着冲突和挑战。随着DSM成为全世界诊断心理疾病的标准，人们越来越容易抹杀不同的疾病之间的症状差别，让它们削足适履以"符合"西方标准。然而，李诚医生深信，他所目睹的香港患者和西方厌食症患者的症状差别有着深刻的意义，可以让人们对这种疾病有更深的洞见。他知道，若要真正明白这些香港患者究竟是怎么回事，就必须对这些差异刨根问底。

## 阴、阳与气

尽管李医生不确定阿娇是否该被诊断为厌食症，她的确需要立即的诊治和救助。在李医生的帮助下，她开始住院治疗。但是，作为一个病人，阿娇显然不太听话。她换着法地编出一系列理由来拒绝营养

---

① 原文此处是 jet-setting，指常常乘坐喷气式飞机四处旅行的时尚人士。欧美时尚杂志常有以"jet-set"为主题的服装搭配编辑，象征一种富裕、高级的时尚感。——译者注

师为她安排的饮食。李医生猜测，她对营养师的抗拒可能和中西医药观念的文化冲突有关。于是，李医生先请来一位中医，后来又加上一位气功大师，指望能从文化的角度减少阿娇对治疗的抗拒。中医师对李医生说，阿娇的情况是由于肝脏和脾胃的各种不调导致的。中医解释说，她失恋的过度伤心导致了肝气郁结和肝脏功能衰退，而这又导致脾胃的紊乱。于是，阿娇身体无法正常吸收营养，不能把养分变成“气”——滋养身体和生命的能量流。这一切，又导致虚弱的心脏和衰退的肾脏功能。此外，中医还说，阿娇的身体存在着一种叫作“阴盛阳衰”的不平衡现象。

由于她身体每况愈下的开始是肝脏功能不调，中医师建议阿娇先服用草药，纾解肝气并修复肝脏。医师说，这样的治疗，可以帮助阿娇释放失恋记忆带给她的病态负能量。可是，阿娇拒绝服用医师调配的汤药。

气功大师则更是徒劳。和中医一样，他也相信阿娇的“气”极度虚弱。他发功要把阿娇郁结的“气”打通。可是到第三次治疗的时候，气功大师放弃了，他告诉李医生，病人“执意不愈”。

中医西医都对阿娇收效甚微，阿娇决定出院不治了。1988 年圣诞节前夕，她办理了出院手续。尽管在住院期间，她的体重从 48 磅(43.2 斤)上升到了 59 磅(53 斤)，仅仅两周后，回诊时她就又掉了 4 磅(3.6 斤)下来。她拒绝再次入院，也开始回避门诊治疗。随后的几年里，李医生做了两次家访，希望劝她回来继续治疗。在这期间，她的体重又掉回到 50 磅(45 斤)。

1992 年，李医生再次探访她。他带了两位医学院女生随行。阿娇此时看起来就只剩一具骨架，并且出现了心悸和下肢无力的症状。她的两颗门牙由于萎缩而不得不被拔除。阿娇的妈妈打手势告诉李医生她还是不怎么吃饭。因为妈妈语言不通，他们找来一位邻居向她解释阿娇必须立刻住院治疗。邻居说道，村里很多人都想鼓励阿娇多吃饭，可是没有一个人成功。邻居还问医生这奇怪的病究竟叫什么，是什么原因造成的。

探访后，李医生和他的学生带着阿娇在村子里短短地漫步了一会儿。阿娇给学生看自己得病前的照片，当学生说她看起来很漂亮的时候，阿娇似乎挺高兴。她问这两位同学，是否会因为她现在可怕的样子而拒绝和她做朋友。探访结束的时候，阿娇答应会考虑再次入院治疗，可是过了几天李医生再打电话来的时候，她就改了主意说不来了。

然而仅仅两周后，阿娇就被送进了威尔士亲王医院的急诊室。她的状况非常糟糕，只有 42 磅(37.8 斤)体重，血压低得可怕，骶骨上也出现了褥疮，连一点点轻微的动作都让她倒抽着喘不过气来。唯一让李医生放心的一点是，这回她愿意住院了。

住进医院后的第一天，李医生注意到阿娇的一个积极的变化。她询问了关于职能治疗的转介信息，想学习打字和电脑技巧。她希望这些可以帮助她以后找到好一点的工作。一些一直跟随她的案例的医学生给了她一顶帽子和一条丝巾作为礼物。礼物给阿娇带来了快乐。她还要求理发，并且说起要有一个“新的开始”，还开始吃小口的食物。

两天以后的清晨四点，阿娇的心脏终于衰竭停跳。尸检显示，她的多个器官由于长期饥饿而萎缩，除此以外她没有其他疾病。

挽救阿娇的失败，使得李医生重新燃起对香港厌食症病人的意义的研究热情。回想阿娇的病史，他越来越确信西方的厌食症概念——关注病人的肥胖恐惧和对体型的在意，对类似阿娇这样的病例根本没有什么帮助。人们需要的不是一个全球通用的厌食症模板，而是对左右该疾病的个人与文化力量的本土化理解。李医生相信，依赖一个通用模板甚至比无效的治疗更糟糕。西方诊断标准越来越广泛地应用，这些诊断背后的许多西方假设有可能导致本土的临床治疗师对自己不同文化下病人的独特现实状态犹如睁眼瞎一般视而不见。

## 亲身体会与全球传播

李医生知道，他必须在两种层面上理解厌食症。一个问题是，为什么这些女性出现饿自己的行为；另一个问题是，当保持饥饿的自我约束开始在她们的生活中占据主导时，她们的身体和头脑中发生了什么变化。李医生觉得非常有必要了解厌食症的躯体体验究竟如何。“我对这个基本问题十分好奇：她们是如何做到就吃那么一点点?”李医生回想道：“为何午餐时间对她们来说根本无所谓？向身体发出吃饭信号的生理时钟被按停究竟意味着什么?”

所有的健康医疗专业人员都崇尚共情。但是这是一个又飘忽又无法测试的品质。一个医生可能自己觉得能感受到病人的内心世界，可是谁知道真正的事实又如何？尤其是当医生面对的是一个有严重心理疾病的病人。一个精神分裂症患者的医生，能够和这位病人的心灵产生共情的联结吗？李医生意识到，和其他心理疾病不同，厌食症患者的医生可以有机会感受一下病人体验。因为最核心的症状——限制饮食——是一个外部的行为。李医生看到了一个实验的机会。他决定来模仿厌食症病人早期阶段的行为。

“我下定决心，”李医生说，“要真的成为这方面的专家，我需要自己体验一下。”于是他开始急剧减少食物摄入，完全取消了午餐。他也开始了高强度的运动。和所有节食者一样，他一开始感觉到正常的体能和情绪的低落——靠着不足的卡路里，他的身体要勉强撑过一整天的工作生活。几周后，他减掉了 5 磅，但他还是觉得自己每天都是跌跌爬爬熬过去。又经过一个半月的饮食限制，他又少了 5 磅，感觉丝毫没有变好。他的肚子又痛又咕噜噜叫嚷着需要食物。

到了大约第三个月，他的身体似乎出现了一种状态的变化。他的能量慢慢回来，情绪也好转了——不只是好转，实际上，他觉得好极了。他能更晚睡觉却更早醒来。他出现一些以往他会认为是病人身上才可能有的行为。比如，每天早上乘电梯进办公室时，他用电梯里的扶手锻炼胳膊。他开始感觉到过度的警惕，并觉得对自己的身体和生活都有尽在掌握的感觉。一天中的大部分时候，他能感觉到一种长跑者在尽兴的锻炼中才能感觉到的“高潮”般的愉快兴奋感。他的饥饿感——那曾经成月成月发出震耳欲聋的警报声的感觉，如今已经变成一个微弱的背景噪声，他轻易就可以忽略掉。

他发觉自己开始有点超越他人的优越感——别人似乎都被自己不

停的食欲所统治。他不能理解为什么那么多尝试节食减肥的人没有意志坚持下去。他发现，他对自己能如此意志强大地把计划进行下去感到超乎正常的开心。再下来的 10 磅轻而易举就减掉了，而他的朋友和家人开始评价他过瘦。这时他已经减掉了体重的 12%。

尽管李医生感到自己想要保持这种严格的饮食限制，他还是成功地甩掉了这些节食行为。他给自己的理由是，他很快需要去伦敦参加皇家学院精神医学科的大考，他担心自己缺乏营养的身体无法满足考试所要求的智力表现。这是一个危险的实验，但很成功；他听见了厌食症病人常常听见的海妖歌声——它迷惑这些病人直到丧生。

曾有他的一位病人对他说，得了厌食症感觉就好像踏上了一列火车，而发现自己误入歧途时已经为时已晚。那位病人感觉自己已经无法自拔，只好让火车带着她去向终点。李医生现在开始有点明白她所形容的这个象征，是厌食症背后怎样的一种心理动态。他让自己饿到了这样一个地步——节食从起初的意志选择已经蜕变成一种危险的上瘾行为。

就在李医生关于香港厌食症的第一篇论文即将发表的时候，厌食症的研究领域也正在产生许多变化。零零星星的案例报告随后而来的是在非洲、印度和中东都出现的厌食症大爆发。一项调研显示，尼日利亚的学生在饮食失调的测试量表上得分和西方学生竟然一样高。在东方——中国台湾、马来西亚、新加坡和日本，厌食症也都越来越普遍。

当时热门的解释是，西方媒体影响了全世界女性如何看待自己的身体；看起来，随着西方明星和模特变成全世界魅力和吸引力的标准，厌食症也接踵而至。尽管听起来这就是常识问题，但是研究者要试图证明西方文化影响和饮食失调之间的联系时，却遇到许多挫折。通常这种研究会找一群移民女性，测量她们饮食态度的正常程度，同时再用一套问卷，意在测量她们对新家园的文化同化程度。这里的假设是，以西方文化为“正常观念”的女性在饮食失调的筛查表上得分应该更高。

可惜的是，大部分时候这些研究根本无法证明这些看似常识的现象之间有因果关系。在一次回顾调查中，一些美国研究者整理了 18 个这样的研究项目，得出的结论是：“尽管长期以来有这种假设，人们越多暴露于西方文化，就越多患上饮食失调的风险，本次对文化同化研究的回顾却显示，没有迹象可以证明两者的关系。”学者们注意到，这些研究中的大部分无法证明文化影响与饮食失调的关系，而有小部分似乎证明了两者关系的，又被另一批研究结果提出反例：在这些研究中，那些接受西方文化同化的移民女性比起她们坚持自己传统信念和习惯的同胞，在饮食失调量表上的得分竟然更低。

后面这一部分显示出，文化影响与饮食失调的负相关的研究是最有争议的，因为它们直接挑战了人们普遍接受的常识——西方社会对女性身体的态度是饮食失调真正的病理来源。然而，一再的研究结果，包括对英国的南非洲裔女生的研究，都持续显示，那些对西方文化认同程度低的女生反而有着更低的身体形象满意度和更多的病态饮食行为。对澳大利亚香港移民女性的研究得出的结果和上述的结果也出现惊人的一致。

对病理学家而言，很显然，在全世界传播饮食失调的并不只是西方时尚、节食或流行文化因素这么简单。究竟是什么在推动这种疾病的全球散布，仍然是争论的炙热焦点。如果像李医生发现的那样，本土厌食症的形态常常与DSM的版本截然不同，那么也许就不存在普世的厌食症致病因素，因为这本来就不是一个单纯统一的疾病。又或者，还有其他导致这种疾病传播的丝丝火花，只是我们还没想到。

## 以史为鉴

李医生意识到，虽然只有寥寥数位病人，他却面临一个机会，有可能借此探索与西方文化所理解的厌食症截然不同的一种疾病表达。当美国的饮食失调患者大多对其症状背后的文化意义有所知晓的同时，李医生的这些香港非典型病人却通常根本不知道世界上还有其他人与自己同病相怜，也不知道自己的病叫什么。她们是自己跌跌撞撞掉进厌食症，又独自一人苦苦思索自己对抗食物是为了什么。

为了从一个新的角度窥探厌食症，李医生埋首文献，研究厌食症早期历史。爱德华·肖特(Edward Shorter)，一位加拿大学者的著述引起了他特别的兴趣。他是一位医学历史学家，近年来发表了好几篇关于厌食症历史的文章，引起很大的关注。当李医生读到19世纪中叶的女性是如何饿自己时大吃一惊——这是早在厌食症的正式诊断标准出现以前，而这些早期的厌食者，尽管与李医生的香港病人相隔了100多年和半个地球的时空距离，却与她们有惊人的相似之处。

肖特记录到：1823年在法兰克福，有一位叫所罗门·斯蒂贝尔(Salomon Stiebel)的医生收治了一位16岁的少女。在斯蒂贝尔的记录里记载着，这位女孩的症状开始于她的父母硬要拆散她和一位他们认为不相配的追求者刚刚萌发的恋情。女孩听到噩耗后，觉得“食道底部有很沉重的压迫感，人变得苍白，喘不过气，无法说话，需要坐着”。这种食道的压迫感每天都出现，导致她觉得自己无法进食固体食物。尽管看起来她的饥饿行为很明显是由心理原因开始的——起病和她的失恋同时发生——女孩对自己的厌食体验却是躯体上的症状：感到喉咙里真的被堵住。

在他的研究中，肖特医生记录下了一系列类似的描述。就像李医生的香港病人，这些早期的厌食者报告了好几种躯体症状，说这就是她们拒绝食物的原因。响应香港病人的回声的，是好几位19世纪的医生曾报告他们的病人把拒食归咎于消化时的疼痛感。有许多病人和那位法兰克福的女孩一样，自述感觉喉咙里有个过不去的肿块堵着。食物根本“无法下去”，他们会这样说。还有其他人报告其他的躯体症状，比如，无法咀嚼。

那100年的中叶，是癔症的黄金时代。在高潮时期，癔症包括五花八门相当惊人的症状：突发的狂怒、瘫痪、肌肉痉挛、口吃、失忆、脊柱不适、白日盲、惧冷、幻觉和失步症——不能起立或步行。关于癔症的最新理论常常是中上阶层会客室里的谈话主题。那些客厅里常常摆放着最新一期的《新英格兰医学杂志》(*New England Journal of Medicine*)，《柳叶刀》(*Lancet*) 杂志也常常可以见到。就像我们今天的菲尔医生(Dr. Phil)和德鲁医生(Dr. Draw)们[①]，许多维多利亚时代的临床执业者也颇享受自己职业所带来的地位和名气。诸如查尔斯·拉赛格(Charles Laségue)和让·马丁·夏尔科(Jean-Martin Charcot)，正是因为他们发现了一些新奇的症状表现，在当时的女性群体中又极有代表性，才会声名远播。人们把演讲厅挤得水泄不通，为了听这些医生的重大发现；他们的成就，连王公贵族也要祝酒称庆。

在记录厌食症兴起的历史上，如珍妮特·奥本海姆(Janet Oppenheim)这样的史学家的著作，让我们稍稍可以瞥见癔症曾多么深刻地影响了维多利亚时代的文化。奥本海姆发现，癔症不是仅存在于当时的心理健康和医学文献，而是处处可见。热门的杂志和报纸、大众卫生文章、小说、短篇故事、私人信件、日记以及自传——在19世纪末期，癔症对广泛的大众都有极大的约束和影响。1881年春天，一位知名的法国记者写道："癔症，是我们的时代病。它随处可见，人人和它接踵摩肩……在癔症的研究领域，杰出专家，如拉赛格先生和夏尔科先生，已经搞清楚了它的来龙去脉……这个带来如此惊人症状的单一神经症……横行天下，遍布乡野。"

尽管由于腹痛、没胃口、呕吐或喉咙阻塞引起的自我断食一开始是癔症所有戏剧性表现中的一部分，但它持续地在全部歇斯底里症状中不断凸显，在19世纪后半叶，越来越靠前地排列到症状清单上。到了1860年，路易丝-维克多·马斯(Louise-Victor Marce)，法国一个大

① 菲尔医生的女儿与德鲁医生都是美国知名电视医生节目的人物，后者自己也有一个女儿曾和厌食症斗争。——译者注

型精神病院的院长报告说："青年女性身上非常常见这种早熟之后青春期时急剧丧失胃口的现象。不管她们断食多久，她们仍然对食物有强烈的反感，哪怕最殷勤的催促也无法逆转。"1860－1864 年，里斯本一所学校里的女孩子们成群地轮流发生癔症症状——腿部虚弱、瘫痪和白日盲——以及一阵一阵的呕吐，持续数月之久。一度甚至 114 个女孩中有 90 个都表现出这种流行病般的呕吐症状。

随着饮食失调行为在癔症人群中越来越普遍，医生们开始争论它的意义和原因。早期的文献中对它的各种标签，都直捣这种问题的根本："消化不良性癔症""神经紊乱性胃部敏感""神经性消化不良""胃肠过度敏感""胃痛症"以及"内脏神经症"。"在这些现象得到自己的正式诊断标签之前的许多年里，"肖特写道，"这些症状的记录都不完全，也没有被很好定义，因为既没有医生也没有病人对这种疾病有个清楚的概念。"肖特认为，正是这个不确定的时期成了厌食症的一个孵化期——在这个阶段，医生之间的争论开始塑造病人和大众对这些行为的理解。

一直到 1873 年，神经性厌食症才被正式承认是一种疾病。那一年因治疗癔症已经声名鹊起的拉赛格医生把这种症状戏称为"癔症性厌食"。(一年后，"癔症"这个说法被去掉，取而代之的是医学文献中用"神经性厌食"作标准名称。)拉赛格医生报告，这种病的典型病人常常是 15～20 岁的年轻女子，受到情绪伤害之苦，开始"拒食并把这种行为无限期地延长下去。"他注意到，在病人的健康受损之前可能已经有好几个月的病程，但是，实际上可能她甚至会享受一股涌动的旺盛精力，“她不但不为康复着急，也不烦恼自己的状况，尽管这病的起因是为了缓解痛苦”。

在别的历史学家看来，一种疾病被既有的诊断系统正式承认(formal recognition)且命名的时刻，最多就是个好玩的历史注脚而已。而对肖特却不同，他是一位研究躯体化身心症的专家，他比任何人都更清楚，一位名医公开布话对大众的潜意识会形成多么强大的影响。正如他的研究所显示的那样，历史就是充满了不断变化的躯体形式症状，而塑造与促成它们的，最主要的都是既有医学体系的期望和信念。“随着理论与实践的不断更新，医生们自己对于什么才算‘真正的’疾病这一观念跟着不断变化，由此病人们所呈现的症状也会有相应的变化，”他写道，“这些改变，使得身心症有着自己的动力学：症状是被医治者所‘塑造’的。”

肖特相信，正是拉赛格医生那篇有名的论文和公众对于医学界争论厌食症诊断的兴趣，造就了一种厌食挨饿的行为模板。随着医学界对于疾病的名称、致病的原因以及一系列症状清单的争论渐渐尘埃落定，他们也同时得出结论——肖特论述道：“向大众传播病人该如何行为，医生会如何回应。”曾经是一团乱麻、互相矛盾的关于厌食挨饿的医学理论，现在拥有了一个精确的医学名称和有针对的特定高危人群。

这个疾病的新概念不仅赢得了女性患者的欢心——她们已经表现出失调的进食症状了，也在更广泛的人群里获得了反响。当时还并未有关于饮食失调症的流行病学研究，但是民间逸事记录为之后发生的事情提供了具有说服力的证据：在神经性厌食症获得正式名称之后不久，这种疾病的发生率就开始戏剧性地攀升。1850 年左右，自我挨饿还是一个少见的症状，且和癔症有牵连，但是到了 19 世纪末的时候，医学文献中到处都是关于全面爆发的厌食症的案例引用。就像一位伦敦的医生在 1888 年报告的那样，厌食行为是一种“非常常见的现象”，由此他有了“充分的机会观察与治疗许多有趣的案例”。同一年里，一位医学院博士生在自己的博士学位论文中信心满满地写道：“在各类癔症中，没有比厌食症更普遍的了。”

## 一个新症状，跳进症状池

是什么导致了 19 世纪末期厌食症的数量激增？是不是名称的确立让医生突然能够识别并报告他们先前忽视的案例？还是在整理某个新的心理疾病的诊断代码时，这些编纂行为与该疾病的一些症状在一般人群中的突然呈现之间有某种交互影响的关联？任何一个新的心理疾病类别被确立(就像之后章节我们会看到的日本的抑郁症和斯里兰卡的创伤后应激障碍)，总会有人说，疾病案例的数量增加单单就是因为之前没有人重视到或者没有被充分报告。尽管这种说法不无道理，但另外一种可能性从未被充分探讨过。关于这部分，肖特毫不含糊地评论道，在神经性厌食症的被确立和欧美不断增多的女性厌食案例之间，存在着确凿的联系。

肖特相信，躯体形式的神经症(比如，20 世纪之交的腿部瘫痪症状和 21 世纪初的多重人格障碍)是例证，反映的是人类潜意识试图用其时代所能理解的语言讲述情绪痛苦。任何历史时刻的人类，若要表达他们心理上的苦难，都只有有限的一些症状“可供选择”——他把这个状况称为一个“症状池”。当人无意识地和症状池里的某种行为搭上，我们应该假定这是有特定的原因的：这个人是试图用能够被文化认可为“受苦”的症状或行为来表达自身模糊不清的困扰情绪和内在的冲突——这些内在的东西常常超越语言所能表达的范围，而表达会带来更多的挫败。当我从蒙特利尔给肖特打电话，向他说起李诚医生的工作时，他这样对我说：“病人们在无意识中努力地创造症状，以配合当下的医学诊断。这就是文化以难以察觉的方式塑造人类在无意识中跟随大量的文化暗示——病人们完全意识不到这一点。”

因为病人们无意识地挣扎，努力获得承认——他们内在的痛苦是有资格算作痛苦的，他们的潜意识就会被吸引去贴近那些能够达成这些目的的症状。由于这种动力因素，公开正式地为一个疾病命名，如神经性厌食症，就是一种充满了潜在危机的事件。在肖特看来，显而易见，一直以来都是精神科医生与心理学家在首肯哪些新的行为可以在症状池里出现。

19 世纪晚期，要在癔症的症状池里加入一个新症状的过程如下：在几个新鲜有趣的案例基础上，医生会公开地描述并争论，然后编纂新的病态行为。热门杂志、报纸和期刊随之发文报道新的医学发现。普通女性们就开始无意识地呈现这些行为并寻求帮助。病人们和医生们就开始进行所谓“疾病谈判”(illness negotiation)——其间，他们共同塑造彼此对病态行为的看法和观点。在这场谈判中，医生提供的是从科学角度的认可——这些症状的确是指向一个实在的疾病；而新病人会增加专业人员与大众媒体对新症状的关注，形成一个回馈循环，更进一步地确立这些新症状的合理性。

所以，尽管可能有一小部分病人不是由于文化模板的影响，自发地生出一些新的症状行为(例如，李医生这些香港的非典型的厌食案例)，但癔症新症状，如厌食或腿部瘫痪的大范围传播与获得，是会“跟随”官方对疾病症状“新发现”和回馈循环的建立。

厌食症在 19 世纪中叶十分罕见，不是因为医生们的失误或没有注意到有这类自己饿自己的病人。肖特相信，真正的原因是，在当时，厌食行为不被人们认可为症状池中的一种。只有当它之后成为文化所接受的一种内心痛苦的表现形式了，它才被广泛传播开来。

有趣的是，病态行为并不永远能占据症状池里的一席之地。这些是癔症常见的行为，可是要它们能一直被普通人注意，却是需要公众和专业人士付出相当程度的关注才行。事实上，在 20 世纪中叶，大部分癔症最戏剧性的症状确实慢慢漂移出了症状池。当精神科医师希尔德·布鲁赫在 1940 年左右开始研究厌食症时，她报告说，这病再一次变得“十分罕见……几乎可以说是不为人知”。布鲁克医生查找了 20 世纪中期这段时间纽约长老会医院(Presbyterian Hospital)的收治记录，她发现平均来看，一年才有一例厌食症病患。和李医生的病人一样，布鲁克医生发现，在那些年所看的病人并不了解自己的病有什么名字，他们也不知道有其他人受类似的苦。他们每一个，她回忆道：“都是自己症状的独创者，用这种努力来表达对自我的坚持。”之后，厌食症重新进入公众视野，成为传媒和专业人士的热议话题是 1983 年 2 月 4 日之后——流行歌星卡伦·卡朋特(Karen Carpenter)由于厌食症心脏衰竭而猝死。在这个事件引起公众兴趣之后，关于这个话题的文章在接下来的 10 年里稳步增长。到了 20 世纪 80 年代末，你得费很大力才能从西方青少年里面找出一个没有听说过神经性厌食症的人——尤其是那些追求成功的中上阶层家庭的女孩子们。厌食症又重新浮现在症状池里，诱惑新一代的女性。

## 白纸一张

目睹厌食症在过去 100 年间的几次沉浮，李诚医生与肖特一样，确信厌食症不能和腮腺炎或脊髓灰质炎这种病同日而语；它不能脱离特定的时代和地理而孤立存在于"自然"中。"心理疾病，尤其是厌食症，不能脱离社会历史背景单独存在，"李医生总结道，"如此说来，厌食症可能是没有真正的自然历史的，而是某一时某一地的社会历史——这个观点强烈地挑战一般的生物医学观念所认为的，厌食症里面有一个'核心问题'。"

当年，在知名精神科医生和外科医生编出诊断代码且在西方国家满世界发表之前，李医生就开始怀疑他手上的这几例非典型的病例和 19 世纪早期的零星厌食病人应属同类。"我开始想，我这些非典型的厌食病人也许能给早期的厌食症研究带来些许光亮——在它还没有被认作厌食症之前，"他回忆道，"你总不可能回到一两百年前去和那些早期的病人做访谈啊。”

他开始认为，他的病人之所以不诉说自己的病症是来源于对发胖的恐惧，是因为从这些病人的文化背景来看，这种解释是十分荒唐的。害怕变胖在香港完全不是一个说得通的厌食理由，因此，它既不能成为病人自己相信的原因，也不能拿来作为给医生的说辞。

然而，有其他的理由是可以说得过去的。比如，中国人在历史上就会通过查看身体感受来了解心病。由于漫长的心理苦痛躯体化过程，李医生觉得，这些非典型的厌食病人常常说是肚子痛或感觉胀气，这导致自己的厌食行为都十分合情合理。中国哲学思想不喜欢像笛卡儿那样割裂看待心灵与身体。一位中国女孩诉说肚子痛，里面可能所包含与承载的意义和影响，可能一点儿也不少于一个西方青少年抱怨自己有焦虑或抑郁。同时，李医生在自己的病人身上又看到普遍的禁欲的儒家精神回响——一种近乎僧侣般的自我否定，拒绝性欲和对身体衰残甚至死亡的全然不顾。“他们的绝食行为传递了强大的文化符号、个人意义以及人际关系的信息。”李医生这样总结。要解码这些信息，需要对特定文化力量有着深度的理解，因为正是这些力量，影响了这些女性的自我观念。

对这些意义做语法分析，对李医生来说犹如和时间赛跑。就在他开始对香港厌食患者行为背后的特定文化的研究取得进展的时候，西方的厌食诊断标准也开始在全世界越来越流行开来。李医生担忧 DSM 对厌食症的诊断标准中所强调的肥胖恐惧和身体形象扭曲，会进一步地模糊人们的视线，看不清那些更隐晦的、有特定文化形式的自我饥饿行为。

缓慢但毫无疑问地，到了 20 世纪 90 年代初，他注意到自己周围的心理健康从业者都被一种色盲症所诱惑——无法看到自己病人身上的个体和文化差异。一年又一年过去，他越来越能看到西方诊断手册的影响在不断扩大——尤其在年青一代的临床工作者身上更为明显。有时在阅读其他医生转介给他的新病人资料时，他会读到这样的语句："该病人仍然否认对肥胖心怀恐惧或有意节食。"对这些年轻医生来说，除非一个病人的症状能合乎 DSM 诊断标准，不然就不能算是个厌食症病例。李医生担心年轻医生们为了墨守外国诊断手册的成规，要付出昂贵的代价——他们会无法理解病人主观的经验，同时难以了解厌食对当时香港的特定文化意义是什么。如果他们对香港本土病人的现实状况蒙昧无知，李医生恐怕他们难以有治愈病人的希望。

## 湾仔路之殇

尽管香港的心理学家和精神医学家开始接受 DSM 对厌食症的描述，香港的普通人群总体上还是对这种疾病所知甚少的。至少在 20 世纪 90 年代早期，在香港本地的高中里还没有什么外展支持活动。没有哪个中国明星与这种疾病有关，报纸和杂志文章上也鲜有关于厌食症的报道。

李医生猜测，正是这种公众注意的缺乏造成了这种疾病的罕见，减少了心理痛苦的人选择这种行为的可能性。就像他所说的："厌食症是一种方便的疾病形式。”换句话说，就是当时对大多数人而言，厌食症是在那个症状池以外的。然而，李医生心中仍隐隐担忧，就像他在1989年预言性地写道，他担心在某个时刻会有一种“瘟疫扳机”，会引发厌食症，而一旦被引发，会产生“爆发性的流行”。短短五年后，他的担忧就变为了现实。

1994年11月24日下午1点钟，14岁的夏琳正走过圣保罗中学的奖杯橱窗，在圣玛丽的旗帜下面，快要走进香港的“快乐谷”地区。她穿着学生制服，背着书包，脚步踉跄。此前一周，她晕倒了两次。而就在前天，她在学校前面眼前一黑昏了过去，最后被送到校医室，膝盖也划破了。

从“快乐谷”走回她家所在的“健康花园”高层住宅区，她要先向北穿过密林般的摩天大楼，往香港的商业中心方向去。从小在这座城市长大，她对于周遭的文化大杂烩早就习以为常。她路过了一家基督再临安息日纪念教会和一座寺庙；她路过一间麦当劳，几个街区之后，又路过第二间；她路过香港公墓——圣麦吉尔天主教公墓，然后又路过一个穆斯林公墓；她还路过一间医院的前门——那里很快就会是收留她毫无生气的身体的地方。

夏琳因成为香港人眼中的“厌食症代言人”而出名。那一天她的死，将把这个病症带进公众关注的视线，且让那一刻成为这种疾病进化与传播的历史转折点。因此，我们有必要了解——理性和感性双重层面都需要的——在那一特定时期的香港，做一个14岁的女孩子意味着什么。

20世纪90年代中期对香港人来说，是一个不确定而又特殊的时代。再过三年，中国就要从英国收回香港的领土主权。许多家庭开始试图移居海外。到主权交接之前，超过 50 万人要离开香港。

这给家族的关系网蒙上了巨大的压力。世界上大部分国家只允许人们以西方核心家庭关系为单位来移民：一对父母带几个儿女。可是传统的中国家庭关系却是包括姻亲在内的大家族且联系紧密。尤其在香港这种竞争激烈毫无温情的商业社会，姻亲家族所能给予的支持是很重要的社会关系安全网。而每有一个小家庭移民国外，对剩下来的亲戚族人而言，这个安全网的支持就被削弱一层。

“整个 90 年代，每次我们回来过暑假，就发现又有几个亲戚的孩子消失——去了加拿大、澳大利亚、美国或英国。”夏琳的一位同辈写道：“对我们这些迷茫的青少年而言，那是一连串和突然转学的朋友匆匆告别的记忆……我们周围全部的人都在为香港的未来恐慌。”

要想感受一下 20 世纪 90 年代香港这样各种力量汇集的压力，看看当时反映青少年生活的香港电影就可以。罗卓瑶导演 1992 年的作品《秋月》(*Autumn Moon*)里面对这些就有生动的反映。与其他被称作“第二浪潮”的香港导演一样，罗导的影片情绪化且竭力传达当时的后现代割裂感。《秋月》描述了一个叫慧的 15 岁香港女孩一段不可思议的邂逅——她认识了一位空虚无聊的日本青年游客时夫。慧被夹在两个国家当中：她的父母已经移居加拿大，留下她在香港，等年迈的奶奶过世。与时夫一样，慧也与传统的文化脱节了。她不会做饭，还认为麦当劳就代表了传统中国美食。电影里反复地回旋探讨青少年文化的全球化问题；当慧担心到了加拿大会没有人听说过麦当娜时，时夫向她保证："别担心！麦当娜到处都是。"

正如这部电影所暗示的，全世界的人群中，青少年是最易在全球化浪潮中被席卷而去的一族。青少年常常最先接受西方服饰和俚语，并且认同西方的电影、音乐和电视。然而《秋月》所揭示的，是香港青少年不仅仅简单地对西方流行音乐和快餐食品感兴趣，真正改变的，是作为青少年本身的本质。电影的开场画面中，慧站在自己卧室的镜子面前；她的声音在画外音里说道："我 15 岁了。我刚刚才发现，冬天不是夏天之后立刻到来的，中间还有秋天。"

社会科学家把西方人对青少年的看法简短总结为"风暴与压力"。美国和欧洲的研究结果不断显示，十几岁的青少年期总是伴随着最多发的风险行为，包括化学物质滥用、疯狂飙车和不安全的性行为。有些研究者因此认为，在美国和欧洲青少年身上所看到的这些现象对全世界青少年都是一样。

然而，跨文化研究却显示，这个"风暴与压力"的假设远远不是普遍性的。《青少年期与初现的成年：文化取向视角》(*Adolescence and Emerging Adulthood: A Cultural Approach*)一书的作者，克拉克大学(Clark University)教授杰弗里·简森·阿尔尼特(Jeffrey Jensen Arnett)认为，对青少年的跨文化研究的核心就在于对获得个体独立的重要与否，各文化的看法不同。我们西方人的成年概念，十分注重一个人得到自己的独立身份和自给自足——西方青少年的"风暴与压力"正是来自于这一转变、分离过程中的推拉撕扯。

然而在许多传统文化，尤其是亚洲的文化里面，个体的独立并非一个人要成年的目标。反之，相依相辅——依赖并服从一个人的家庭、亲族和村镇——这才是成年人的目标。人们并不期望正在往成年路上迈进的青少年冲破维系他们和家族的纽带。因为传统文化弱化了“青少年是往个人独立之路前进的必经之处”这一观念，所以西方青少年经历的“风暴与压力”在这里大部分是不存在的。

然而，有迹象显示，这些正在变化。“如果真的是文化对个人的价值看法位于青少年风暴与压力感的中心，”阿尔尼特论述道，“随着西方影响的不断增强，很可能是这些处于传统文化之下的青少年会经历到更强大的风暴和压力……”

于是，20 世纪 90 年代中期的香港，不仅是在社会背景的层面，在家庭的结构上人们也经历着剧烈的变化，而青少年的本质，也一直处于波动变化中。青少年人群身上所承受的社会压力是很明显的，只是人们尚不知道这刚刚开始的心理代价会是怎样的表现形式。

## 人比黄花瘦

夏琳的体重，正是在香港这段特殊的历史时期开始往下掉的。直到 1994 年的夏末，她都还是任何父母梦想中的小孩。她的学业和成绩一直稳稳地名列前茅。她有一群要好的朋友，在运动和课后活动上也十分积极。她的妈妈一直也想不明白女儿为什么开始越吃越少，因为唯一似乎能算作她厌食的导火索的事件是件十分琐碎的小事：妈妈没有同意她参加班里去中国内地的短程旅行。

自从她 8 月份开始体重骤减后，她的个性也迅速发生了变化。到了 10 月份，她开始变得整天郁郁寡欢，也不大说话。她从来不说自己在试图节食，也没说觉得自己太胖。她的同学注意到她脾气的变化。一位曾经喜爱社交、朋友成群的女孩，到了那一学年的 10 月份竟然一个人独坐餐厅一角，别人都在吃午餐的时候，她却拿本书。

尽管她从来没有被正式诊断为厌食症，学校辅导员和一位校外的社工都曾与夏琳会面，鼓励她多吃些，并要她去看看医生，做个健康检查。最后一次和校方人员见面，是在她在学校前昏倒当天。校长丁怡(Ting Yi，音译)说，老师们决定不把这件事告诉夏琳的父母，但是以此作为威胁，要求她做出改变。夏琳有一个礼拜的时间，他们告诉她，必须改善自己的状况，不然就告诉她父母。

就在第二天，夏琳踏上了自己人生最后的一段路程。经过了公墓和医院，她拐上了熙熙攘攘的湾仔路。到这里，她常常会跳上有轨电车回到自己家所在的“健康花园”。还没到电车站，她的脚步就开始不稳。对街一个叫陈素娟(Chan Suk-kuen，音译)的店员注意到了她(之后，她告诉调查委员会，她之所以注意到夏琳，是因为她瘦得不可思议)。一辆双层有轨电车驶过，暂时挡住了店员的视线。电车开走后，她看见夏琳已经倒在了人行道边上。陈素娟和另外几个人跑过去帮忙救她，发现她醒不过来的时候，就喊了警察和救护车。

检查她的书包时，警察发现了她的学生证，他起先无法把学生证上面那个微笑着的健康女孩和眼前这个被抬上担架的消瘦如骷髅般的身体联系在一起。夏琳的验尸官，欧锦华(Au Kam-wah，音译)医生发现，她只有 75 磅重，她的肾上腺、甲状腺、肾脏和胃全都表现出严重的萎缩，她几乎一点皮下脂肪都没有。她的心脏只有一丁点儿大，重量只有 3 盎司(约 85 克)。和警察一样，医院的护士也感到困惑——她们一开始看见担架上枯柴般的身躯时还以为是个老太太的遗体。

如果夏琳回到了家，在"健康花园"的家中死去，那么或许不会招致媒体那么多的关注。然而，她是在香港心脏地带的商业街上昏倒的，记者们简直无法抵御这么好的故事。香港各大中英文报纸都在显著位置报道她的死。"中学女生倒地身亡：人比黄花瘦"，一家华语日报的标题这样写道。

中文报纸还用"厌食症"这几个字来形容这个病症。"厌"表示恨恶或不喜欢，"食"表示吃，而"症"表示疾病或障碍。英文 anorexia 的中文字面翻译，不管是广东话还是普通话都是差不多顺着这个意思："一种讨厌食物的病"或"一种不喜欢吃东西的病"。这是香港人第一次在自己的报纸上读到本地厌食症的案例。

当然，所有的报道都在试图回答人们心中焦急不安的那个问题：这种导致一个年轻女孩把自己饿死的疾病，它究竟意味着什么？

为了回答这个问题，中国的记者向西方寻找资源和专家。有一个中文报纸的记者，分明就是在抄 DSM 上面的话描述厌食症："病人如此惧怕增加体重，以至于在自己明显体重过轻的时候还坚称自己肥胖。"还有好几家报纸引用了西方专家的解释，说节食和时尚行业难辞其咎。"减肥导致悲剧！"一则报道用了这样的标题，并说："据估计，一名 15 岁少女一直用错误方法节食减肥，以致健康不断受损。"不光节食和时尚美容行业被报纸引用，“除了减肥和爱美，厌食症的其他原因包括家庭冲突和学校压力”，另一家中文报纸这样写。这家报纸还注意到，有时做名人的压力也会带来这个病症，提醒自己的读者们，有一个著名的美国歌星就是因此病而死。

一年以后，为了弄清夏琳真正的死因，香港当局做了一次公开听证。夏琳的母亲、同学、教师和咨询师都出席，给出了证词。报纸又再次报道，强调厌食症是危害香港青年女性的一种危险的疾病。头条新闻这样写着：“防止厌食症导致的死亡——呼吁各方警惕”以及“青少年猝死，亮起厌食症警讯”。

在那个时候，没有任何证据证明厌食症在香港青年女性当中是个广泛传播的疾病。这些头条新闻中耸人听闻的警告口气和报道中的暗示常常与当地最了解事情真相的专家的叙述相矛盾。作证的时候，病理学家欧锦华医生证实，在他行医 10 年的经验里，唯一只见过另一起疑似厌食症的案例。尽管如此，听证委员会还是建议学校提供关于进食障碍和其后果方面的辅导和教育。报纸于是又跟着报道。“教师、社工、家长和同学们应该同心协力，在中学女生中及早甄别厌食症，莫等悔之晚矣。”——《标准》报纸的一篇后续跟踪报道这样写道。

## 美之谎言

将一种躯体形式的症状如何蠕虫般慢慢钻进人的潜意识这一过程记录在案是十分困难的，尤其是像饿自己这种行为。某个症状行为并不是在一个单一确定的时刻进入该文化的症状池的。然后回顾历史，我们通常可以发现一个转折点——当公众对某些症状或心理障碍的知识或接纳程度开始指数级增长的时候。对香港来说，毫无悬念地，夏琳之死的那一年代表了厌食症的重要转折点。

笔者在拜访李诚医生的前一天，花了一个下午和香港进食失调康复协会(Hong Kong Eating Disorders Association)的心理学家胡倩婷(Celia Wu )一起翻阅这方面媒体报道的剪报。1994 年以后，主要媒体所发表的关于厌食症的文章令人印象深刻：不仅数量巨大，且在话题上与西方大众媒体的标题如此相近。在夏琳亡故后的几年之内，就有好几位香港女演员和流行歌手站出来诉说自己成为厌食症患者的痛苦经历。在一篇文章中，作者把西方和香港的厌食症明星并列起来作比较。

同时，被认为是造成厌食症的文化潮流看起来也让人十分熟悉。“不假思索地吃下关于美的谎言会使你生病，”《标准》杂志 1995 年的一期大标题就这么写着。“西方潮流的影响，”文章进而说道，“夹带着一股‘越瘦越快乐’的感觉，走着猫步的超级模特、奥斯卡颁奖典礼上的好莱坞明星，就连啤酒和汽车广告里面那些纤细的腿，统统都在标榜这种厌食的体型既性感又有魅力。”“青少年铤而走险，为美不惜牺牲健康：病人数目暴增，专家批评社会压力为进食障碍元凶。”这是另一个典型的文章标题。

很特别的一点是，不管是中文文章还是英文文章，它们所依据和引用的，基本上完全是西方心理学家和精神科医生对这种疾病的解释。

这些文章用各种不同的方式引用西方专家的话，传递一个共同的主题：厌食症的核心就在于节食和流行文化的潮流所带来的肥胖恐惧。然而，没有一个人提到东西方厌食症患者的症状差异可能意味着深刻的意义和内涵。

细看这些来自西方的引文，香港的媒体反复传达了以下几个观念：

- 厌食症对本来就是易感焦虑或抑郁的年轻女性、有着学校或家庭问题的女孩存在很大的危险。
- 年轻女性若有严苛的节食行为，就应当被解读为一种求救的讯号。
- 厌食症的关键转折点是由于文化潮流的变迁，人们对瘦和美的强调。
- 肥胖恐惧以及身体自我形象扭曲是厌食症的主要定义。
- 厌食症通常攻击最有前途的年轻女性。

这些观念差不多反映了西方社会中较有知识的阶层的人的理解①，同时也是医药和健康领域中“非进食障碍专业”的医务人员的理解。“厌食症和文化强加于人的女性美紧密相连——这已经成了西方社会约定俗成的信念。”“日常谈话中我们不停地听到这个说法：厌食症的元凶来自于摩登社会号召节食昼夜不息的鼓点，来自于对窈窕女子肉欲式的

① 不见得每一位进食障碍专家都一定不同意这些条目中的说法。笔者只是想指出，西方研究文献对厌食症方面的看法无论在复杂性还是多样性方面，都远远超过这些基本的假设。20 世纪 90 年代中期传播到香港的，与其说是厌食症，不如说是一种西方视角中的厌食症形象——那种如果你读一些西方的周报杂志能随意拾到的信息。

崇拜。”琼·雅各布斯·布伦伯格(Joan Jacobs Brumberg)在她的杰作《禁食的女孩：神经性厌食症的历史》(*Fasting Girls*：*The History of Anorexia Nervosa*)一书当中这样写道。

问题就在于，这些来自西方世界的种种假设对于李医生所看到的厌食症患者，意义都寥寥无几。这些女性并不是被瘦和美的想法驱动。她们不惧怕变胖，也没有躯体形象扭曲。她们也不是自己学校或工作中的天之骄女。香港的报章所引用的心理学家言之凿凿地声称香港的厌食症就是与美国和欧洲的案例一样，但是事实根本就不是这样。

厌食症的西方假设不只是由流行文化的媒体和电视来传播。学者和研究者也在推波助澜。林玉玲(Shirley Geok－Lin Lim)，加州大学圣塔芭芭拉分校(University of California，Santa Barbara)的一位英国文学教授，香港大学的访问教授，在《美国国际研究》杂志中写道：香港厌食症的上升是由于“对女性身体和外表的视觉文化的全球泛滥流行，人们对女性身体的欣赏口味变得越来越千篇一律：就是喜欢那种小流浪儿一般孩子式的脆弱又柔顺的女性形象”。

尽管李医生也是接受的西方训练，面对这种一边倒的西方知识，他的挫败和无奈感有时还是会令他情绪沸腾。“令人伤心的是，虽然西方世界以外的文化仍然属于非主流文化，且很不擅长在学术领域发表见解，但它们组成了80%的世界”，李医生在1995年的一篇文章中愠怒地说。的确如此，不假思索地使用DSM的厌食症诊断标准对疾病分类标签工作本身产生了很大威胁——把这项工作本身变成了一种没有意义的行为，一个有可能破坏医患关系的行为，因为它同时蒙蔽医生和病人，让他们看不见病人身后不易察觉的复杂历史和本土文化经验。李医生写道：“通过故意地用术语取代本土的象征，通过无心地毁坏本土文化，这个全球化的生物化学疾病分类方式的进驻一手危害与疾病本质相关的讨论，另一手削弱本土的治疗资源。”

李医生为警告全世界注意本土厌食症症状表现的差异所做出的努力并非无人知晓，至少在严肃研究厌食症的圈子里，人们已经听到了他的声音。他的研究一开始，就有论文发表在国际顶尖学术期刊上，并得到了学界的广泛赞誉。然而在影响大众了解厌食症意义方面，李医生的文章收效甚微。

夏琳的死唤起学校启动教育宣导项目，于是更进一步传播了关于这种疾病的信息。一个叫作“每个像你一样的孩子”(Kids Everywhere Like You，KELY)的青少年支持组织声称，要发起一个专门针对进食障碍的辅导计划。他们还设立了 24 小时热线电话，用英语和广东话提供咨询和辅导。

所有这些信息的传播都给予了大众关于这种疾病的理解。香港青少年日益了解到进食障碍不再是一个仅属于西方的现象。现在他们知道，自己也是此病的高危人群。

接下来的几年里发生的事情犹如重演美国、欧洲在给厌食症正名之后所发生的历史。随着大众了解到厌食症重返症状池，本地临床心理师，包括李医生，都注意到进食障碍患者数目的上升。曾经，李医生一年只有 2～3 个厌食症案例，现在却是每周都有新的患者出现。个案的增多又进一步带来一系列报纸、杂志、电视的报道。有一篇很具代表性的报道说，进食障碍“比早期研究中所显示的还要更普遍至少两倍，且还在急剧上升中”。到了20世纪90年代晚期，有研究表明，香港的青年女性中有3%～10%表现出紊乱的进食行为。“饮食疾患频发，厌食患者之低龄可至十岁之幼”——《标准》杂志文章的大标题如此写道。消息来源称：“一大学昨日发表数据显示，此类疾患增长了25倍。”

在节食潮流和西方时尚处于千夫所指之时，几乎无人考虑到厌食症这个概念本身——经过DSM包装，又有现成的西方专家解释——正是它迅速风靡香港的原因。这个可能，其实相当符合肖特关于症状池如何随时间演化改变的理论。在历史的另一个时间节点，有情绪困扰的青年女性人群也许会被另一种无意识的行为吸引，借机表达她们的内心苦恼。可是，从1994年开始，一个新的信念随着这个疾病的被命名而出现，成为香港文化的一部分。每一条报纸报道，每一篇杂志的文章，每一个电视节目，都描述厌食症为一种确实存在的，激烈显示年轻女性心理痛苦的症状，由此更让这种结论成为一个自我实现的预言。每一次重复这个概念，都会加重人们头脑中无意识的信念，使青少年更容易尝试用限制饮食来传递讯号，表示自己内心正遭受痛苦。经历这种症状的女性越多，公众和媒体对此疾病的关注就越大。

当然，随着时间的推移，香港人对厌食症的兴趣可能又演进，脱离了西方的概念。然而，关键问题仍然是，这个文化反馈循环(feedback loop)是否如此飞速地旋转，自动运作，连此病的西方模板都还来不及进口。这看来是不大可能的。从19世纪初欧洲零星出现的案例开始，人们花了超过 50 年时间，才给这个疾病完成命名、分类，再被西方心理健康专业人员传播开来。与此形成对比的是，夏琳 1994 年 11 月 24 日倒毙在湾仔路上之后，仅仅几个小时之内，香港人就知道了这个疾病的名称，哪些人风险最大，它的意义是什么。香港人不是自己得出这些结论的。相反，他们是从西方整套进口了厌食症的意义——无须组装。

## "我也是"型厌食症病人

夏琳死后发生的重大事件还不只是厌食症案例数量猛增这一条。与此同时，李医生试图提醒全世界，香港的厌食症曾经有自己的独特表征，而年轻女性身上的症状表现恰在此时即将发生改变。

一项 1992—1997 年进行的厌食青少年问卷调查，显示了一个非常明显的变化——厌食症患者对自己行为的解释不同了。与李医生早期的病人不同的是，到了 1997 年，害怕肥胖成了病人们解释自己厌食动机的唯一首要原因。在这些年轻的厌食症患者中，有 80%甚至直接表示他们厌食最主要的原因就是害怕变胖。到了 2007 年，几乎所有接受治疗的厌食症患者都说自己有肥胖恐惧。新病人的表现，越来越接近此病的西方版本。

这些医生和病人仅仅是为了把眼前病况解释得符合 DSM 的条款，而报告说病人有身体形象扭曲吗？李医生认为，整个社会对厌食症理解的变迁，实际上正在患者经验的更深层面影响着疾病的表达方式。

病人不是单单报告自己有身体形象扭曲和肥胖恐惧，他们实际上就在经历这些症状。李医生早期病人身上所能看到的那些不一样的厌食表现，比如，感觉肚子饱胀或者胀气，都已经失去了它们的文化突出性——它们不再具有传达“此人内心不适”的能力。西方诊断标准的进口，不光改变了医生和患者对这种疾病的说法——它直接改变了患者的经验本身。

李医生逐渐开始认为，厌食症患者基本上来自两个不同的群体。一小部分的病人是自发开始厌食。这些女性由于自身某些特定的经验和无意识的潮流开始不由自主地选择厌食行为。(李医生认为，纵观历史，人类一直有一小部分自发的厌食症病例。)这些人，就是肖特所写的 19 世纪中期的病人，以及布鲁赫 1940 年左右看到的病人。

但是，在其他历史时期，又会有另外一群进食障碍者突然数目剧增；他们是带着对这种行为的文化背景和理解而患病的：这些病是怎样表现的，哪些人是高危人群，这些病症会导致怎样的态度和行为后果。那些中世纪晚期的“神圣厌食者”就可归入此列，相类似的，还有那些 19 世纪晚期的癔症女病人。

布鲁赫在她的研究中清楚地看见了这两类病人的区别。她的报告中写道，自己在 20 世纪 40 年代的纽约所治疗的零星厌食症患者和后来 70 年代开始所看到的年轻女病人非常不同。“那些 70 年代的病人通常都已经‘知道’这种疾病，或甚至某个得过此病的人……[或者]看了某档电视节目之后有意‘尝试看看’,”布鲁赫在 1984 年逝世前最后的几篇文章中这样写道，“与其说这病是关于不惜一切代价追求自我独立

(这话用在早期厌食症病人身上没错)，不如说这些人是'我也是'类型的厌食症病人('me-too' anorexic)，通过厌食彼此竞争或者彼此抱团。"

这两个群体之间的差异固然有趣，但更重要的是这个事实：那些因为有了现成的文化模板，然后才被吸引开始厌食的女性，远远多过孤立一人堕入厌食的同类。理查德·戈登(Richard Gorden)在《进食障碍症：解剖社会流行病》(*Bulimia Eating Disorders: Anatomy of a Social Epidemic* )一书中指出：一旦进食障碍变成一种人们广泛认定的"行为问题"，那么原本已经有着情绪障碍或者焦虑问题的人，又或者已经有病态心理模式或者人格发展脆弱的人，再或者曾遭受性虐待或者家庭成员中有过体重失控问题的人，他们都更倾向于采取这一被文化许可的行为来应付内心的重重痛苦。

李医生在 20 世纪 90 年代后半部分所记录的那些病人便明显是更多地属于这种"我也是"型的病人。李医生认为，香港社会的急剧变迁导致了"大众心理广泛疾病状态"，在这种时刻，心理问题缺乏单一的表达方式；焦虑的呈现方式反映着当时症状池的情况。一旦进食障碍的寓意被人理解，许许多多的年轻女性就开始用这种行为来表达她们尚不清楚的焦虑和痛苦。"当我们有种文化的气氛，就是专业人员、媒体、学校、医生、心理学家全都认可、支持并且到处谈论并传播关于进食障碍的知识，"李医生解释道，"那么那些已经带有那种广泛的疾病心理状态的人就可能被触发，有意或无意地以进食的病态作为一种表达内心冲突的方式。"

就好像厌食症为了证明自己就像传染病一样可以跨国界流传一样，

20 世纪 90 年代后期的人看到了另一种进食障碍的飞速上升。1995 年末，戴安娜王妃(Diana Spencer)在她著名的访谈里证实外界的传言，她患上暴食症已经 4 年多了。“你自己折磨自己，因为你的自尊太低落，而且也不相信自己有任何价值，或值得什么。”她在访谈时这么说。这个访谈同时也在香港电视播放，并且被媒体广泛地讨论。“我在发出救命的呼喊”，报纸继续引出刺眼的大标题，向人们警告暴食症。

再一次地，一种进食障碍的症状，借着在其他文化里的势头，到达了香港的症状池。催吐行为，包括自己刺激喉咙的呕吐以及使用泻药和利尿剂，迅速在青少年人群中流行开。病人自己常常告诉医生，他们尝试这些方法的动力就是来自于读到或者听到其他人这么做。尽管节食通常是表面上的目标，但是读到或听到暴食症本身通常才是真正引燃这种病态行为的火苗。李医生写道：“伴随着我们所目睹的在西方国家的趋势，暴食症很有可能变得越来越‘时髦’，成为下一个 10 年中国女孩子用来应付抑郁的流行方法。”

## 见识一位非典型的厌食症患者

1970 年，毕加索(Picasso)绘制了一幅以 5 个裸体女子为内容的油画，命名为《阿维农的少女》(*Les Demoiselles d'Avignon*)。现在这幅名作被看作立体主义的早期作品，立体主义随后也在巴黎遍地开花，但是刚开始的时候，这幅画是令人错乱的。画中每个女子的身体都有某些变形：胸部和肘部有尖锐的角度，胳膊和脚相较于头部显得比例失调；画布左侧的两个女子的脸看起来好像非洲面具。这幅画有种奇怪的不和谐风格，又有表现主义，印象派，又有抽象派。

梅勒妮·凯兹曼(Melanie Katzman)是康奈尔医学院(Cornell Medical School)的一位医学家，与李诚医生在 1997 年合作发表了一篇关于这幅名画的论文。在他们看来，人们若要试图理解进食障碍(尤其是神经性厌食症)，就应该采取这幅画所象征的观念。正如毕加索采用不同的艺术风格描述他的对象，进食障碍背后的意义唯有通过跨学科的观念才能够被理解。而相反的悲剧就是，他们论述道，研究者们无法看到厌食行为背后的跨文化差异，同时把所有这些女性都硬塞进西方模式里面。凯兹曼和李医生所写的，不只是针对香港发生的事情。在东京、开普敦和耶路撒冷，进食障碍的出现也是随着西方制造的知识输入——定义进食障碍是什么和它们意味着什么。

凯兹曼和李医生希望心理健康从业人员能够"突破目前'对躯体痴迷地分析'这种固有思维的限制，这个限制强调肥胖恐惧和身体形象扭曲是全世界厌食症背后的推动原因。"那个 DSM 版本的厌食症，使得本土人民的心理苦恼和行为模式变得无法被理解，推动年轻女性采取厌食挨饿的方法。如果全世界的临床工作者都能避免那么快、那么轻而易举地接受西方人对厌食症的假设，那么他们也许就能听见每一位女性试图在沟通的复杂的实际情况。只要这些女性的声音不被西方的声音淹没，不被那些关于时尚、节食和流行文化的叙述所掩盖，厌食症和其他进食障碍就能告诉我们，更多不同文化中，女性所面对的压力是怎样的。

为了让我能亲身理解这个关键点，李医生让我与他的一位长期的病人待了一个下午。那位病人，我称作玲(Ling)。见到玲之前，我大概对她有一点了解，李医生在几年中对她的案例有着持续的记录。

在翻译的帮助下，我们开始了访谈。玲包裹在一件有粉红豹标识的大号滑雪服里，尽管如此，从她干瘦的手和脖子上突出的筋还是可以看出，她的体重极度过低。在整个访谈的过程中，她都一动不动地坐着，双手互相紧握在膝上，双膝紧紧并拢。她的表情是悲伤的，说话的时候，常常看着地面。

玲在一个不快乐的低收入阶层家庭长大。她的父亲，时不时地做一些切割玻璃的活赚钱，是个脾气很坏的酒鬼，动不动就暴打妻子和孩子。玲告诉我，父亲在她 12 岁的时候，有过好几次在不同场合猥亵她。毫无意外的，她恨恶他，并偷偷地幻想他会怎么死。她重复地做着一个噩梦，梦里她在哭泣、奔跑、躲避父亲，因为“他像个魔鬼一样追她”。

玲在饮食方面的困难是从晚餐桌上开始的——那是她的手足、母亲和她自己都必须忍受醉酒发怒的父亲漫天咒骂的地方。说起和父亲一起吃饭的经历，她用了一个中文的俗语来形容，就好像“喝黄连水”一般。为了尽可能快地完事，她有时候会囫囵吞下食物，故意刮破口腔内部。更多的时候，她则是一坐在饭桌前，就根本感觉不到胃口。

作为 4 个孩子中的老二，她一直就被缺乏安全感的情绪和低落的自尊困扰。青少年后期，当她准备高中毕业考试时，开始头痛和失眠。她的经期开始不规律，后来干脆没有了。她有剧烈的腹痛，痛到医生只好给她切除了盲肠，但这样也是徒劳。不出所料，她考得并不好，不能再继续读书，只好找一份工作，在一个工厂里帮人算工资。那段时间，她常常哭，并开始渐渐失去对周围一切人和事的兴趣，包括饮食。她有点犹豫地试了一次自杀——喝洗涤剂。她尝试加入一个教会，但是发现教会里的人并没有比她的工友或地铁里的陌生人更善良或更包容。玲过着一种极度脱离社会的生活，经年累月，工厂家里两点一线，跟谁都不说话。

像很多那个时代的厌食症患者一样，玲兜兜转转最后才到李医生的面前。在被转介到李医生之前，她在医疗系统里摸索的最后一站，是一位妇科医生——她到他那里，希望恢复自己的经期。她承认，这其实主要也是她妈妈的忧虑。因为妈妈觉得她没有经期，就不能嫁人。玲自己本人却对性、婚姻或生孩子没有任何兴趣。

李医生第一次见到玲是 1992 年，她 29 岁，那时重 70 磅(63.5 斤)，远远低于她的理想体重(101 磅，91.6 斤)。他用了西方的标准诊断测试来测试她的进食行为。从她的回答来看，她明显不符合西方的厌食症概念。

当玲第一次听到还有一种疾病叫作厌食症的时候，她不明白这个跟自己有什么关系。从她的角度来看，她的行为跟食物没有关系。她抗议道，自己的问题是觉得活着没有意义。她不在乎食物，就和她不在乎事业或恋爱或保持社会关系一样。如果她都不想活了，那她还会饿吗?

20 世纪 90 年代，她在被李医生治疗的期间，她从家里搬出来，住进了和香港许多其他大楼一样的一栋细细长长的摩天大楼。她的公寓，即便是从香港人的眼光来看，也是非常狭小的：不到 31 平方米。她的小床长度还不到她的身高，得蜷缩起来睡。浴缸只有 1 米长。她常常因为在狭窄的浴室洗衣服而把自己碰得瘀青。独自生活，她可以算是个另类，当时香港的传统仍然是未出嫁的女子要住在父母家。

2000 年，她体重再次跌落到 70 磅的时候，她短暂地住过医院。到这个时候，香港的厌食症病患已经足够多，以致于他们会有专门的病房区域了。见到其他的女患者，玲再一次对自己的诊断产生疑问。她了解到其他患者会滥用泻药和利尿剂，并且有意地节食减重。“这些做法让我觉得奇怪又可怕,”玲告诉我，“我既不节食，也丝毫不想自己体重变轻。我根本没有那些行为，所以我想‘我得的一定不是这个病’。”

直到今天，玲还是不清楚，究竟是什么问题造成她的不舒服。见过其他厌食症者，读过报纸上说的厌食症，她只是更加奇怪这些地方描述的是否就是她的病。这种反应在李医生的非典型厌食病患当中十分普遍，导致李医生开始询问一个更根本的问题：把像玲这样的病人归类到一个统一的诊断分类标签之下，这样做有什么治疗意义吗？

“你也许会想，把一群病人都放在一个通行的诊断之下，如果你面对的症状是可以有一个针对性的、被证明有效的药物去治疗。”李医生这样告诉我，“但问题是，对厌食症不存在这样一种有效的药物治疗。治疗中唯一有意义的部分就是理解病人的生命，为她创造改变的动力。有没有一种诊断能够帮助这些目标？我觉得没有。”一个像厌食症这样的诊断，尤其是当这个诊断还包含异国的一系列想法和信念，会非常容易地遮蔽和混淆这一位病患自己本身的复杂现实。

44 岁的玲，当我采访她的时候，表示出对自己一生深深的羞耻，觉得自己浪费了生命且让家人背上沉重的负担。她的生命中唯一的亮点，她说的，就是她开始重新加入了教会。“我觉得有个信仰是很重要的，”她说，“我现在觉得有动力去做一些事情了。”

## 厌食症的商品化

厌食症在香港的攀升揭示出一个难以接受的事实：我们的文化对进食障碍的意义有着过分的着迷——我们的天然本性就是想明白事物背后的意义以及向全世界发出危险警告——而这些正是该疾病反馈循环的一部分，让它得以继续蔓延并掳获新的受害者。某些心理疾病及其在一个社群内的传播与公众和专业人士的注意力之间有联系——这个观念仅仅是在专业学术圈子的文献当中偶尔被嘀咕两句。自然而然地，流行书籍作家、研究学者和心理卫生教育者都不愿意承认自己传播的正是自己想祛除的疾病。

无论如何，回顾近年来这些障碍在西方的数量剧增都是很重要的，这样才能回溯这种效应。首先，毫无疑问的是，厌食症成为一种时代象征，一种焦点，是从 20 世纪 70 年代到 80 年代的女权运动中开始的。其他能够说的，就是厌食症所包含的是一大团象征意义的冲击。就如女性主义哲学家苏珊·波尔多(Susan Bordo)指出的，厌食症唤起人们对“我们文化病态的核心”的注意。这种病被没完没了地拿来作为女性社会苦难的例证。关于这个话题的各种描述，厌食症总是被用来反击不现实的身体形象标准，男权主义的家庭结构，后工业资本主义对女性的征服压制，等等。

不幸的是，在强调这些论点的同时，这些作者常常无意识地美化了这种疾病，抬高了患者的社会角色。法学教授罗伯塔·德雷瑟(Roberta Dresser)1984年在《威斯康星法学评论》(*Wisconsin Law Review*)期刊中论述道，医护人员和父母家人强迫性地让厌食症患者接受营养应该被怀疑是一种对病人人权的侵犯。她论证了厌食症患者正如那些绝食的政治抗议者，勇敢地向社会不公提出挑战。他们应该被允许有绝食的自由，这是他们的自由表达。

琼·雅各布斯·布伦伯格，女性主义者，《禁食的女孩：神经性厌食症的历史》这本书的作者，她看出，“给厌食症抹上浪漫色彩”是很严重的问题。同样的观点，其他许多很富洞察的作家也反复提及。她担心高举厌食症为“对男权社会的抗议”旗帜会掩盖这些女性在和疾病搏斗中令人难以察觉的非政治性因素。“作为一个女性主义作者，”布伦伯格写道，“我相信厌食症患者值得我们的同情，但不见得该被尊崇。”尽管这个担忧很少被意识到，但是这番话背后的意思是很清楚的：尊崇就会鼓励模仿。

随着女权运动的逐渐成熟，这种对潜在厌食症病人的海妖般的诱惑之声很大程度上销声匿迹了。就我所知的近年的女性主义作者，没有一个像德雷瑟那样说厌食症病人应该被允许绝食至死，只要是为了说明一个政治观点。但是，厌食症和暴食症仍然存在于我们时代的症状池里，它们的存在有着微妙而顽固的原因。

那些投身于治疗这些疾病的人，身处于不为人知的困境。他们一边研究，发文章，同时发表关于这些厌食症的演讲，他们同时就在塑造公众对于这些行为的理解，把这些症状留在当代的症状池里面。南非心理学家莱斯利·斯瓦茨(Lesley Swartz)是少数几个论述过这一复杂观点的学者之一。"不管人们在对任何症状的教育工作中花费了多少照顾的心血，专业人士都毫无疑问地在塑造并维持这些症状的问题上脱不了干系。"她这样写道："我们必须允许这个观点：一个善于接受对进食障碍的解读的环境，就会是它们广泛滋生的环境。"有时，研究者们对这个问题的回避简直令人震惊。最近一项由英国科学家进行的研究表明，英国暴食症的案例发生与戴安娜王妃的个人挣扎之间的显著平行关系。暴食症的发生率在 1992 年剧烈地上升，当时刚刚出现了关于王妃的流言，然后再一次是 1994 年，关于她的猜测四处蔓延。1995 年，发病率升至顶峰，当时她公开承认了自己的暴食行为。直到 1997 年王妃过世了，发病率才开始下降。这些学者考虑了这些变化的几种可能原因。他们猜测，一种可能是，戴安娜王妃在进食障碍方面的挣扎，使得医生和心理健康从业者都更加意识到这种疾病，因此更有可能询问或者认出他们病人身上的暴食症问题。他们还觉得，公众的意识，有可能使患暴食症的女子更有可能承认自己的饮食行为问题。相应的是，1997 年以后的明显回落，不见得代表案例数目真的减少了，而是更少的人愿意承认患病。这些都是合理的假设，并且在某种程度上可以解释暴食症案例数目的骤增骤减。但是，令人惊讶的是，这些学者完全没有提到，甚至连想都没有想到，有第四个明显的可能：戴安娜王妃用暴食症来“求助”鼓励了其他年轻女子下意识地模仿这位受人爱戴的名人的行为，从而希望自己的问题也得到注意。

这些学者连考虑都不考虑这种可能——这个事实本身说明了一个心理健康行业内普遍错误的假设：心理疾病独立存在于当时的文化潮流以及专业人士和大众的信念之外，不受这些东西的影响。

讲台之下，许多进食障碍方面的专家会带着深深的不安承认自己的工作可能在某种程度上是恰恰起着反效果的。我询问了迈克尔·莱文(Michael Levine)，一位知名的进食障碍学者和教育者，我问他是否担心过自己的工作恰恰传播了他想扑灭的疾病。“在消沉的时候我会这样担心，”他告诉我，“这种疾病给了我作为一个专业人士的身份感。我享有首席终身教授的位置。可是现在，我究竟是帮助人还是伤害人？希望我是在帮助人。但是与此同时，我不能不承认，厌食症给了我一个身份，就像它给了许许多多的年轻女孩一样——有时甚至这个身份是致命的。”

我们从来没有对于这一点有足够的重视：专家对于进食障碍的论述恰恰使得这些行为继续留在症状池里面——这实在是从各方面看来都问题严重。

如同香港的情形证实的，我们的观念、治疗和心理疾病分类法的全球化过程中，我们自己也有份参与其中。至少到目前为止，没有人意识到，我们这么做肯定会改变症状池——而他种文化的人们肯定恰恰需要这其中的症状来表达自己的痛苦。

究竟一种症状——如自我饥饿，要怎样才能从症状池消失？回顾癔症的历史也许会让我们有所体悟。癔症的许多症状是在20世纪初开始消失的。癔症型的暴怒和抽搐开始变得越来越少见。大量的女性都不再报告腿部瘫痪或暂时失明，也不会在走过房间的时候突然昏倒在地。她们也越来越不会有面部肌肉抽搐和不受控制的手臂或腿部肌肉抽搐症状。当然，这些症状不是同时消失的，而是经过几年时间慢慢消退。在癔症开始消退的这些年间，许多症状看起来，一开始是失去它本身的魅力，变成一种较为苍白的事实本身。在法国，人们把这种状况称为“癔症小发作”(la petite bysterle)。一位法国医生这样形容道，这些女性是“那种对自己有一些示意性的动作，这里或那里有一些抽搐感到满意”的人。医生与病人对癔症症状的意义如此熟悉，以至于他们不需要花什么力气就可以呈现这些症状。不难想象，一旦这些较轻度的癔症症状变得常见了，它就开始不再具有传递深处内心痛苦的效力。

也许，正是癔症本身不再受欢迎了——这一事实对它的衰落起到了关键的作用。如果，癔症的无意识动机恰有一部分在于向世界传递她内心的苦痛，那么当癔症症状变得无处不在的时候，它就失去了表达痛苦的力量。“20世纪末的欧洲，癔症变得意味着那么多不同的东西，以至于到了1900年左右，癔症其实什么有价值的意义都没有了，”马克·麦凯尔(Mark Micale)在他的权威著作《接近癔症：疾病及其解读》(*Approaching Hysteria: Disease and Its Interpretations*)中写道，这种疾病遭到了临床上“极端的过度引申”。到1930年前后，这些夸张而又毋庸置疑的症状对新一代的女性来说，失去了传达无意识的心理痛苦的信号能力，随着这种能力的消退，这种症状渐渐开始从文化和医疗的视野中淡出。

进食障碍若要消退，可能也需要类似的过程——我们赋予它的意义需要被消解。这就是说，如果神经性厌食症和暴食症失去了它们传达特定程度的内在痛苦的能力，它们就会，至少在一段时间内的无意识的大脑，不再具有吸引力。

回顾厌食症的历史，看起来总有一天它会回落到起初的基本水平线。只是，随着我们等待这场传染病在西方慢慢平息，我们可能无意中触发了某种文化潮流的动力，引发一波又一波的厌食症在全世界一个又一个文化中盛行。

## 败的战役

访谈过玲之后，我与李医生花了一整个下午讨论这个案例。李医生承认，玲远远还没有被治愈，而他本人对香港厌食症的特定文化意义也尚未带出任何确定的治疗方法。他坦承，在他的面前，已经有四位病人死于厌食症，两位由于厌食衰竭，另两位则是自杀。尽管他的洞见没有带来一个奇迹式的疗法，他仍然相信，唯一的希望就在于对每一位病人的主观经验的深刻理解。

临近告别，我请李医生总结一下目前争论的现状。他花了近 20 年的时间，试图说服精神医学界，西方对进食障碍假设不但如同蒸汽碾路机一样压平别处的差异，还像一个罗盘一样，既散布这个疾病，又塑造着它们的表达方式。他相信自己赢了这场知识的较量吗？

“不，我觉得这场战役失败了，”李医生说，“DSM和西方的疾病分类法已经占据了如此强大的主导地位，在这个过程中，那些塑造每个病人的疾病体验的微小的次文化就被弃之不顾了。这样的事情，在全世界发生，不只是在厌食症，在其他疾病：抑郁或ADHD(多动与注意力分散障碍)、心理创伤等，都有所表现。遗憾的是，跨文化心理学领域在影响主流精神医学方面，不够兴盛。我不得不承认，他们对我们似乎一点兴趣也没有。”

好几秒的时间，我没有再问任何一个问题，他的话音停留在空中。然后，李医生打破了沉寂，“过去10～15年，不知什么时候开始，主流变得太过强大。”他说。他的语气并不带怨恨，而是反思且就事论事的，“这就像，我想，一条永不会回头的河流！”

## / 2. 斯里兰卡——带来创伤后应激障碍的浪潮/

西方心理健康的话语系统，引进的是西方文化的核心，包括人观理论，对人的定义，对时间和记忆的感知以及一种道德权威的来源。而这些，没有一个是普世皆准的。

——戴雷克·萨马菲尔得

黛布拉·温茨(Debra Wentz)，新泽西心理健康行业协会(New Jersey Association of Mental Health Agencies)的执行主任，在 2004 年圣诞节当日来到了斯里兰卡，正是那场即将席卷淹没 25 万人的大海啸来临的前一天。她之前在印度洋沿岸的地方度假，同时参加一位朋友女儿的婚礼。这对她来说，是盼望已久且理所应当的一个假期。

第一晚，她住在位于科伦坡南边一点儿的拉维尼亚山庄酒店的一间紧邻悬崖峭壁的客房里。第二天一早，她到酒店下面，顺着白沙滩散步。她与另一位参加婚礼的客人一起计划好要去一个叫加力的历史古城来个一日游，那里曾经是荷兰占领时期的堡垒要塞。但是，由于头一天的奔波劳累，两人比原定出发时间晚了一小时。在驱车往南去加力的路途上，她们曾停了几分钟买水。那一天，许多的生命轨迹改变，都仅仅因着这样很小的选择。

等她们快到加力的时候，杀人的大海啸还未到，但先行的一波略小的浪潮已经淹没了道路，逼迫她们转而向内陆走，开车到更高的地区。当司机想尽办法操纵车子逃离四面八方来的水时，温茨可以看见一家一家的人逃命的景象。她看得出，许多人都在震惊状态。“我不觉得他们意识到自己正在奔逃。”她回忆道。她无奈地看到一辆大巴士在泥泞和不断上涨的水中挣扎许久却无法逃脱洪水。仅仅几百米之外，一趟载满旅客的列车被冲下了铁轨，造成八百多人当场死亡。温茨记得眨眼间看到一个年轻女子挣扎着将一位老太太拖上一个旧轮椅逃开迎面而来的洪水。那场景看起来似乎不现实。有些恍惚的瞬间，她觉得好像是在看一部史诗大片中的动作场景，好像《飘》里面的那种。“就好像，你看着这一切发生，都在你的世界之外，”她回忆说，“我根本没有意识到发生了什么。”

很快她们回到了内陆，看不到水了。温茨和她的同伴起初对灾难的严重性毫无概念，直到她的司机用手机给自己在加力的亲戚打了电话，他们才知道，那城镇的整个区域都被洪水淹没了。当地车站有几百个人被淹死。当她终于千辛万苦回到酒店，才终于能深呼吸几口气，好好想一下自己看见的事情，思考自己能做点什么事情帮帮忙。小道消息和新闻报道两边不断地汇总，她慢慢意识到这场灾难的严重程度。成百上千的人丧生，上千万的人目睹了海啸，或死亡，以及海啸造成的巨大破坏。直到那时，她才惊觉，那个地区对这场巨大灾难带来的心理创伤是多么的毫无准备。

对温茨来说，很明显那天的事件会对幸存者造成终生的心理影响——在他们的躯体需要被满足之后还会迁移甚久。温茨这样写道：“急性的或慢性的不稳定心理状态将会持续下去。”她曾经在“9·11 恐怖袭击”事件时期，掌舵新泽西心理健康协会，从那时的经验中，她学到了一些宝贵的功课：真正的哀伤和创伤后应激障碍(PTSD)的问题常常是在时过境迁很久之后才到来。温茨已经可以感受到自己目睹悲剧后的心理影响。她的睡眠变得不规律，且对自己目睹的惨景有非常强烈的情绪。

在接下来停留在斯里兰卡的十天里，温茨不分昼夜地工作。她换到一家有电脑的酒店，好跟在美国的同事保持联系。一开始，她关注于提醒自己知道的药品公司当地人即将到来的医疗和药品需求。

尽管她自己不是临床治疗师，但作为全州 125 个非营利性行为健康组织协会的头儿，她已经负责过好几个旨在削弱对心理疾病的歧视和偏见的公共服务项目，教育尚不习惯求助的人们及时寻求专业协助。一位人脉甚广的斯里兰卡朋友帮助她与首相办公室取得了联系。她告诉一位官员，斯里兰卡正面临即将到来的心理灾难。“我告诉他们，这影响将会波及好几代人。”

同时，她也联系了斯里兰卡的新闻媒体。在一条采访录像里，温茨告诉广大民众，PTSD 的一组症状会有哪三类表现：回避、麻木以及过度唤起。她告诫每个人注意提防这些病态行为，不管是成年人还是小孩都可能有所表现。她还告诉他们，PTSD 需要专业人士的干预。这条录像，在海啸之后于斯里兰卡国家电视台每天、每周反复滚动播出了相当之久。

“我知道，海啸之后的心理支援需求，将会是任何人都无法想象的，”她讲述道，“但是要是没有一个老道的心理健康服务系统和训练有素的咨询师，那些幸存者要往哪里去？他们几乎没有精神科医生，大部分的全科医生都没有受过精神医学或心理健康方面的教育训练。他们没有一个现成的系统能够帮助这些人。”她开始酝酿一个计划，按计划，她要从美国筹款，以此派遣美国的创伤治疗专家去斯里兰卡，训练当地的咨询师如何识别并治疗 PTSD。

回顾海啸灾难过后那些分分秒秒日日夜夜里温茨的努力工作，人们不得不对她的无私和真诚精神印象深刻。推动她努力的，显然是一系列关于心理创伤的本质以及如何正确治疗的假设和理念。温茨，以及许多其他专攻创伤研究的西方心理专家，想当然地认为，全世界人们对于可怕的灾难事件的心理反应基本上都是差不多的。如果她不这么相信，那么她不大可能千方百计地在斯里兰卡电视上形容 PTSD 广泛散布开来的影响会是怎样。从她自己对这些事件的回忆来看，很清楚的也是她深深相信西方世界，特别是美国，拥有比斯里兰卡当地人更多更好的资源，既能理解，也知道如何回应迫在眉睫的心理危机。温茨的担忧——斯里兰卡人在缺乏“老道的”心理健康系统或“训练有素的咨询师”的协助下独自面对心理冲击——在灾难发生随后的每一天、每个月都在各处被不停地重复。从各个方面来看，温茨都像是一个专业的心理健康人员，卷起袖子预备好要分享她精深的知识和训练，在一个缺乏知识与资源、自助抵抗疾病的敌方，与这疾病——在这个情况里是一种心理创伤——做一番殊死搏斗了。

尽管温茨在灾难发生后，有卓越的地位第一时间直接向斯里兰卡民众直接沟通关于灾难的心理后果的信息，她绝对不是唯一一个对当前的心理健康瘟疫发出警报的人。全世界的心理健康人员都告诉记者，很快就会有上百万人遭受令人衰竭的PTSD。“海啸幸存者心理创伤经年才愈”——一篇路透社新闻报道的大标题，灾难后不到十天就被投递到社内。高达15％～20％的幸存者会罹患PTSD，路透社稿件中一位专家这样说。又是同一位专家，警告人们说，要是没有专业的心理辅导，这些患者中可能会有多达16％的人自杀。别忘了，斯里兰卡在过去30年的漫长内战中已经经受了相当深重的创伤，斯科特·肖恩(Scott Sean)，位于悉尼的圣文森特医院(St. Vincent's Hospital)的医生，告诉澳大利亚最大的一家日报社的记者，海啸只会给这个国家已有的心理负担雪上加霜。“我相信下个月开始，”斯科特说，“斯里兰卡和周边地区将要面对的最大公共健康问题，就是抑郁和创伤后应激障碍。”杜克大学(Duke University)的教授，乔纳森·戴维森(Jonathan Davidson)在被记者访问时说道：“基于以往大型自然灾害里的经验，我们预期受灾民众中会有50％～90％的人感受到创伤后应激障碍和抑郁，而若不治疗，这些症状可能会经年持续。”

尽管每个专家估计的患病人数百分比都不一样，他们却有一种一致，就是当地需要的心理治疗远远超过那里现有的服务资源。这些专家也基本上都同意，尽早赶到灾难现场是极端重要的。“心理伤口越快处理越好，”一位心理学家在海啸几天之后这样告诉《华盛顿邮报》

(*Washington Post*)的记者，“等得越久，创伤面就越大。”不可避免的心理创伤被形容成一波大浪。许多西方记者和专家开始谈论，第二波“海啸”——心理疾病，只有在恰当的支持和治疗到位的情况下才有可能避免。作为对这些急迫警告的回应，上百家非政府组织，大学以及私人团体迅速开始筹集资源，制订计划，派出一支支创伤咨询师的大军或小队，奔赴印度洋海岸线各地。

接下来的几个月里，斯里兰卡、印度尼西亚、印度和泰国所经历的，大概是史上最大的国际心理干预运动了。创伤咨询师和研究者如潮水涌入，他们不仅来自美国，还有英国、法国、澳大利亚和新西兰。作为该国的亿元援助承诺计划的一部分，澳大利亚派遣了多支咨询师团队，志在必得要把那地区的心理健康服务“带入现代社会”。澳大利亚援助团(AusAId)的主管，戴维斯·罗宾(Davies Robin)说，他们工作的目标，不在于重建或修复该国的精神健康服务能力。“重建是个错误的词，”有人引述戴维斯的原话说，“因为那里起先就没有什么东西。”

鉴于人们如此肯定地认为应该要做出这些努力，要记得，我们是人类历史上第一代会在战争和自然灾害之后的援助中包括心理急救援助的。实际上，直至 20 世纪 80 年代中期，灾后抚恤的手册上都还只关注药物、食品、庇护所，对治疗受灾人民的心理创伤毫无建议。

一直到最近 20 年，PTSD 的诊断才慢慢引起了公众的注意。它首先在美国引起了很大的重视，然后在全球跳跃传播，这个诊断标签在战争、种族屠杀和自然灾害之后被拿出来使用。到 2004 年，PTSD 基本上成了全世界谈及人类苦难时的共通贸易语言。我们突然进入了这样一个时代，如同一位心理学家所说的，对心理创伤的担忧和重视已经“代替了饥饿，成为西方普通大众在新闻里听到战争或危机事件时的第一反应”。

艾伦·杨(Allan Young)，是麦吉尔大学(MsGill University)的一位医学人类学家，他在研究了PTSD的历史以后这样说道：“我们如此高效地在全球散布这些理念，以至于PTSD成了全世界设想心理创伤的唯一方法和途径。PTSD的诊断能散布到全世界的每一个角落，这或许会是最成功的全球化范例。”

当我们急急忙忙赶去治疗创伤人群的心理破口时，少有人会问问，PTSD这个诊断是否对所有的人类文化都有用、适用。

来自不同文化的人可能对待创伤事件有着根本不同的心理反应——这一点对美国人来说实在是很难接受。人类身体对创伤的本能反应——肾上腺素、恐惧以及“打或逃”反应——是如此的基本和原始，让我们想当然地认为，这些事件带来的后续反应应该到哪里都是差不多一样的。构成PTSD的症状，包括侵入性的思维和梦，回避回忆，失控的焦虑和一旦被唤起对创伤事件的回忆就情绪过度激动①，这些

① 按照《心理疾病诊断与统计手册》对PTSD的描述：创伤后应激障碍的核心症状为：个体亲身经历创伤事件(指会导致生命危险、重大伤残或其他威胁人身安全的事件)；或目睹他人遭遇生命危险、重大伤残或威胁人身安全的事件；或收到关于家人或熟人意外暴力死亡、伤害或人身安全威胁的消息(A组诊断条件之一)。当事人对创伤事件的回应需包含强烈的恐惧、无助感或恐怖感(在儿童身上可表现为混乱的易激惹行为)(A组诊断条件之二)。暴露在创伤事件之后的典型症状为：对创伤事件持续性的闪回(诊断条件B)，开始持续地回避与创伤事件有关的刺激并在总体上表现麻木(诊断条件C)，持续增多的易激惹反应(诊断条件D)。总体症状需持续至少一个月以上(诊断条件E)，且造成显著的社会功能损害(诊断条件F)。

看起来都完完全全属于常识范围。

但是 PTSD 不只是一个症状清单。自从它在 1980 年被列入 DSM，西方心理学科研人员和临床专业人士花费了大量的时间精力来研究和治疗心理创伤。说真的，如果你是一位 20 世纪 90 年代有雄心壮志的心理学或精神医学研究者，PTSD 就是大势所趋；到了 2004 年，美国国家心理创伤中心(National Center for Post－Traumatic Stress Disorder)数据库所收录的关于 PTSD 文章、书籍和报告的目录已逾两万条。正如维多利亚时代的典型时代病是癔症，PTSD 有力地显示了今天的美国人和西方世界如何看待自我。

那些塑造了我们这一代人的 PTSD 观念的心理健康专家制造了一系列迷宫般错综复杂的概念，其中包含各种明显或隐含的假设，设想什么类型的事件会毁坏人类心理，以及哪些人最容易被影响。这些文献所给出的，是各类“如何生病”的指示，让个体或社群了解面对可怕的灾祸时自己应该如何反应，以及该把什么样的资源投给受害者。而在这许多复杂的意义背后，我们也看到另一层不同的理念：号召所有暴力侵害的幸存者团结起来；鼓励人们带着能启发众人的义愤，反对战争与社会不公正；相信对 PTSD 的研究使得我们对世界上的苦难更敏感，更在同一个频道。总体来看，这一整块的知识体系远远超越了单单描述一种疾病的一系列症状。它其实是在叙述一种世界观。

西方的创伤学家也发展出了一套信念，用于指导人们从心理创伤的影响中得到最好的恢复。他们建议：在事件发生后几小时或几天之内的立即、快速干预是至关重要的；重述或改编对创伤的记忆——通常是在情绪高涨的小组环境下，能够促进心理健康；同时，讲出事实比起禁欲般的沉默要对心灵更加健康。尽管有越来越多的反面证据，这些创伤学家仍然假设，这些想法是放之四海皆准的。

创伤学家还推进了这样的理念，就是心理复健总是由精神卫生专家，就是那些经过认证，且敏感于西方痛苦观、疗愈观的专家来操持，才能达到最好的效果。大海啸看来无疑是对这些西方信念的严峻考验。

## 邋遢凯特

在众多听到“去斯里兰卡援助苦难中的受灾民众”这一号召的人中，有一位凯特·阿玛楚达(Kate Amatruda)女士，一个来自北加州的心理治疗师。海啸后几天之内，她在自己的电子邮箱收到一封来自游戏治疗协会(Association for Play Therapy)的信件，找寻愿意去灾区完成紧急任务的志愿者。她立刻传真了自己的申请书，且和其他十几个游戏治疗师一起被选中，组成一个小队，预备被派遣去帮助孤儿院和当地社区中心的受创儿童。他们安排她在十天内登机启程。

在所有表明她专业资格的头衔(MFT，CST-T，DMAT，DSHR-DMH)[①]之中，最重要的是，阿玛楚达女士是一位创伤焦虑障碍协会认证专家。从更大的背景来看，她正是那些在过去25年里，把自己的事业与在精神科和大众关注之下，以压倒性优势飞速上升的PTSD紧密

---

① 这些资格分别是婚姻家庭治疗师，认证沙盘治疗师，灾难医疗辅助师，州立心理健康部门灾难事件援助师。——译者注

联系的数千位美国心理健康专家中的一位。阿玛楚达女士在这个领域颇为人所知。她经常性地发表演讲，在本地和网上的大学教授关于创伤的课程，训练年轻治疗师如何识别 PTSD。她也传授治疗技巧，告诉人如何从这个障碍中得到最完全的恢复——通常是通过一种建立在重述、游戏和绘画上的非引导性技术。她要去斯里兰卡，在最需要她的地方应用自身的知识技能。

阿玛楚达女士个子不高，热情活泼充满能量，有一头又长又卷开始泛灰的金发。她很自谦地承认说，她家人都叫她"邋遢凯特"，因为她的东西总是乱七八糟的有点儿混乱。在她出发前一周，她疯狂地干活，以便可以把工作和个人生活暂停下来。为了接下来的使命之旅，她买了防蚊虫喷雾、止胃酸药片、腹泻药、止痛药以及止痒膏，湿纸巾、厕纸以及手部消毒酒精——充足的装备，她说："就好像一个行走的药房。"她还从附近的学校募集人们捐献的手工材料和艺术工具。在一个大行李箱里，她打包了 69 磅(约 62 斤)的气球、剪刀、纸、打孔机、笔、胶棒、贴纸，还有"数不清"的儿童创可贴。通过烤饼干义卖，她还募集了 200 美元，打算带去捐给她觉得值得捐助的当地团体。

从我研读阿玛楚达在这个题目上的大量写作来看，她是把创伤看作头脑里的一种精神传染，而消除这种感染最好的办法就是通过故事重述。这常常不是那么容易的，她解释说，在极度的创伤之下，人类心理常常退行到一种地步以至于"我们连话都说不出来"。因此，游戏与艺术治疗的目的就在于打开非语言性的方式，借此让人掌控创伤性的记忆。"对孩子来说，游戏是第一语言，"她告诉我，"她们也许无法用语言谈论某些事情，但可以用积木和玩具玩出自己的故事。”

这样的技术——在骇人的事件几天后立刻用语言或非语言的方式重述、整理创伤经验，就属于通常人们所说的“心理急救”或“危机处理”工作。这些在20世纪90年代的美国逐渐发展和推广起来的基本理念主要认为，受害者越早开始“整理”或“掌握”关于创伤的记忆，那么创伤记忆就越少可能形成一种心理脓肿，继而导致PTSD。咨询师显然把自己看作类似是在事故现场处理外伤的医疗急救人员的角色。医疗人员给新鲜的伤口敷上干净的纱布，包扎，而心理咨询师做的就是精神层面同样的工作。

顺着这个思路下去，尽管大部分前往斯里兰卡的创伤咨询师对自己即将进入的文化无甚了解，这也应该没什么关系的。几乎没有人懂得当地语言，更不要说精通当地居民的宗教信仰，哀悼和葬礼的传统仪式，或该国漫长而复杂的内战历史了。

然而，对当地文化如此的无知，也不能威慑住这些人施行救援。在她的文字中，阿玛楚达用坚决的口吻写道：“灾后创伤辅导的众多要求之一，就是保持政治中立和宗教上的不属于任何派别……我们是基于需要来提供救援，不是根据宗教、种族、政治党派等等。”诚然，如果你所做的就相当于心理学角度的给人受伤的头止血包扎，为何需要赞同对方的宗教信仰、传统或社会阶层呢？

## 显然活在否认中

创伤反应可以存在于文化之外且不受文化影响，这种臆测的念头在创伤咨询师和赞助他们的灾后抚恤机构中普遍存在。柏林纽克林医院(Hospital of Neukölln)的塞巴斯蒂安·冯·彼得(Sebastian von Peter)医生，花了不少时间读完了海啸过后所有与创伤辅导相关的指导文件和抚恤手册。这些文件大部分是由国际心理健康专家团队写成的，用以帮助训练灾后抚恤工作人员和义工的手册。撰写它们的有CARE——国际红十字会组织，世界卫生组织(World Health Organization，WHO)，全球发展组织(Global Development Grout，GDG)，美国国家PTSD中心以及欧洲创伤事件研究协会(European Society for Traumatic Event Studies)，等等。这些机构和组织，他写道，凭空认为"从根本上，全世界人们的情绪体验和表达都是一样的"。总结下来，冯·彼得医生说道，这些手册所暗示的，是一种对情绪体验的普世抽象概念。这些手册假想，全人类都是以基本类似的方式面对恐怖的灾祸。

暂且不论这些专家们何以如此确定，在海啸刚过后，就已经有一些信号显示西方人的PTSD观念与斯里兰卡当地信念之间存在着脱节了。比如，灾后几天内，就有一份引人注目的备忘录，由科伦坡大学(University of Colombo)的教职员发送出来。这些教授们写道，"受灾地区会吸引创伤和辅导项目"，但是他们请求即将到来的咨询师大军不要把幸存者的经历简单化成"仅仅是心理创伤的问题"，把这些幸存者看作"心理上的伤亡者"。

教授们进一步雄辩地反对西方人所确信的"创伤是普世的"观念。"一个受害的人会以试图明白创伤对他的意义的方式来处理自己所经历的事件,”他们写道,“这意义,须要从他们的社会和文化中汲取,同时这也影响着他们求助的方式,塑造着他们对恢复和疗愈的期望。”科伦坡大学的教授们指出,创伤反应并非大脑里自动进行的心理反应,而更多属于一种文化性的沟通。若观察者对文化没有深入的体察,就很容易误读或忽视其创伤的细微差别和意义。教授们继而写道,在任何机构组织提出支援和帮助之前,所需要的是对“受创的人们经由苦难在表达什么”的深刻理解。

灾难发生之后的一段日子里,从美国和世界其他地方来的记者和临床治疗师们有时感到有点困惑甚至担心,因为当地人的所作所为与他们的预期迥异。一位创伤咨询师从一个海边小村接受英国广播公司(BBC)广播电台的访问时说,这里的孩子对回学校更感兴趣,而不是谈论他们的海啸经历,这点让他很担心。这些孩子显然“活在否认中”,这位专家这样告诉听众。节目主持人赞同地说道:“当然了,每个人都知道在这种创伤下,孩子是最脆弱的了。”这位专家继而自信地总结道,只有再过一阵子这些孩子才会“感觉到他们的经验给情绪带来的全部恐怖体验”。类似的是,美国有线电视新闻网(CNN)记者也表达了他们的惊诧,就是成千上万的斯里兰卡人在灾难过去几天之后就要弃难民营而去,要么是想回到被夷为平地的村子,要么是想去投亲靠友。一位《纽约时报》(*New York Times*)记者写道:“这只是迟早的问题,那靠着决心和否认建起的高墙虽然让许多人在 2004 年 12 月 26 日的海啸时能立即应付起来,但它很快就会坍塌。”

随着越来越多的辅导、创伤治疗项目和 PTSD 研究者每天涌入斯里兰卡，当地的状况很快陷入混乱。来自世界卫生组织的负责人谢卡尔·萨克塞纳(Shekhar Saxena)看见这些情景，感到十分困扰。“海啸两周之后，这里有上百名咨询师，要么什么也不做，要么到处碍事!”他这样告诉一位路透社记者。他指出，派那些既不会当地语言，也不懂当地文化的心理卫生工作者，就和送错了药来没两样。

斯里兰卡东部唯一的一位精神科医生，马西桑·加内桑(Mahesan Ganesan)医生，曾想尽办法要追踪记录来到这里提供心理援助的各种不同组织。但是只有最初几天，他能在自己办公室的大白板上记下新来的十几个，很快它们就多到无法胜数。

回顾起来，这些团体的激动与兴奋劲儿和他们兴冲冲努力的样子，无法不让人联想到一种淘金热的感觉。这场海啸是有史以来最具破坏性的大灾难之一，于是，每个人都想展示自己在创伤治疗上的聪明智慧；而从事大型创伤后应激障碍研究的学者又觉得有义务亲临现场。如果创伤心理治疗在乎的是技术，那么技术的拥护者就一定会参与其间。

几天之内，关于哪些人应该得到哪些服务的问题，咨询师团体间爆发出了恶性的竞争。一位记者这样记录，各个支持服务团体都试图“在难民营占得自己的一席之地”。各团体之间争论不休，抢着要帮忙，有时反而对幸存者造成困惑和糟糕的感觉。一位斯里兰卡的卫生保健工作者形容了一帮义工是如何用玩具或奖品诱惑一群孩子从另一帮义工那里跑来自己这边。“孩子们的内心被撕裂，他们要么忠于这边，要么忠于那边，而这个很有可能才是创伤性的。”T. 加丹班纳森(T. Gadambanathan)——这位来自亭可马里的斯里兰卡本国精神科医生这样说道。

类似的，加内桑带着惊异和恐惧看到，在同一个难民营工作的几个心理咨询团体为了竞争孩子们的注意力而彼此争斗。“那些‘团体带领者’常常会说‘我们的’孩子，用以把‘他们的’孩子区分开来。”他报告说，“有时候，他们会让孩子们不要和其他咨询团体的孩子一起玩。这常常会导致冲突……有时甚至造成孩子们内部的敌意。”

加内桑观察到，在提供药物、食物和帐篷的援助团体与提供创伤辅导的团体之间存在着一个关键的差异。那些关注提供基本物质需求的团体常常会立刻就和当地官员、家庭见面，努力了解评估这个社区缺乏何物。最紧急需要的是帐篷，还是食物，或者是急救药品？相反，那些设立 PTSD 心理咨询服务的团体，很少去问问社区领导他们需要什么，或他们想要得到怎样的帮助。回忆当时，加内桑思考并认为，可能是这些原因使他们没有去征求当地人的意见。也许是创伤专家觉得当地人不晓得自已的心理需求，于是，“去征求他们的意见会是浪费时间”。更有可能的是，他总结道，这些创伤咨询师一致认为：“所有的人对创伤和失丧都有一样的，已知的心理反应，且存在一种普世通行的方法能帮助这些人，不管他们是谁，也不管他们的文化如何。”这样的信念自然视请教当地人民为毫无必要。

问题还不止这些。由于西方国家来的创伤咨询是几乎没有一个会说当地语言的，他们必须靠翻译来工作。由于斯里兰卡国内当时大量的外国相关事务和活动，流利的翻译供不应求。这意味着这些咨询师常常得靠着那些勉强能翻译的人——比如，那些和游客做生意的当地司机——来帮他们把治疗谈话进行下去。“(这些翻译)里面即使是最优秀的，也仅是以有限的能力去翻译咨询谈话中产生的复杂而又敏感的沟通内容。”一位当地卫生工作者这样指出。

尽管有如此多的困难，这些心理咨询的节奏常常仍然可以与急诊室相匹敌。在一月下旬和二月里，有一个机构报告，在两个为期 4 天的工作坊中为 1724 人提供了“心理治疗与咨询”服务，其中包括 631 名儿童。这是惊人的伟大业绩，考虑到他们只有 20 来个咨询师。另一组西方咨询师一次听取了 25 个受创的幸存者的简述，他们的目标是每 5 小时治疗 100 个人。

辉瑞制药公司也很快加入了进去。2005 年 2 月初，灾后一个多月之后，这家公司就赞助了一个曼谷召开的技术研讨大会，大会的题目是“海啸之后：当下与未来，精神健康对社区的挑战”。前文曾引用过的戴维森教授的话，估计会有 50%～90%的人产生心理病态，协助了这个大会的组织，从辉瑞公司争取到了一笔“无上限的经费”。

戴维森(Davidson)教授在会议上发表的论文题目是《对创伤引起的急性或慢性焦虑障碍的药物治疗》(*Pharmacologic Treatment of Acute and Chronic Stress Following Trauma*)。在他的形容里，PTSD 是“一种严重的、长期的、可致残的疾病，会给病人和社会都带来严重的后果”，但是，他向与会的众人保证，抗抑郁剂——如辉瑞公司的左洛复(Zoloft)，是“一种很有效的工具，可以帮助改善病患长远的心理和社会功能健康，由此，受海啸影响的地区的经济也可以得到重振”。左洛复，他说，已经被证明在服用后第一周就可以减少愤怒情绪，到第六周就可以缓解情绪低落。治疗的第十周，那些服药的病人就比较不害怕回避与创伤有关的活动了。尽管左洛复在几年前才刚刚被批准作为治疗 PTSD 的可选药物，戴维森却宣称，在美国这种药物治疗是“目前被推荐为 PTSD 的一线治疗方案”。

根据世界卫生组织观察员的报告，一大半进入斯里兰卡的创伤咨询团体甚至都懒得去和政府机构报备一下。绝大多数甚至也不会努力和其他团体保持联系协同合作。“根本没有人检查，”约翰·马奥尼(John Mahoney)，世界卫生组织在斯里兰卡的心理健康行动总干事这样告诉记者，“我们发现有一个组织居然直接向人发放抗抑郁药剂。”

## 创伤咨询人民军

除了这种流水线般的心理咨询，西方专家开始把训练当地人作为治疗 PTSD 的最新技术。斯里兰卡人，普遍说来对教育有着强烈的渴望和尊重。而这些西方人，带着他们令人炫目的资历，提供免费的培训，教他们先进的医治方法——这真是喜从天降。成千的斯里兰卡人抓住这个机会，在培训课程间赶场——有时候长达两周，但更常见的是只有短短的一天速成课。

一团来自宾夕法尼亚大学(University of Pennsylvania)和斯沃莫尔学院的老师到当地来培训一百位资深老师一种以儿童为中心的教育心理学，如何使用绘本的创意来给幸存儿童讲述自己故事的方法。还有一群名叫“心圆僧伽”(Heart Circle Sangha)的美国治疗师和社工也来到斯里兰卡，“训练斯里兰卡咨询师，为斯里兰卡预备一支训练有素的咨询师骨干队伍”，能够“有足够的技术和重度的失丧者和创伤后应激障碍患者一起工作”。根据他们的报告记录，这个团体传授了“深度倾听、共情的技术，以及有着治愈力量的联结方法……这个项目注重的是训练能够给来访者赋权的咨询技巧”。综合能量心理学学会的人道主义委员会(Humanitarian Committee of the Association for Comprehensive Energy Psychology)，有时候被称作思维场域疗法(Thought field therapy)的，向斯里兰卡派出咨询师，对当地人民提供免费的治疗和培训。这些能量心理学家在身体上一边拍一边让病人讲出焦虑的想法或创伤的记忆。而快速眼动脱敏和再加工疗法(Eye Movement Desensitization and Preprocessing，EMDR)的治疗师也给本地人提供训练。在据称可以消除 PTSD 症状的 EMDR 治疗中，治疗师指导病人一边用眼睛跟随左右移动的物体，一边在脑中想象令他们困扰的生命事件的图像。

带领这些培训课程的西方专家常常报告说感到很挫败，因为他们需要向学员解释西方心理治疗的一些最基本概念。玛丽·卡坦(Mary Cattan)，斯里兰卡的另一个培训组织的成员觉得当地人虽然很有学习热情，但是在心理上不够有深度。他们只对给实际的建议感兴趣，她回忆道：“他们的倾听技术不怎么样。”更大的问题是，这些本地的学员“基本没有什么自我觉察”。

通常，所有人都会被邀请来参加他们的培训，包括小孩子。“过了一阵子，拜蒂克洛地区绝大部分的年轻人都取得了证明他们曾受心理咨询培训的证书。”一位斯里兰卡当地的观察员这样记录。

这支新组建的创伤咨询人民军实际上的有效性，有些人是担心的。当时根本没有足够的时间和资源给这些新手提供督导，也没有任何安全设置和措施来应对万一他们面临困境或临床危机状况怎么办。如果被问起，那些外国培训师会不以为然地觉得担心是多余的，并向提问者保证，他们其实根本不是在训练“咨询师”。其实，他们说，这些人只算“义工”或“社区义务辅导员”，好像给这些学员换个说法就能改变问题的本质了。但是很显然，这些新受训的本地人常常自认为已经拥有了经过西方验证的知识，晓得如何治疗那些处于心理困境中的人了。

还不止如此，掺杂在治疗师和咨询师中间的，还有另一支来自西方的 PTSD 专家大军：那些专事创伤研究的学者。和咨询师一样，这难得的大灾难是那些专门从事创伤科研的人绝不肯错过的天赐良机。第一批到达当地的研究团队之中，有来自德国康斯坦茨大学(University of Knostanz)的学者，他们试图在灾难仅仅过去三周的时候就寻找斯里兰卡儿童当中的 PTSD 患者。在几个不同的地点调研之后，他们很快报告说，发现 PTSD 发病率为 14%～39%。①

有些研究者使用的是最尖端的研究技术。一个小团队灾后很快就去了各个不同的难民营采集了血液样本，测量其中与焦虑反应相关的化学指标。另一队研究者用了多种波动扫描器来记录人们的心率、呼

---

① 某些批评者指出，第一个研究项目就是过快诊断 PTSD 的错误典型。既然 PTSD 的疾病定义里面已经明明要求所有症状要持续至少一个月，那怎么可能在三周之内就下诊断呢？

吸和皮肤阻力反应。对 PTSD 的先天遗传倾向性有兴趣的研究者特别着迷于海啸所带来的研究机会。他们注意到，由于通常是整个家庭都同时暴露在海啸灾难面前，这个事件让他们有机会观察基因的细微差别所导致的不同结果——某一位家庭成员慢慢产生了 PTSD，而另一位却很快地振作起来。有一项投入资金逾 300 万美金的研究，采集了超过 3000 名海啸幸存者的数据样本，通过访谈甄别出来超过 600 位的 PTSD 患者。研究者继而从患者身上采集血样，和他们的健康手足做对比，以期找出能够说明不同的心理反应的基因序列。

从当地人的观点来看，他们对这些创伤研究者有很多困扰的感觉——他们一会儿一窝蜂地涌进难民营里询问非常私人的问题，要求给他们抽血，还有时候把他们和一些机器接起来。一开始，这些来研究他们的人和那些来治疗他们的人之间的区别是不太看得出来的。这些研究者看起来就是灾难民营外围又进驻了一帐篷忧心忡忡的外国人而已。

在一份给斯里兰卡国会的报告中，阿苏拉 · 苏马蒂帕拉(Athula Sumathipala)医生指出这些情况中的伦理问题："当科研与救助、抚恤以及时而产生的临床关怀混在一起的时候，对这些处于脆弱状态的民众会产生不当的压迫。"由于斯里兰卡缺乏一套能审核涉及人类的科研项目的完整流程，这国家其实遭受了被他称作"研究者空降兵"的入侵。

苏马蒂帕拉医生还指出，许多从来没参与过这种研究项目的斯里兰卡人并不完全了解他们其实可以选择不回答那些调查员的问题。然而更令人烦扰的是，当地人有时候会以为他们的参与会带来什么经济资助或其他的帮助。从那些受灾人民的角度来看，这些聚会里面会讨论到那么多他们具体的难处，接下来总得是去争取某种形式的援助，这种谈论才有意义呀。要不然他们怎么会有兴趣来聊这些？

一位要求匿名的美籍观察员去参加了一个大型的国际非政府组织举办的，旨在培训教师如何辅导有 PTSD 的学生的研讨会。然而实际上，这个为期两天的课程真正的重点是向教师们示范如何完成 PTSD 症状筛查测试。尽管参加者认为，他们学到了应对受创孩子的新技术，但实际上他们受的训练是好让他们为一项 PTSD 流行病学研究的调查做数据收集工作。海啸之后几周内，这些受训的教师就被派进教室里，不光收集孩子们对海啸反应的数据，还收集他们受家庭暴力或性虐待的历史。

更进一步模糊了研究与援助之间界线的行为是，有十几个研究项目被设计出来，为了评估某一种治疗的有效性。这就是说，研究者会鼓励一群当地人参与还处于实验阶段的某种心理治疗方式，目的是为了确认该方法的疗效。比如，有一个研究者团队开展的研究中，会带领当地海啸幸存的大人和小孩回到他们经历灾难的原始地点。他们的想法是，让他们重新暴露在遭遇灾难的场景里面能够帮助他们处理自身的经历。之后，这项研究的论文作者们有点含糊地写道："'参与研究的被试者当中'没有明确发生再次受创的情况。"他们的论文当中没有任何地方说明这些被试者清楚知道存在这种风险。

大部分这些在海啸发生几周或几个月之后的研究性质都较简单。借由当地人的协助，西方研究者把最新的 PTSD 问卷翻译过来，用在测量某个人群的精神健康状态上。这些调研问卷通常都是由美国的研究者设计的，为了能迅速测出——通常问题不超过 30 个——PTSD 症状是否存在。泰国甲米和普吉的孩子用了《UCLA 创伤后应激反应量表》(*UCLA PTSD Reaction*)；而泰国拉廊省的孩子和斯里兰卡南部省份唐加勒地区的人所使用的则是《儿童事件影响量表》(*Children's Impact Events Scale 13*)——创伤专家又称《CRIES-13》。印度尼西亚苏门答腊和亚齐地区的人接受的测试，是《创伤后应激障碍检查表——民用版》(*Post-traumatic Stress Disorder Checklist－Civilian Version*)。印度泰米尔纳德邦的成年人拿到的是《哈佛创伤问卷》(*Harvard Trauma Questionnaire*)。这样的问卷得出的结果，经同侪评审后发表在学术期刊上，它们普遍报告，发现这场灾难的难民中有显著的 PTSD 患病率。

对许多创伤研究者而言，这些测量的结论毫无疑问地说明海啸后 PTSD 的存在。但是，这里还有一个更难回答的，同时也更有力的问题：这些经由创伤量表所收集来的信息，真能准确反映当地人民所经受的困难和不适吗？

“当你问到全部的清单，那经典的 PTSD 临床诊断标准会在那里，但是这些都是诱导性的问题，”一位斯里兰卡医学专家的观察被人引述下来，“当你问‘你有没有侵入性的记忆？’……这侵入性记忆两个词在英文里面是很容易讲的，可要换成僧伽罗语或泰米尔语你试试看。你看，等你终于花好长时间解释完这些，他们就会觉得非得回答有才行了。”

这种提供几个选项让幸存者用勾选的方式形容自己恐怖经历测试

办法本身就无可避免地会导致结果有偏。不仅这样，受试者还普遍容易误会，以为只要“正确地”回答了这些问题，就能给自己或家人争取到援助。

把问题变得更复杂的是这些 PTSD 筛查清单里面本身就隐含的潜在假设：量表询问到的创伤事件是已经发生过的一次性事件，受害者的生活已经回到正常。没错，在危险事件发生 6 个月之后还时刻保持着警惕是有可能为病态反应，比如，如果目击了一个暴力犯罪事件。可是，对那些带着孩子住在肮脏混乱的难民营里的人，时刻对安全保持警觉当然有着完全不同的意义。遗憾的是，没有任何 PTSD 问卷能够做到区分单纯对海啸的心理反应和那些由海啸造成的社会和经济混乱给人们带来的持续的压力和紧张。

最终，这些创伤清单其实根本没有能力去发现，在斯里兰卡经历这些可怕的灾难有什么文化上的独特性。这些问卷原本就不是设计用来发现新的东西，而只是为了确认症状的相似之处。这里的人民是否有其他的创伤反应但根本不在这些量表上面的？量表上面的行为和反应真的是斯里兰卡人最关心最担忧的吗？这些研究者似乎并没有想到这些问题，他们看来真的是全心相信 PTSD 理论是普世一样的。

## 斯里兰卡的韧性

雅依特瑞·费尔南多(Fernando, Gaithri)博士，是加州州立大学洛杉矶分校(California State University in Los Angeles)一位年轻的心理学

副教授。2004 年海啸席卷时，费尔南多教授和她的儿子正在斯里兰卡的高地上。有点离奇的巧合是，她当时在那里正是为了预备一项关于2001 年地震影响的研究项目。海潮退去之后，她来到了一个叫莫拉图瓦的渔村，在那里，她看到人们被恐惧凝固，好像被冻结了一般无法相信发生了什么事情。显然海啸巨浪造成了重大的心理和生理伤害。

随着越来越多的西方心理学家、咨询师和 PTSD 研究者来到灾区，费尔南多也越来越不安。身为斯里兰卡人，她是泰米尔和僧伽罗两族的后裔。费尔南多 21 岁的时候移民到美国，为了帮助她的丈夫——一位泰米尔族人逃离迫害。从那时起，她常常回来从事关于长期内战对人的心理影响的研究。她怀疑席卷斯里兰卡的援助狂潮在改变这个岛国文化的力量上一点也不比海啸本身要少。

很少人比费尔南多更明白面对恐怖灾难事件时，斯里兰卡人有着怎样的能力。海啸之前，她的研究已经记录下了这是一个拥有着怎样了不起的心理韧性的民族。就算是经历几十年的内战、青年暴动、贫困，大部分斯里兰卡人仍能保持日常的功能和积极的盼望。这个民族，如她的研究显示的，即使遭遇最艰苦的磨难，也很少需要靠外来的鼓励和辅导才能重新站立。

海啸之后涌进来的许多西方咨询师和专家都猜想，经年累月的残酷内战让这里的人民心理上更脆弱，因此更容易得 PTSD。然而，这里当然还有另一种可能：就是斯里兰卡人民——正因为他们熟悉并饱尝贫穷、困苦和战争——反而进化出一种更能适应恐怖事件且赋予它们意义的文化。在这个观点看来，恰恰是这些西方咨询师——来自不熟悉暴力的社区和飞地，且对种种匮乏毫无直接体验——才真的特别脆弱。

费尔南多了解斯里兰卡人面对艰难处境的时候，会如何寻求自己丰富文化传统的资源。对许多人来讲，宗教信仰是他们生命中一个特别重要的基石。绝大部分僧伽罗人都有佛教信仰的传统，而泰米尔人有印度教，摩尔族人信伊斯兰，余下的人信仰基督教。佛教和印度教中都颇为核心的因果报应观念，则在斯里兰卡人当中普遍存在，不论是什么宗教或种族背景。这些不同的传统重叠交织在一起，形成斯里兰卡人共享的关于灵魂的民族文化信念以及一个触手可及的灵性世界。

与宗教传统紧密相连的，常常是一系列形形色色的医治传统。斯里兰卡的医疗保健有着令人惊异的多元性。这里有阿育吠陀(Ayurvedic)治疗师、医生、占星师、宗教领袖、灵媒和各种不同类型的信仰疗愈师。要想把这么多不同的疗法的轮廓勾勒出来，用传统疗愈和现代医疗的分类来区别，可能连界限都模模糊糊没法划分出来。一个斯里兰卡人常常会咨询两三个不同传统的治疗师，寻找自己病痛和心理痛苦的缓解之道。

近距离地观察过孩子们与他们的父母在内战暴力中承受的苦难，费尔南多深切地了解这些文化传统不仅影响人们谈论灾难事件心理阴影的方式，还在更深处影响他们感受和体验的方式。她能够了解，就如这些“哥伦布教授”们在海啸后立刻指出的，受害的灾民会把这些创伤当作它们的意义的产物来处理。

的确，费尔南多之前在斯里兰卡进行的战争创伤研究工作生动地揭示了不同的宗教信念与战争创伤恢复能力之间的联系与差异。在一个海啸之前的研究中，她发现佛教和印度教传统的孩童在经历战争和暴力的时候，相较于基督教传统下的孩童更少产生抑郁，哪怕这些佛教徒和印度教徒孩子有更多的战争经历，目睹了更多的爆炸。她猜测，是因为印度教和佛教的传统当中可能有一些保护性的信念，比如，对痛苦和苦难的主动接纳，或者对重生和转世轮回的信念，在恐怖之后稳住了这些孩子。

眼看着海啸过后的残局，费尔南多当然无法预测这场灾难的心理后果。这是一场空前的大灾难，很有可能超出这些当地人原本依赖的宗教组织和医治传统所能提供的支持能力。尽管如此，被西方专家反复提到的，说斯里兰卡人几乎没有本地的心理治疗资源(因为他们没有创伤咨询师)，看起来是根本就忽略和无视他们的文化传统、信念以及斯里兰卡人长久以来依靠的传统仪式。相对应的是，西方创伤学家普遍接受的，心理治疗可以被轻易地从宗教、民族和国家的文化历史当中剥离出来的看法，对费尔南多而言则是非常难以理解的。

最重要的是，费尔南多担忧，PTSD症状检查清单无法反映斯里兰卡人在创伤后经历心理痛苦时的特定文化体验方式。她担心，使用这些检查表的西方心理学专业工作者不仅是会做无用功，甚至可能对来访者造成伤害——除非他们能明白，斯里兰卡人有对创伤的独特文化反应和特定的文化疗愈模式。她相信，除非人们理解了这些本土的痛苦表达方式，否则合适的干预方法就设计不出来。换句话说，缺乏对疾病的深度理解，想要治愈它就是不可能的。

费尔南多主动承担了研究斯里兰卡海啸过后创伤的本土含义的工作。她开始着手收集该国南部农村地区的线报。这些提供消息的线人全都是僧伽罗人或佛教徒，大部分来自贫穷家庭。全都目睹了海啸，20个人当中有15个有亲人丧生。

费尔南多没有弄一套事先定好的PTSD症状问卷来榨出他们的信息，相反，她让每个人都用自己的语言来讲两个不限定结尾的故事。首先，她请参与者设想一个他们认识的人，这个人经历了某种苦难，但是现在能功能良好地生活。讲完这个以后，她请受试者再形容另一个经过创伤性事件，但是现在没有正常生活功能的人。

不出所料的，在她收集到的40个故事里面，35个都与海啸有关。在一位研究助手和一位当地社群领袖的帮助下，她开始查看这些故事叙述中的主题相似点，以及它们用什么来形容"健康"与"不适"。最后，她收集到了20多个症状，是有超过15位受访者共同提到的。接下来，她用了一个范围更大的问卷调查来检查这个结果的有效性。研究的结果是，她总结出来一套《斯里兰卡社会心理状态指数表》(*Sri Lankan Index of Psychosocial Status*)的量表，用26个条目来测量心理不适的本土指标的一套问卷。

费尔南多得到的结论是，斯里兰卡人体验创伤的方式和美国人有两个显著的不同。和PTSD症状学理论不一样的是，斯里兰卡人更多在恐怖事件当中体验到躯体形式的症状。失去家人或在其他生活方面被海啸摧毁的斯里兰卡人更有可能主诉关节或肌肉的疼痛。斯里兰卡人不像西方人那样把身心视为互相分离的两部分，他们对灾难的感觉就好像是在身体上经历到了直接的冲击。

除了这些躯体形式的症状，斯里兰卡人的创伤反应和西方的还有更难看出来的，弥漫性的差别。总体来说，斯里兰卡人没有报告关于内在心理状态的创伤反应(焦虑、恐惧、麻木或其他的)——大部分PTSD症状检查量表都是由这些情绪构成的。相反，斯里兰卡倾向于看到像海啸这类的事件造成的社会人际关系伤害及其负面影响。她的研究结果显示，凡是那些在灾难事件过去很久之后都持续受苦的人，通常都是从自己的社会人际关系网中脱离，或是在自己的家族当中不再拥有原来的角色。总而言之，对他们而言，海啸产生的破坏不是发生在头脑里面，而是在自我之外——在社会环境当中。

这样的社会问题在西方 PTSD 患者当中也是常见的，但是费尔南多的研究强调了一个重要而又不易看见的区别。西方人关于 PTSD 的思维里，是创伤造成了心理缺损，然后导致了社会功能问题。比如，一个西方人可能会认为，由于 PTSD 而来的忧郁或焦虑会造成一个人无法胜任家长的角色。而对一个斯里兰卡人而言，这根本不是一个可以形成因果关系的事情。无法完成一个人的社会责任——在某个群体里找到一个位置并满足这个位置的责任——会被看成是痛苦的主要症状，而不是内在心理问题引发的后果。正如费尔南多在论文中总结的那样，“我们的实证数据支持这样的理论：就是一个人的内在心理自我的功能运作是无法脱离其社群的人际关系功能而独立存在的。”在查看这些访谈的时候，费尔南多意识到，这些斯里兰卡人形容的 26 个症状，每一个都在某种程度上关系到这样一个理念：社会关系的重要性完胜心理状态。更准确地说，斯里兰卡人的社会关系和心理状态是完全交织在一起的——彻底融合到一个地步，这两者根本无法被分开。因为西方观念中对 PTSD 的设想认为，问题的关键，受损的部分，主要是在一个个体的头脑里面，它就严重地忽视了斯里兰卡人身上最重要的创伤表现——那些并非存在于心理层面而是在社会层面的症状。

这是一个在任何时候都很难挑明的隐性的文化差异之一。为了描绘这种个体的健康幸福感与社会之间的关联，费尔南多向我讲述了一个男孩的故事——他所在的村子经历了好几场屠杀。这个孩子只有 8 岁，他的父亲在其中一场杀戮中殒命。费尔南多当时在和另一位研究者工作，因为那位教授不会当地语言，所以需要她来翻译教授的提问和孩子的回答，那个教授才能明白。其中有一处，她问到这孩子，当他对自己村子周围的暴力状况感到忧虑的时候，有什么能让他好过一些。孩子回答说，就是妈妈对他说的那些事情。“这个男孩告诉我，妈妈对他保证说，假如这些人再来攻击他们，屠杀，那么他们一定能死在一起，这个让他觉得好一点。”费尔南多回忆着说。这个答案深深冲击了她，好几个月之久，她都无法为那位教授再翻译这孩子的回答。这位母亲所允诺的，不是保护，甚至不是他们一定会活下去。面对暴力和死亡，他们只有“在一起”。而孩子这边，显然从妈妈的保证里面得到了安慰和放心。

当我们思考人们如何从灾难性的事件中恢复过来的时候，这种对社会关系超越心理层面的强调就显得尤为关键。如果抑郁、焦虑和过度警觉是一个人的首要症状(由此导致这个人在家里或社会上的功能出现问题)，那么在这个人的社会责任之外花时间去处理这些心理症状问题就是说得通的。这就是西方心理治疗的通常模式：向你的现实生活压力请个病假，从而得到治愈。然而，假如这个人的不适的首要症状就是社会性的困难，那么让人脱离自己的职责和社会角色去寻求某种私人辅导，有可能会使问题更加恶化。在斯里兰卡这样的文化里面去强调脱离群体治愈个人，尤其是和陌生人一对一的心理辅导，这本身就大有问题。

## 邋遢凯特续篇

当我和凯特·阿玛楚达谈话的时候，已经是海啸过去几年以后了。从那一趟之后，她也持续在教学和探访灾区。当我采访她在斯里兰卡难民营的经历的时候，我想知道她有没有感觉到自己的关顾与当地人对创伤和治愈的想法有任何文化脱节的感觉。她的回答让我感觉，她尽了一切努力向我确认自己在文化上是很敏感的。她回忆说，一到达那里，她就接受了整整一天关于斯里兰卡习俗和历史的培训。本地的官员指导她如何把头发盘上去，而且只用右手吃饭。她还被告知不可以带孩子们玩一种叫“大鱼吃小鱼”的游戏牌，因为会让他们联想到那些被冲进海里的尸体被鱼吃掉的场景；此外，她还被告知任何游戏或纸牌，只要会有赌博的性质，都禁止在她们的族群中间玩。她说，她还尝试不把海啸称作“坏的”或“凶恶”的，为了不要让那些信因果轮回的佛教徒感到被疏远。

当我问到她是否想过世界各个不同地方的人对创伤会有不同的反应，她告诉我，在斯里兰卡海啸之后拍摄的孩子照片上，能看到与美国新奥尔良的卡翠娜海啸之后，小朋友脸上一模一样的表情。“那些照片根本无法分出差别来,”她说，“你看不出任何差异。在某种人类的层面，普天下人们的反应可能是一样的。”

在个人的层面，她回答说，在刚到的时候感觉到一些文化冲击。在发展中国家旅行通常会遇到的不舒服，由于海啸之后的混乱显得更为糟糕。她需要花点时间才能适应没有西式马桶和淋浴的生活。她的肠胃也抗议咖喱作为早餐。她记得自己一直紧张，怕会被营地里的孩子传染头虱。但总体来说，她对那一周有美好的记忆——带领孩子们跳舞，分发美术用品，还组织游戏。她也对自己帮助提供给当地教师和健保人员的培训课程感到十分自豪。

当我询问阿玛楚达她带了什么具体的观念或者方法去斯里兰卡的时候，她建议我去和珍宁·谢尔比(Janine Shelby)博士谈谈，或者去找美国慈善行动组织南亚项目的代表尼米·高里娜森女士。我想知道的是，她在斯里兰卡期间所组织的活动，背后是什么理论的支持？而当她在那里“培训培训师”时，传递出去的又是什么样的信息？阿玛楚达的确给了我一些大致的概念。当我问到她教了当地的关怀者什么样的技巧时，她告诉我：“那些培训是重要的，但是重点不在于我们教了他们什么，重点在于事实上我们在那里陪伴他们，并且他们知道许多人从全世界各地飞来帮助他们。”

我暗示阿玛楚达说，除了她向海啸受害者显示自己与他们团结一心——如此令人敬佩之举以外，她一定还觉得自己有一些专门的知识想要传授给他们。毕竟，她是带领培训课程的。“其实做什么都基本上无所谓啦。”她坚持说，“最主要的是你出现在那里。在乎的是你人在那里，真的在那里，并且你能够目睹那些痛苦和恐怖。你是去见证和领受的。”

许多参与了斯里兰卡的咨询工作回来的咨询师很厌恶被看作那一类据有统治地位的，自西方向东方，从富裕向贫穷灌输知识的体系的一部分。回顾他们在海啸之后的咨询和培训工作，有些西方创伤学家甚至用漫画般极端的方式向自己的读者和提问者确保说自己对当地文化是很敏感的。国际创伤治疗项目(International Trauma Treatment Program)的发起人和临床主管，约翰·R. 范维克博士(John R. van Eenwyk)，有点奇怪地坚持说西方创伤培训师最好的角色，就是向自己的受训者证明他们什么也给不了他们。他在斯里兰卡举办培训的目的，就是呈现出自己就像绿野仙踪里面的主人公一样无助。“我们的职责是把自己展现为‘幕后的支持者’，”他解释道，“然后，我们帮助他们来看看有哪些他们寻求我们帮助的东西是他们自己已经有了的。就好像那个稻草人，他们已经有自己的头脑……我们不灌输任何东西，我们促使他们自己的潜能释放出来。”

由于我不甘心地仍然想知道阿玛楚达在斯里兰卡的时候究竟运用了什么具体的技术，我请她告诉我，在她这一整趟行程中，有没有她感觉到自己的存在对帮助治愈海啸受难者的心理创伤很有效的时刻。她告诉我，当她陪伴一个孩子，坐在一起用她从美国拖来的画笔画画的时候——在这个相遇的场景里面，她帮助了那个孩子“觉得自己重要”。当我又问她是如何做的时候，她说：“这孩子觉得自己很重要，因为这个金头发的人大老远从世界另一端跑来看(他)。”

在她刚到斯里兰卡后不久的某一天，阿玛楚达正在辅导一位名叫希尔薇-阿玛(Selvie-Amah)的女子，她是一个收养女童的孤儿院的舍监妈妈。当希尔薇-阿玛吐露了自己在内战中失去了两个兄弟的遭遇之后，阿玛楚达问她是如何保持自己心理健康，从而能照看这些女孩儿们的。阿玛楚达解释说，疗愈者自己要保持健康，这一点是非常重要的。过去为了说明这一点，她总是用飞机上戴氧气面罩的例子来说明：“如果你和一个孩子或是一个无法照顾自己的人在一起，你一定要先戴上自己的面罩，然后再去帮旁边的人。”希尔薇-阿玛对这个观点感到困惑。阿玛楚达认识到这里有一点文化上的脱节，但她并没有意识到自己与希尔薇-阿玛之间对创伤的影响的看法有多么巨大的差别。西方人的创伤后应激障碍症里包含一个假设——而这个假设可能是斯里兰卡人没有的，就是灾难事件幸存者所经历的心理不适来自于个人心理的损伤，而这些损伤导致他们在照顾他人时会有困难。可是，照费尔南多的研究所显示的，斯里兰卡人的幸福安乐感来自于他们和自己社会关系网的联系。对一个斯里兰卡人而言，心理健康的直接表现可能就体现在帮助他人的行为上。让我改写并重新使用阿玛楚达的那个来自摩登社会的象征比喻，只有先把氧气面罩戴在旁边座位的小孩头上，希尔薇-阿玛才不至于无法呼吸。

## 高举定论游行

阿玛楚达女士，这个充满活力的西方女子，拖着她装满了美术用品和创可贴的行李箱来到难民营里——斯里兰卡人对她如何作想，我们不得而知。阿玛楚达自己报告说，觉得受到了欢迎和感激。从她的角度来看，当地人显然是承认她的一片关爱之心——他们认可她这种雪中送炭的真诚精神。

这些满怀善意的西方治疗师与满目疮痍的当地景象并排放在一起看的时候，真令人感到不可思议。比如，詹妮弗 · 贝格丽(Jennifer Baggerly)，佛罗里达大学(University of Florida)的一位心理咨询副教授，回忆了自己当时来到偏远的卡拉底村，那里有 215 个家庭住在难民营里面。“这里的苦难显而易见,”她写道，“一排排的白色帆布帐篷在烈日下面，正对着的储水桶已经有一个半月都是空的了。干净的水源要走很远的路才到，所以孩子们都很渴，衣服和头发都很久没洗了。有些孩子一直咳嗽，而其他的孩子身上经常生疮。”她形容她的心理学家小队的干预工作是，提供“临时的安抚照顾给那些受灾的人，方法是导演木偶戏，帮助他们编手链做拼贴画，带领活动和游戏，教瑜伽，还给孩子分发糖果和玩具。”

加内桑医生曾参与了许多这种西式的干预活动，注意到这些做灾后安抚的义工，带着他们奇怪的行为，他们的木偶戏和手工以及互动游戏，通常的确活跃了他们到访的难民营的气氛。“在很多这种慰问探访中，通常整个社区的人都参加，他们给这些幸存者带来了漫画书一样的放松娱乐，尽管也许他们的初衷并不是那样。”加内桑医生回忆道。

“心理援助”这个词在国际创伤辅导咨询师当中已经被广泛普及，他们愿意相信自己的干预行为是对文化差异具有敏感度的。心理援助——在进行的最好的情况下，也是承认帮助当地文化恢复自己的正常运作，是保持本地人民心理健康的关键所在。这个前提就是，当地人会向自己的教堂、清真寺、学校和社会网络寻求支持并获得关于自身经历的意义解释。心理支持(仍然，哪怕是在最充分的利用之下)也显示，所有的力量都该放在帮助这些当地的机构组织回到正常运转状态，从而让当地人可以按自己的方式来愈合，总结灾难的意义。

从实际来看，“心理援助”其实没有比一个漂亮的口号好多少。尽管心理援助项目在讲起自己的干预计划时，说自己提供了本土宗教和当地的医治习俗，可是他们大多只是嘴上说说，或者更糟——如谚语所说，先给人一勺糖，好让人吞下西医的苦药。“创伤幸存者在灾难当中，出于各种各样的原因可能不会主动寻求心理健康服务。”大卫·瑟费斯(David Surface)在《今日社工》(*Social Worker Today*)期刊中写道：“他们有些可能还在否认中，或甚至意识不到自己受创有多深。而另一些人则可能因为社会文化的歧视不愿意寻求心理治疗。因此，对很多灾难心理健康人员来说，目标就是让心理治疗看起来不着痕迹，完全融入……并且，只要有可能，就把当地人熟悉的社群场景和习俗仪式融合进来。”在这种思路之下，有疗效的不是社区的传统或习俗，而是掺进了本土方法的西方心理治疗。

有些在斯里兰卡的创伤咨询师完全无视当地风俗文化，极为肯定地说自己比当地人更知道如何处理灾难后的心理问题。威廉·尤尔(William Yule)，一位来自伦敦国王大学的儿童心理学家带着特别的确信表示说，他知道什么才是对当地人最好的。他满怀担忧地说，孤儿院里的孩子有时遭到亲人的哄骗，说他们的父母不是淹死了，而是有了一份需要出国的新工作。尤尔明确表示，对孩子隐瞒事实会对他们造成心理伤害。他写道，自己不得不和当地人长谈“讲清楚……对孩子诚实的必要性”。

确实在海啸之后的一段时间，那里充满了类似这种带着希望的谎言和误报，不仅说给孤儿们，也给那些找不到失踪的孩子，绝望中的父母。邻居或亲戚们有时会告诉急疯了的父母，说看见了失踪的孩子或听说孩子被隔壁村子的人找到了。跟随这样一个又一个的谣传，有些父母一路几百英里地沿着海岸线找下去。这些善意的谎言当然令人心碎，而且明显和许多西方心理治疗的假设背道而驰。西方心理治疗的价值观就是要面对，且“努力克服”或“处理”不愉快的经历。但是，尤尔所坚称的，这些谎言会带来心理创伤——这一定是普遍的真理或是基于文化的假设吗？

尤尔没有领悟的是，这种谎言和虚构不只是在斯里兰卡或海啸灾难中才有。人类学家早就在贫困及战火连天的国家里记载了类似的故事。比如，基于和索马里难民相处的经验，人类学家克里斯蒂娜·扎洛斯基(Christina Zarowsky)写道，如果一个人失踪了并且多半必死无疑，那么对家人撒谎就是社会认可的做法，为了“安抚他们”就可以说失踪的人去了国外。这种故事，发芽于极度贫困的地区，那里的人们年轻时就死亡或失踪，跟彻底移民远走他乡没有两样。妄加评断地说这种故事是在心理上的出格之举，其实是忽视它们所源自的悲剧性社会因素。归根究底，所有关于父母或孩子死后"去了"哪里的故事，都不过是一厢情愿的幻想，且被文化所绑缚，只是程度不同而已。心平气和地问，尤尔所坚持的，悲哀处境里"必须诚实"，比起一个基督教传教士试图破除某偏远部落的转世观念——谁又比谁少些文化霸权的味道？

然而，不管创伤治疗师是保持文化敏感度，还是像尤尔这样夸耀他们的自信，结果可能都差不多。西达尔特·阿什温·沙阿(Siddharth Ashvin Shah)医生在海啸发生后离开自己美国的家，来到斯里兰卡试着提供帮助。他说，一到这里，他就下决心要让当地的治疗者来领头。然而他慢慢发现的是，真正在起作用的社会力量使得这种做法几乎不可能行得通。"受助者所相信的是他们缺乏各种东西，也不懂任何概念，不会做各种事情——而这些匮乏西方人都能提供。"沙阿医生回忆，"那些非西方人渴望得到我们的技术，因为他们都期待那里面有来自西方的创新。我们能拿出数据来证明这些技术的有效性……我们很自信能给别人提供一些很优越的东西，而不是反过来。"

尽管沙阿医生尽了自己最大的努力来尊重当地人的信念，但他还是觉得无法回避一些他们期望他扮演的角色——那种带来先进知识的"西方专家"的角色。他继而写道："像我自己这样的专家所突出渲染的，是一种胜利主义，它蒙住了我和其他救灾人员的眼睛，让我们看不见那植根于当地文化中的自我概念和医治实践。”就算创伤咨询师讲再多的“社会心理导向”或者“文化胜任度”，西方心灵苦难观念中的明显偏向常常还是会淹没他们最善意的动机。

## 苦难的全球差异

只要稍加仔细地看看人类历史上的不同文化和不同时期，就会发现，对创伤的反应几乎没有什么普遍的共性。比如，说每一届士兵都对战斗有同样的反应——这个假设完全禁不住哪怕一点点历史考察的推敲。当然，从战场回来的军人常常带着身体或心理的伤残；对直接交锋的恐怖与害怕毫无疑问会损伤男女战士的心灵。但是回顾过去半个世纪下来的老兵医疗记录，我们会发现，创伤的具体表现总是与同一时代的文化信念紧密相连。波耳战争(Boer Wars)中的英国士兵较多抱怨关节疼痛和肌肉无力，他们的医生称这种症状为“衰弱症”(debility syndrome)。在美国内战中，士兵的战争心理创伤反应常常为左胸感到疼痛，并且觉得心跳无力，被医生称作“达科斯塔氏病”(Da Costa's Syndrome，也有称异位性痛风，或神经性循环衰弱)。抑或，他们会感觉消沉或嗜睡，因为他们都远离故乡，这种症状被认为是一种病理性的思乡。在第一次世界大战中，英国和美国士兵都有一种叫作“炮弹休克”(shell shock)的症状，他们会有神经性的痉挛，或古怪的躯体动作，甚至瘫痪。所以，尽管战争带来的心理创伤可能都是一样无可置疑的，但是这些内在创伤变成外部症状的过程是特定时代和地区文化信念的反映。一个士兵的大脑在无意识中与当下文化中表现不适的症状(美国内战士兵的胸痛和第一次世界大战军人的肌肉痉挛)产生衔接，因为这些症状是被那个特定的时代所许可的。

有一点很重要的是，虽然症状随着时代变化，但它们不是心理受创者的假装或戏剧性表演。相反，不同时代的士兵都下意识地在内化文化性的期待，成为自己真实而又无法回避的亲身体验。这个简单却又令人费解的事实就是，诸如PTSD这样的心理疾病可以既是来自文化的塑造，同时对患病者来说又极其客观实在。因此，就像医学人类学家艾伦·杨向我解释的，一项PTSD的诊断“可能在一个特定的地点和时间里面是正确的，但是不见得对所有的地方和时代都正确”。

能跨时代不变的东西，就也能跨文化而不变。

研究世界各个不同文化对创伤的反应的学者发现的是，PTSD症状的清单之间有巨大的偏差。比如，经历过长久内战的萨尔瓦多难民妇女常常会经验到被称作“calorias”的症状——身上感觉灼热。尽管这些妇女也会有睡眠紊乱，PTSD症状的一种，但当她们暴露在象征她们创伤的刺激环境之下时，却很少报告惊吓的感觉或其他躯体的反应。而对一些柬埔寨难民来说，创伤带来的最紧迫的心理影响就是感觉有怨气的鬼魂找上门来，同时伴随强烈的难过，因为他们匆忙逃难离开自己的国家，无法为死者办理后事。

“一个可怕事件的意义为何对人类的心灵有着巨大的影响力，而这个意义在世界各地是不同的。”波莫纳学院(Pomona College)的心理学教授肯恩·米勒(Ken Miller)这样说：“一个事件的意义之重要，不亚于事件本身。”米勒教授曾经使用了和费尔南多在斯里兰卡一样的面谈方法去调查阿富汗人所受的战争创伤。他的研究和分析总结出许多症状都尚未被现有的PTSD清单提到过，而且其中还有不少甚至无法直接翻译成英文。比如，有一种症状叫asabi，一种神经性的愤怒；还有fisha-e-bala，一种对内在焦虑或压力的感知。援助者若想有效工作，唯一的途径就是要明白当地人描述痛苦的习惯用法——在这个特殊文化背景下，他们理解、经验和表达心理创伤的特定方式。

麦吉尔大学的邓肯·佩德森(Duncan Pedersen)研究了秘鲁安第斯山脉中南部的盖丘亚族人(Quechua natives)特有的心理创伤表现方式。这个民族被夹在光辉道路组织的毛派游击队与秘鲁政府军之间，经历了两者的苦战。战争期间死亡人数估计上达69000，而本土流离失所的难民超过50万人。他们所经受的恐怖灾难，不管在严重程度上还是在持续时间上都超乎想象。正如佩德森所指出的，他们所经历的是“对生活方式的彻底毁灭——目的就是要灭绝整个种族，斩尽杀绝其文化和社会系统，借此削弱这些至关重要的资源——正是依靠这些，人们才能忍耐困苦并从艰难失丧中恢复过来”。

佩德森与他的同事发现，阿雅库乔高地的人民有两类特定的语义来形容他们的苦难。“Nakary”表达的是群体的苦难，常见在这样的隐喻——“就好像背负每个人肩头的十字架”里面，其中暗含一种“这苦难是对以往过犯的一种惩罚”的感觉。而“Llaki”，则表示个体经验到的悲伤与难过。在它的极端情况下，“Llaki”是被视作一种带有各种躯体疼痛的病症，比如，头痛、腹痛以及全身疼痛。

严格来说，无论是 Llaki 还是 Nakary 都不被认为跟特定的创伤经历或剧变的离散周期有关。这些都是长期的暴力冲突导致的痛苦相关的感受。由于 PTSD 的标准把症状与特定创伤时刻联系起来，它的诊断则不考虑暴力侵害最大困扰当地人民的间接影响和长期后果——重要的社会网络和人际往来被尽数破坏，经济瘫痪，百姓营养不良，疾病四处蔓延。

学者们的总结是，PTSD 的诊断无法有效表达文化群体共性的苦难。考虑到不同民族和社会在对创伤的体验、对痛苦患难的表达以及对苦难对人类的意义的理解这三方面都极富多样性，“坚持用西方对创伤的假设，很有可能会破坏本土的保健系统，并严重损害本土疗愈的力量，同时摧毁当地人的韧性、应对方法和生存策略”。一言以蔽之，在这种情况下使用 PTSD 诊断标准和外来的创伤咨询概念，极有可能只是换一种方式继续拆毁当地人的文化；而这拆毁原本就是造成当地苦难的主因。

其他的研究学者也有人已经指出，这种植入 PTSD 观念的做法实际上可能会削弱本地文化。两位东帝汶学者，凯瑟琳·科斯特尔尼(Kathleen Kostelny)与迈克尔·魏瑟尔(Michael Wessells)走访了被战争蹂躏的首都帝力周围地区。他们看到战乱和随战乱而来日益严重的性暴力与贫困将当地人民推到了崩溃的边缘。最让人难过的还有，印度尼西亚民兵常常或抢或毁掉当地人的圣物——那些当地家庭和部族成员在特定仪式中需要的圣物和圣器。科斯特尔尼与魏瑟尔认为，这导致了一种“宗教灾难”。而创伤咨询以及 PTSD 概念的介绍引入，不但没有缓解灾难，反而加深了人们的痛苦。

科斯特尔尼与魏瑟尔总结道，“在绝望的情况下，当地人常常不再以自己文化的方法行事，转而跟随有科学依据的西式方法，或者‘合作地’表现出接受外来方法的样子，窃窃希望借此从富强的外国人那儿得到食物或钱”。他们注意到，这种削弱本土疗愈途径的现象有时极难被察觉，以至于不管是照顾者还是被照顾的一方都不会注意到。“人们彼此心照不宣传递出去的是这样一种信息：本地的观念和做法是低劣落后的。两位作者在自己的实地经验中看到，这种信息会强化一种殖民灌输式劣势感，使当地人民自认软弱无能，怀疑自己有能力建设家园美好的未来。”

## 教育还是灌输?

这些关于滥用 PTSD 和西方创伤观念的担忧并没有对那些西方创伤学家引起什么撼动，他们照样在危机发生的时候努力去干预其他文化。为什么，也许有人会问，我们如此确信整个世界在这方面都需要我们帮忙?

回顾一下最早的跨文化 PTSD 应用案例之一——1995 年神户大地震，也许能给我们带来一些亮光。灾难发生几天之内，一队来自哈佛大学的专家就到达了神户市采集地震所致心理创伤的数据。和随后而来的其他 PTSD 国际研究一样，从一开始，这些专家所做的就不是单纯的流行病学研究。他们的调查和报告明显是在呼吁日本的心理健康系统在思维上做出转变。从报告的标题《看不见的人类危机》(*The Invisible Human Crisis*)就可以看出，它在很大程度上不只是一份学术报告，更像是一篇檄文。

“他们用PTSD概念来指出，苦难的真相是拥有先进心理学文化的美国人才能看见的，而日本人看不见。”人类学家约书亚·布雷斯劳(Joshua Breslau)这样说。在这种想要影响日本人对灾难的反应的努力背后，是创伤学家们普遍坚持的深深信念：世界上其他地方的人对心理健康没有足够的重视，美国人拥有的关键知识是这些文化所匮乏的。

尽管形式上他们开展的活动是人道主义援助，但这些行动常常看来更像是大规模的文化灌输。要接受PTSD的理念，其他文化首先必须接受关于何为正确的PTSD症状的“教育”，以及现代心理疗愈的方法。在卢旺达种族灭绝大屠杀之后，一个非政府组织(NGO)飞速印制了七万五千份创伤后应激症状的小册子。外国的创伤咨询师对本地记者进行访谈，询问他们当地创伤的心理后遗症，开展公共卫生运动，教育蒙昧的当地人认识PTSD的症状。屠杀发生后两年内，该国有超过六千人被训练成“创伤顾问”，在随后的不到两年内，专家又报告，有超过十四万四千名儿童接受了辅导。

相类似的，1998年肯尼亚的美国大使馆轰炸事件后，数小时之内就有一个叫作“恢复运动”(operation recovery)的创伤辅导项目开始启动。“心理健康专家在本地和全国广播和电视节目上讨论急性的创伤反应症状，这些节目播放了两个星期之久。”两位参与该项目的精神科医生记录道。炸弹袭击一周之内，有七百多位学员接受了两天的PTSD

培训。

次年，一场洪水和山体滑坡在委内瑞拉北部沿海的山区造成了五万多人死亡。创伤咨询师们在当地掀起了与肯尼亚不相上下的大规模干预行动。广播、电视和报纸上都在宣传，让大众意识到会出现什么样的心理后果。印着 PTSD 症状清单的海报贴满了学校、社区公寓楼、警察局、教堂和菜店。

这些宣传运动常常暗示，创伤的心理影响和那些被新发现的疾病类似，而本地居民丝毫不晓得骇人的事件对人的心灵有什么影响。而这些宣传背后潜在的假设常常令人类学家摇头叹气难以置信。他们得多么执意地视而不见，才能抱定信念认为别种文化欠缺对人类创伤反应的理念和框架啊！

“其实世界上大部分灾难都发生在西方世界以外，”来自哈佛大学的医学人类学家阿瑟·克莱曼(Kleinman Arthur)说道，“然而，我们跑去说他们的反应是病理的。我们说‘你们不晓得怎么应付这种情况。’我们把人家的文化叙事抢走，把我们自己的硬塞过去。这根本就是侮辱对方人性的最糟范例”。

一旦人们开始理解人类创伤反应的文化差异，那些西方创伤学家在第一时间冲进灾区的行为看起来就有点荒唐。为了透彻说明这一点，米勒让我设想一下如果把情形倒过来会怎么样，“想象一下我们的反应会是什么，”他说，“如果莫桑比克人在‘9·11 事件’之后飞来美国对幸存者说他们得举行某种仪式，才能切断与死去的家人之间的牵连……那我们会作何感受？会觉得有道理吗？”

## “无所畏惧”者的兴起

无视别人的本土信念就去推广西方的创伤意识之谬误，还不止于其无效性：此举确有戕害他人之虞。这个功课其实早就该学会了，而偏偏仍在斯里兰卡海啸中重演。

现任伦敦大学学院人类学教授的艾丽克丝·阿根提-佩伦(Alex Argenti-Pillen)，自1996年开始花了一年半的时间在一个斯里兰卡的贫困村落试图理解当地人处理心理痛苦的方法，同时记录下大量涌入的西方创伤观念所带来的影响。

针对持续的内战，诸如联合国难民总署、联合国儿童基金会、施乐会以及酷刑受害者国际康复协会(International Rehabilitation Council for Victims of Torture)，这些机构都在当地组织了工作坊与培训讲座，也有国际创伤专家讲了PTSD和西方的创伤辅导。当时似乎所有人都赞同让饱受战乱的人们从PTSD中得到康复就能缓解或制止下一步的暴力循环。阿根提-佩伦在调查以上这些尝试对于小村落的效果时，却得出了相反的结论。她开始担心这些关于创伤和医治的西方观念更有可能会让家族之间、部落与种族群体之间本就脆弱的停火协议变得更不稳定。

她所考察的僧伽罗人和佛教徒村子里的社会与经济状况实在是非常凄惨。到处充满了令人绝望的贫困，许多成年男子或男孩被卷进内战，要么被征去政府军队，要么则被拉进泰米尔的分离主义猛虎组织。

许多被征去斯里兰卡政府军的人成为逃兵，不得不到处流浪躲避被逮捕的命运。内战之外，还有一个叫作人民解放阵线(Janatha Vimukthi Peramuna)的青年暴力起义组织，在1988－1991年受到政府的严厉镇压。村民们在每一次冲突中都遭到各方的肆意蹂躏。邻里之间互相告密，导致绑架、酷刑折磨与残杀。

然而就局势坏到这种程度，阿根提-佩伦感兴趣的是，暴力行为何以不会一再升级到更加失控的状态，是哪些因素阻止村与村之间燃起熊熊的复仇火焰，也没有如卢旺达或波斯尼亚那样的种族灭绝惨案。在她考察的村子里面，人们对暴力行为持守着界限。尽管许多男子被杀害，但他们的妻子和孩子通常不会被染指。而暴力事件之后，加害方明显是和他们的家庭完全分离的，仇杀也不会针对这些人的亲属。在很多情况下，凶手的家人和受害者的家人(或告密者与被出卖者的家人)都还继续相安无事地毗邻而居。

阿根提-佩伦记录下了村民们对暴力令人惊异的复杂思想、体验与讨论方式，其中甚至在很多关键的层面与PTSD的假设完全相反。这些村民的宇宙观中，人类是脆弱的，无法逃脱他们所谓“来自野蛮的注视”(gaze of the wild)——一种好像被某种野蛮的灵所盯住的体验，其表现形式就是人类开始产生暴力的意图。按照这种信念，真正具有破坏性的并不是目睹暴力本身。相反，那些来自暴力的恐怖时刻使人更脆弱，更易被那种注视所侵袭。受到注视攻击的人的意识就会进入另一种状态，人会变得暴力，动作下流，躯体僵硬，或者有其他不正常的社会行为方式，包括长期头痛、腹痛和浑身无力的躯体症状也十分常见。有些在恍惚状态的人会用那灵的声音说话，或是在人性与野蛮的灵之间时而清醒时而糊涂——被称为 *inna barikama*——勉强可以翻译为“不能停留于此”的状态。那些经受 *inna barikama* 状态的人常常接连数小时变着法儿地大叫“我不能在这儿啊”“活不了了”“不是的”，或者干脆不停地嘶吼“不能”。

那些被野蛮注视侵害的人，也说他们的痛苦体验就好像是“变得封闭起来了”，或者有一种“恐惧的心”的感觉，这些会带来一系列的躯体症状，包括呕吐以及各种身体的疼痛不适。这些恍惚状态在村子里的治疗办法是通过漫长而艰巨的洁净仪式。这些仪式常常要花超过 30 小时。期间会鼓励当事人跳舞、颤抖，还有在仪式进行到特定时刻时说方言[①]。这些仪式本身就是被制定用来祛除恐惧的。疗愈师精心化装成野蛮的灵的样子去拜访病家，常常是凌晨时分，为了尽可能彻底地吓到对方。那些完成了洁净仪式的人通常会有显著的好转。

有趣的是，一个人吓坏的心灵不一定非要是暴力事件引发的。哪怕是直接谈论最近的暴力事件，所用的语言充满情感和图像，能唤起人的体验，这就可以带来病态的后果。由于大部分村民在战斗冲突激烈的时候都躲在自家房子里，他们对恐怖事件的经验基本是听别人说来的。攻击者的大喊，伤者或者被刑虐的人的哭叫就是那个野蛮的灵的声音景象，就足以带来与恐惧相关的病症——“心里受惊”。“暴力的声音画面和内战的场景会影响这些人，用来描述这些场景的字词话语

---

① speak in tongues 特指用属灵的语言说话，并非普通所讲的地方方言。——译者注

也有一样的作用。”阿根提-佩伦总结道。“换句话说，对野蛮邪灵的谈论，其实就会起到灵媒的效果。”

当地人认为讲述暴力，甚至用词语描述它都是很危险的事情。正由于此，村落社群里面建立了一套如何才能谈讲或记住暴力的复杂规矩。阿根提-佩伦必须学习一种很复杂的地方话，包含“谨慎的词汇”，让人能在讲恐怖的事情而不用很明确地把细节带入脑海。当她一一认识这些当地的委婉语时，她开始慢慢了解他们有意地把那些会触发恐惧或道德愤怒的词汇短语替代掉，换成另一些带有安全和信任意味的说法。比如，“酷刑拷打”这个词就被换成另一个同时含有孩子式的恶作剧戏弄意思的词。

随着这些代码般的词语慢慢解密，阿根提-佩伦的笔记本上记满了这些委婉语。“这些那些”表示吵架的打斗。“火急火燎的人糊里糊涂犯的错”是指代那些残酷的内战。一个“献祭牺牲之地”是表示有许多人死亡的地点。“滑稽胡话”是一种召唤被惊吓的人里面混乱糊涂之灵的方式。而“烦扰”这个词可以用来描述从虐待儿童到炮弹轰炸在内一系列的事件。“吵闹的儿子”则是形容暴力事件中的加害者。

阿根提-佩伦还注意到，村子里因为“心里受惊”而不舒服的妇女们常常主动担当起维持“禁用语”秩序的纠察角色。当这种间接的说话方式分分钟就会被列入 PTSD 的“心理回避”行为时，西方人完全忽视了当地这种习俗所具有的特定目的。阿根提-佩伦也是逐渐才意识到这些话语上的禁忌是某种对“声音的洁净”的要求，当地人就是这样来保护自己和他人免遭“野蛮的注视”波及，防止可能出现的呈指数上升的暴力报复。这些村民不是因为心理上受创或者卡住才回避谈论发生的事情；相反，他们是在竭尽全力让暴力情况得到控制。

对于恐怖事件，当地人还有另一种反应是和“心里受惊”的样子相反的。有些妇女相信她们所目睹或忍受过的凶残场景让她们变得“无所畏惧”了。以前，“无所畏惧”是那些表现出残暴或“yaka 般”(邪灵一般)的男人才会有的，但是经过这么多年的内战，女子身上也开始有越来越多这种特性。这些“无所畏惧”的女人坦言说自己不再容易受到“心里受惊”的影响，她们也不再需要那种传统的洁净仪式。正是这些“无所畏惧”的女人常常触犯语言谨慎的规矩。别人说她们说话放肆，舌头很“锋利”。这些女人常常会发现自己在社交上被村里的人边缘化了，被当作“野蛮之灵”的同类。“无所畏惧”的女人多半也会有意把自己的孩子教成一样的毫无顾忌。常常正是这些母亲所养育出来的儿子成了“邪灵一般”的人，容易给整个社群带来暴力和恐怖。

就是在这样微妙而又复杂的社会与心理图景里，开始渐渐渗透进关于创伤和治疗的西方概念。这种知识的传输不像海啸灾后的那么直接。在阿根提-佩伦的村子边缘没有西方咨询师来安营扎寨。相反，是科伦坡那边的非政府组织赞助的培训课程一点一点渗透下来的知识。西方的创伤专家训练来自各区域的本地卫生健康工作者；这些知识再顺着传递到农村的卫生员——这些人有时候再用这些方法培训和治疗当地村民。

问题就在于，这些西方创伤咨询的核心信念——创伤经验一定要被重新讲述和彻底了解——与当地文化习俗里对禁语的要求恰恰是很矛盾的。农村的卫生员突然开始坚持要村民们直截了当地说出来经历了什么。一个斯里兰卡健康工作人员告诉阿根提-佩伦，她从外国专家那里学到，既不能让受创伤的人把秘密装在心里，也不能让他们随便到处讲。“讲是有一种专门的方法的，”她说，“要用眼神、表情、全身的动作，把他们和我们联系在一起……我们从来访者那里收集信息……我们再把这些信息整理到位，让他们不能保守任何秘密。”

受过西式训练的咨询师以调整大众对创伤和疗愈的信念为己任。许多咨询师信誓旦旦地说，他们知道自己的先进咨询方法已经证明了传统的本土仪式根本无效。“传统的洁净仪式治不好当地人那种‘心理受惊’症。”一位受过西式训练的咨询师这样告诉阿根提-佩伦：“有时候，哪怕你跳出一千种洁净的仪式，那些心理的疾病也治不好，何况你只会一种。所以，如果你不用正确的方法……给他们做心理咨询，那个人的病就一直好不了的。”

然而，冲在最前头要接受心理治疗的，往往不是那些“心理受惊”的妇女。毕竟，她们在社群里面的义务正是保证大家都遵守委婉讲述暴力事件的规矩。恰好是那些“无所畏惧”的妇女——绘声绘色讲述暴力故事上瘾的人，热情欢迎这种新的治疗方法。在村民看来，这些“无所畏惧”的妇女是一群危险人物，而从西方咨询师的角度看，她们是“被鼓励有勇气”的。这些“无所畏惧”的妇女不但常常最先接受创伤咨询，她们也多半最先接受训练，自己成为咨询师。

“尽管当地大部分人认为‘无所畏惧’才是一种失常的表现……那些非政府组织的运动却给了他们来自外国的认可。”阿根提-佩伦写道，

“这些非政府组织把‘无所畏惧’作为一种好的社交能力来支持。”

通过一边支持“无所畏惧”，一边病理化当地的委婉语习俗，这种干预破坏了当地原本就微妙的社会平衡。阿根提-佩伦担心这些西式的创伤咨询削弱的正是本已脆弱不堪的社会制约机制——是这种机制阻挡着暴力倾向不在这些关系密切的社群中如龙卷风一般扶摇直上失去控制。这些咨询师简直是玩火而不自知。“这些‘创伤幸存者’的故事，无法提供人们最需要的本土架构，能让那些对预防暴力有效的当地措施得到支持。”她总结道，“此外，他们也没有评估外来的创伤治疗语言代替本土方法可能导致的风险。”创伤咨询有时会起到适得其反的效果。不但不能终结暴力冲突的社会循环，反有可能把刹车功能卸除了。她再次总结说，创伤咨询的结果里蕴藏着极大的风险，可能进一步地破坏当地人原有的控制暴力冲突升级的社会机制。

## 以美国人的方式受苦

大部分美国人现在对 PTSD 这一诊断是深信不疑的。尽管它被正式列入诊断标签才 25 年，人们却已经在各种校园枪击事件、自然灾害和恐怖袭击来临时，条件反射般地想到这个词。这个词已经成了我们的日用习语和大众常识。伴随着那么多在伊拉克和阿富汗长期冲突中服役的士兵，PTSD 已经成了全美国就战争代价争论的一个评判标准。fisha-e-bala (感到高度紧张焦虑)对阿富汗人有多真实，calorias (身上感觉灼热)对萨尔瓦多人就有多真实，“受惊的心”对斯里兰卡人有多真实，那么 PTSD 对我们美国人就有多真实。

它的存在是真实的，但并非超越一切时空。

回顾这种疾病短短的历史，人们就会惊讶地发现，仅仅在同一代人的时间之内，它都已经产生了很多变化。同一个士兵，今天能被诊断为 PTSD，但要是放在 20 世纪 70 年代越南退伍军人潮里，说他有 PTSD 恐怕就很勉强。

对 PTSD 的承认和推动既是一个精神医学的运动又是一个政治运动。PTSD 最初被称作越战后遗症(Post-Vietnam symdrome)，诞生于由越南退伍军人反战组织主办，反战的精神分析师主持的那些温室里的讨论会。哈伊姆 · 谢丹(Chaim Shatan)博士，纽约大学精神分析博士后培训实习诊所的主任，是最早帮助他们找到专业人士帮忙主持讨论会的人。在一份从他那里流传到同事手中的备忘录里面，他的政治目的十分明确："这是一个运用我们的专业知识和反战观念帮助那些受战争痛苦最深的美国人的良机。"

这些精神分析师和退伍军人本无意塑造一个适用于所有恐怖事件受害者的诊断标签，他们甚至并不是针对所有从战场归来的士兵。最初的想法是为了显示，越南战争的经历对一名士兵的影响是任何其他的军事冲突都无可比拟的。让我们来听听越战后综合征最早的一种描述，作者是谢丹，发表于 1972 年春天的《纽约时报》。根据谢丹所说的，这些退伍老兵感到苦闷是，因为觉得自己受到了军方乃至整个社会的"欺骗、利用和背叛"。尽管谢丹也提到这些老兵感受到"愤怒"，但他并不认为这与任何特定战斗创伤经验的心理影响有关。谢丹形容那种“愤怒”是随着人们“发现自己被美国政府的军方欺骗操纵以后自然而然地产生的”。而真正伤害士兵心灵的，与其说是惨烈的战斗，还不如说是越南战争对道德的模糊以及政府和军方的不断欺诈。

为了争取进入 DSM 的正式诊断标准行列，越战后综合征这一说法的支持者发现自己必须做出一些让步。尽管他们早期的争论都是专门为了制定一个针对越南老兵的心理疾病名称，此时的权宜之计却是与其他研究者、临床工作者联手扩充这个概念，把那些遭受火灾、意外和自然灾害的幸存者的心理问题也包括在内。他们最初关于越南退伍军人所遭受的是独一无二的创伤这一讲法被搁置下来，最终完全被遗忘了。

随着 PTSD 的影响逐渐扩大，越来越多的支持者开始声称，这种心理症状有着自然规律般的客观实在性，不受文化、时间或地理位置的影响。这就带来一个显而易见的问题：如果这病是亘古不变的，为什么直到最近才被认出来?

桑德拉·布鲁姆(Sandra Bloom)博士是国际创伤焦虑症研究协会的前主席。在她所撰写的关于本协会的历史里面，那些早期支持 PTSD 名称的人被描绘成敢于首先冲破社会压力的勇士，挑战社会对人们心理反应的无视。布鲁姆写道，我们社会的力量在参与“否认创伤带来的长期深远影响……整个社会都会继续否认问题的严重性，不光是因为会唤起和暴露情绪，更因为大家越来越明白要解决问题、预防创伤就得花上一大笔代价。”PTSD 其实一直伴随着我们，她继续说，只是我们才刚刚开始意识到必须面对它所造成的破坏。

随着这个诊断在西方的发展，越来越多的案例被囊括其中，那些声称自己拥有最新治疗技术的人开始慢慢形成了一个市场。而这些相应的技术则开始塑造我们的文化期待，影响我们对创伤如何作用于心理的理解。这其中，很少有人比曾经做护理工作的杰弗里·T. 米切尔(Jeffrey T. Mitchell)更有影响力——他创立了一个叫作“危机事件回顾”(critical incident debriefing)的七步骤晤谈法。米切尔的这个方法要在危机事件发生后的头几小时或头几天内立刻进行。训练有素的带领者组织幸存者形成团体，首先告诉他们常见的创伤后应激反应有哪些，然后团体成员被鼓励来形容他们自己对创伤的视角，从而“把整个事件重新带回到团体现场。”

创伤会造成“心理上的伤口”这种比喻被人们非常直白地从字面意义做了解读。看起来很有道理啊，那些协谈员越快出现在事发地点，他们能为受害者所做的事情就越多。从 20 世纪 80 年代末期开始，接受过这种训练的咨询师被马不停蹄地派进校园枪击案件现场、火车出轨、火灾、海难以及各种天灾人祸事件当中。1989 年，米切尔创立了一个名为国际创伤性紧张症基金会(International Critical Incident Stress Foundation)，传授如何用事件回顾晤谈来预防 PTSD。基金会的成长十分迅速，很快就开始以每年上万人次的规模训练晤谈专员了。

事实证明，1989 年是美国公众对于创伤咨询和危机事件晤谈背后的概念开始有普遍了解的时代分水岭。那年 9 月，飓风雨果(Hurricane Hugo)在南卡罗来纳州海岸登陆，席卷沿海区域水墙般的巨浪有 6 米之高。灾后的反应措施当中包括了灾难事件辅导和危机事件晤谈员，使得跟踪新闻事件报道的记者和大众十分好奇着迷。

仅仅一个月之后，在美国另外一边，洛马普列塔(Loma Prieta)大地震袭击了旧金山湾区。地震发生时，正值美国橄榄球世界系列赛赛前热身的第三场，于是正好被全国电视转播捕捉到。最早发出图像的是盘旋在烛台公园上方预备转播球赛的固特异飞艇。许多在南卡罗来纳沿岸城市做过危机晤谈和创伤咨询的心理专业工作者看到后，立刻坐飞机来到旧金山给地震受灾民众提供咨询服务。与上次一样，记者和电视节目组也对这些活动进行了大量报道。

等到飓风安德鲁(Hurricane Andrew)略过佛罗里达南端，切入路易安娜州南部中心地区的时候，大众对 PTSD 这一诊断标签的权威以及对创伤咨询的必要都已经深信不疑。这样的确信，在《骑士论坛报》(*Knight Ridder*)关于迈阿密的新闻特写中可见一斑："飓风安德鲁带来的最大影响并非实体性的破坏。那些只不过两百亿而已。它烙印在南佛罗里达人心灵上的创伤才是无法估算的损失。"在这一时期，米切尔的创伤性紧张症基金会已经每年在训练超过 3 万的晤谈专员了。

尽管公众和专业人士都确信咨询师和晤谈员应该赶赴灾区治疗受创伤的人群，这里有一个问题就是：没有什么证据支持这些行动确实有所助益。相反，20 世纪 90 年代——创伤咨询的黄金时代里，一个又一个实证研究的结果显示，早期的干预不是无效就是带来害处。有一项调查对几百位车祸受害者进行了连续 3 年的追踪。在随机的情况下，有些受害人接受了创伤事件晤谈，而另一些则没有接受任何立即的心理治疗。3 年后再次接受访谈时，这些受害人表现出来明显的不同：

那些接受过晤谈的受害者更多表现出焦虑、抑郁且在坐车时有持续不断忧心忡忡的感觉。这项研究于 1996 年发表在《英国医学期刊》(*British Medical Journal*)上，作者总结道："突发事件后紧急心理晤谈对人们不但无效而且长远看来还有负面影响，对创伤受害者是不恰当的处理方式。"同时，另一项对烫伤受害者的研究也显示了类似的结果：受伤一年以后，那些当时被晤谈的受害者更有可能符合 PTSD 的诊断标准——他们表现出敌意，感到抑郁和焦虑，比起那些没有得到立即帮助的受害者，他们报告的生活质量显得更低。这项研究的结论是，创伤事件之后的立即干预实际上会妨碍大脑的自愈过程。

创伤后初期立即干预有时似乎会引得受害者去体验特定的症状。"当我们面对遭遇意外的人，我们要记住，这些情绪激动状态中的人很容易被影响，"大卫 · 布朗(David Brown)，一位来自澳大利亚的心理学家在给《英国医学期刊》的信中写道，"如果我们暗示他们可能会觉得生气，那么他们很可能就会真的生气。"

还有其他学者也注意到了同样的现象。"有时候我们让人们在团体中回顾自己的体验，我们会把他们原本没有的记忆传给他们。"马拉奇 · 科里根(Malachy Corrigan)，纽约市消防局心理咨询服务处的负责人向《纽约客》(*New Yorker*)杂志说道，"我们从来不会把他们往精神症状里头带，但是这些人的关系这么近，又同时在火灾里，他们最后总是确信自己真的看到了或者闻到了什么东西——可是实际上没有发生，那是虚假记忆。"

回顾起来，让人感到不可思议的是，人们竟然完全没有注意到这种晤谈可能对有心理困扰的受害者起到心理上的引导和暗示作用。社会心理学有大量关于集体信念建造和社会情绪蔓延的文献可以在这里有很确切的说明。如果你在一个危及生命的重大事件发生数小时或数天之内召集一群内心不安、情绪混乱的受害者到一起，用一种情绪高度唤起的方式告诉他们有可能会体验到某些心理症状，再让他们分享讨论自己的体验，你就在制造一个绝佳的条件，让他们强化这些感受并把它们散布开来。

然而，为什么有证据显示这些做法可能有害，但它们仍层出不穷呢？堪萨斯市消防局负责研究晤谈效果的理查德·吉斯特(Richard Gist)博士注意到，创伤咨询有效还是有害的证据研究根本不是重点，因为从一开始这就是一种社会运动。但是这个事实很少被那些满世界跑，向其他民族热情推广现代 PTSD 疗法的创伤治疗师注意到。

心理学界人们奉为真理的是：一个人越是顽固地坚称某种信念，就越是在隐藏或掩盖更深处的不安全感。诺丁汉大学(University of Nottingham)政治学院的瓦妮莎·普帕瓦茨(Vanessa Pupavac)教授在自己的文章中写出了这种关联：我们不断兴起的国际创伤干预活动——那种认为自己必须去教育全世界如何应对可怕事件的自信——正反映出当下我们已经越来越不确定该如何帮助发展中国家了。

20 世纪 90 年代，我们用资金和救援来帮助其他国家的行动开始变得不可救药的复杂和困难。不断有书指出，当时人们把无谓的官僚程序、急功近利的目标和使当地人产生依赖性的行动当作人道主义的努力。在普帕瓦茨看来，这种人道主义群体的信心危机反映出了更深的本质问题——从冷战就开始的不确定感。她写道："我们已经变得没有信念，只会进行反思……旧日的政治或团体联盟的消亡带来的不是强而有力的个体主义，而是一个个焦虑不安的个体。"

当我们向外看到世界其他地方的暴力和困苦，觉得人们极度需要我们的心理服务，我们可能已经是在把自己内心后现代的不安全感投射出去了。

## 剥去了意义的创伤

在读一些优秀的文化人类学著作时，那里面所记载的其他文化里"苦难的习语"(idioms of distress)常常会让人惊叹其在心理与社会形态上的丰富多彩。在这些地方，人们对恐怖和暴力的体验总是与宗教、传统以及丧礼的习俗交织在一起。了解这些再回过头来看 PTSD，这个观念的僵硬与肤浅就显得格外刺眼。现代西方世界的 PTSD 观念，就好像人们的头脑是个发条，里面有根弦断了。

PTSD 学者肯定会反对我这样形容他们的理论。他们会指出成千上万的专门讨论 PTSD 的研究报告、学术专论和书籍。这么多的研究和文献，这怎么可能是一个"肤浅"的理论呢？可是我所讲的不是研究，我讲的是 PTSD 患者的亲身经验。把他们的创伤孤立看为一种心理功能失调，有一些互不相关的症状，可以被最新的专门方法治好——我们就是这样把创伤的经验从文化的叙事和信念中剥离出来，而恰恰是这些叙事和信念原本可以赋予苦难意义。不管当地的信念是什么——

失去了孩子是上帝的意思，或战士受伤瘸腿是至高无上的爱国表现——当这些信念是原本可以找到心理安慰和力量源泉之处时，咨询师还保持价值观中立就不对了。

想一想围绕越南战争症候群的那些观念。这个名称原本的用意是为了建立一个集体的叙事，证明作为一个越南战争中的军人的体验，与任何其他时代的战争和士兵都不一样。这些倡议者在寻找意义，并且得出了政府如何背信弃义以及社会信任如何荡然无存的故事。那些曾经支撑着这些士兵的父辈挺过第二次世界大战的信念，到了他们这里突然站不住脚而且没有意义了。他们用另一套更愤怒的观念取代了以往的信念，试图为自己的经历总结意义。但是随着它们演变成为现代的临床观念形式，PTSD 把对灾难的社会意义的探寻丢到了脑后。这样做的结果，使得创伤之后的人们在茫然中无所依托地挣扎。和这些愤怒但参与整个的社会对话的越南老兵相比较，今天从阿富汗和伊拉克战场回来的士兵常常遇到的情况是，个人信息被逐条分拣，贴上 PTSD 诊断——这反映的是一种特定的后现代文化中极度孤立的过度自省。

有一位士兵在一个著名的 PTSD 网站上发布自己的博客文章，他这样写道：

> 我不停地怀疑自己的感觉。我不知道这些感受是真的还是我幻想出来的……我觉得内疚。当我在军中服役的时候，空军心理治疗师说这是 PTSD……但是我不知道他说的对不对。我担心自

己在自欺欺人。我什么都没有做。我从来没有参与战斗，没有开过一次枪。我什么都没有参与，为此我觉得很内疚，让我更羞愧的是，我甚至会想到用PTSD来解释自己的问题。我觉得我不配认为PTSD就是我的症状。我不敢上网去读关于PTSD的文章，因为害怕自己越了解就越会在潜意识里面认定自己得的就是这种病……我感觉好像哄着自己扮演起了某个角色，可是现在却困在里面出不来了。

PTSD显然太过于狭窄，不够用来解释这位士兵的经验的意义。可是他的担忧如芒刺在背，因为似乎没有其他的选择能解释他的问题；现代士兵经历的烦躁、愤怒和不开心，都脱离了社会(从中可以找到道义上的愤怒、爱国的正义或者能说明牺牲之必要的宗教意义)而成为纯生理的东西。由于PTSD主要着重于内在心理状态和个体大脑中的生理化学失衡，这种对心理问题的解释常常让士兵们觉得——借用最近一句军队的宣传口号——犹如“一人之军”①。

有很多人仍然生活在这样的世界里——他们视人类悲剧为宗教与文化叙事的一部分。如果用他们的眼光来看我们自己，就会瞥见我们这些拥有“现代的自我”的人是多么的不安和充满惧怕。我们斥巨资研究和治疗这种疾病，因为我们已经在骤然间失去了原来曾经给我们的苦难赋予意义的信念体系。

---

① 原文“an army of one”是指军队团结有如一人，但同时可以被理解为只有一个人的孤军。——译者注

帕特里克·布拉肯(Patrick Bracken)是英国布拉德福德大学(Bradford University)健保研究系的资深研究员，他指出，PTSD的出现本身就是一个深受困扰的后现代社会的症状。“大部分西方社会都越来越远离了宗教信仰和其他信念体系——这些宗教和信念曾经指引人们走稳固的人生道路，在他们遭遇苦难和死亡的时候提供意义的基础，”布拉肯写道，“关系的世界中这些充满意义的连接如今已经显得十分脆弱。”尽管我们在日常生活中完全可以忽略这些信念的真空，一旦骤然面对真正的灾难，就会让我们意识到自己内心已经空虚到极点。PTSD这个诊断标签虽然可以概括我们对创伤的一些反应，但归根结底是一种于事无补的表面安慰。它无法替代我们所失去的东西。

失去了应付困难的社会机制，我们变得越来越脆弱胆怯。有许多学者已经指出，我们所处的文化只剩少许的耐受力和情绪力量。“当代西方文化所强调的不是抵抗挫折的耐受力而是脆弱，这是一个重大的转变，”来自国王学院(King's College)，曾在战争难民和种族屠杀幸存者中工作多年的德里克·萨默菲尔德(Derek Summerfield)评论道，“我们鼓励大家把更多事情看为能影响人生病的。这会造成问题，因为我们在把自己的文化推向全球。我们能代表的，仅仅是人性的一种版本——一套对痛苦与受难的观念——是不足以用来定义整个人类的体验的。事实上，心理学本来就不止一种。”

## 内战再起

海啸发生7个月之后，斯里兰卡外交部部长拉克什曼·卡迪葛马

(Kadirgamar, Lakshman)在自己家中遭到狙击手暗杀。随后，政府与分裂主义叛军之间原本就不稳固的停火协议开始变得更加紧张。到了年底，该国北部的游击队再次与政府在地面和海上都开始交火。冲突不断升级，一直到 2008 年 1 月，斯里兰卡政府彻底撕毁了停火协议。第二年，他们打算狠狠打击泰米尔猛虎组织。到了 2009 年春末，政府军已经把泰米尔叛军从他们最后的要塞据点完全驱散。

被夹在炮火中的普通民众的生活现实变得如此严峻，令雅依特瑞·费尔南多第一次感觉害怕看到任何来自家乡的新闻。她听了太多故事：母亲为孩子挖好小小的坟墓；全家人为了躲避战火跑进深山老林，结果却被猛兽夺去性命。

战斗之后难得的平静时期里，再一次地，关注的焦点都在心理治疗和 PTSD 带来的创伤上面。阿苏拉·苏马蒂帕拉医生在警告斯里兰卡国会小心海啸后空降学者对当地资源的滥用后，又在斯里兰卡《岛报》(*Island*)上发表了一系列文章，呼吁遏制这些全世界东奔西跑的创伤咨询师。“我们不应该鼓励对咨询的过分强调，更不应该把不同地区人民的心理、社会和政治形态都医学病理化。”他写道，“(当地人民)需要的不是‘心理治疗’而是基本需求的满足，被关顾时仍然保持尊严、尊重。他们需要得到对未来的确定的保证，并能尽快安全转移到居住地，让他们的个人生活不被打扰，从而有机会重新恢复‘正常’生活。切实有效的社会政策就是最好的心理治疗。”

他的意见是否会被重视，我们尚不清楚。拜这些海啸后的课程所赐，如今有数千斯里兰卡人相信，自己已经学会了西方的创伤心理咨询，懂得了PTSD背后的西方观念。此外毫无疑问的是，国际救援组织还会继续为提供心理治疗做出各种新的努力。这些努力究竟能否医治受伤的社群，还是如阿根提-佩伦担忧的那样，无意中更加破坏它们的稳定性，仍有待观察。但如果西式创伤治疗的结果是，导致已经互相仇恨的种族群体迸发出更加暴力的火花，那就实在是充满悲剧和讽刺了。虽然有阻止暴力的心意，但创伤和医治的西方信念反而可能加速原已放缓的暴力循环。

## / 3. 桑给巴尔——精神分裂症的变脸术/

我们对心理疾病的看法会反映我们自身重视什么，恐惧什么。

——朱莉·麦格鲁德

我在桑给巴尔(Zanzibar)[①]的第一个晚上，半夜被远处的电话铃声吵醒。我从迷迷糊糊中渐渐清醒，有点困惑自己身在何处。坐了两天的红眼航班，又乘了极其颠簸的渡轮从坦桑尼亚大陆来到这个岛上，我已经极度疲劳。因为10小时的时差，又加上几天前就开始吃的预防霍乱的药物，我整个人都有点晕头转向。我看了一下床头小钟：凌晨3点。我能听见楼上的房间里，招待我的主人，朱莉·麦格鲁德(Juh, McGruder)和她的伴侣阿哈麦德·卡西姆(Ahmed Kassim)两人其中一位起来接了电话。如同桑给巴尔大部分的房子一样，她家的屋子窗户上也没有玻璃——大家晚上都宁愿让柔和的信风吹动滞重的空气——我于是能听见他们轻声但急切地用斯瓦西里语在交谈。我走到窗边，

---

① 桑给巴尔位于东非坦桑尼亚东部一个岛上。岛上融汇着非洲传统黑人文化、伊斯兰文化和印度文化。——译者注

边听边向窗外望去。天上是一轮满月，环绕房子的煤渣砖外茂密的矮灌木丛里传来叽叽喳喳的鸟鸣。几分钟后，卡西姆下楼，穿过沙子铺的车道，开着他那辆破破烂烂的丰田面包车走了。我回到床上，重新把蚊帐的边缘掖好，静静地躺着猜测电话那一头出了什么事情。我对当地的习惯还不熟悉，但我估计，美国人和桑给巴尔人至少在这一点上是差不多的：凌晨 3 点打电话来的，绝不会是什么好事情。

我到桑给巴尔——东非斯瓦西里海岸这个 60 英里长的珊瑚岛，是为了和麦格鲁德待一阵。她以前在华盛顿州的普吉特湾大学(University of Puget Sound)教书，退休以后在桑给巴尔岛的北端开了一家民宿。和她一块儿经营的是卡西姆——一个比她小一点的当地男人，是她的男友兼合伙人。她曾做职能治疗教授，教授生涯的后期，她在华盛顿大学拿了人类学博士。她的研究领域专注在桑给巴尔的 3 个精神分裂患者的家庭——试图弄清困扰了跨文化心理疾病学者 20 年的谜题：为什么发展中国家的精神分裂病人比发达的工业化国家的患者长期预后更好？

早上我在厨房看到麦格鲁德女士，她正在煮一壶很浓的黑咖啡——直接把咖啡粉放在水壶里面煮开。“今天早上我得喝点有劲儿的，”她这么说着和我打招呼，“速溶咖啡没用。”没等我问，她就告诉我新闻——凌晨的电话是找卡西姆的。他和前妻的 10 岁女儿，卡西姆·拉蒂法(Latifa，Kassim)昨夜死了。家里人之前就已经知道这孩子的心脏肿大，但是最近她都很健康快乐。昨天她还去了学校，和朋友一起玩耍，吃饭也很正常。但夜里她突然醒来，大口地呕血。家人急忙将她送到医院，然而不多久她就不治而亡。卡西姆开车南下去帮助处理葬礼——按照当地传统，应当迅速下葬。

过了一会儿，我问她卡西姆是否还受得住。麦格鲁德边搅咖啡边耸耸肩膀说："不知道，斯瓦西里男人对这种事情一般不会表现出很多情绪。"

第二天晚一点我看到卡西姆的时候，我握握他的手对他说，听到他女儿的消息我感到很遗憾。他勉强地朝我笑笑，只说了一句话："这就是人生。"吃晚餐的时候，他告诉麦格鲁德和我，白天葬礼的时候女人们是怎么哭的。他形容她的哭声会达到一个高潮，然后慢慢声音减弱，直到又来一个女人看到孩子的遗体，于是大家再次放声大哭。

卡西姆本人的举止让我一直感到不可思议。起先我猜想，他是在震惊中，等他有时间回顾这事的时候，情绪就会起来。我发觉自己同时又在想，如果当地有某种大男人主义的东西让他必须把自己真实的情绪推开，那他真是很不幸。如果他这样压抑自己的情绪，那就真的要付出很大的心理代价。

尽管我来这里的目的就是学习了解斯瓦西里文化中的人们在面对心理问题和其他艰难人生问题时表达情绪的不同方式，我还是无法脱离自己的设想：失去孩子时健康的情绪反应应该是表现出极度的绝望和无助。我认为对这种事件的自然的反应——人性本来的反应——就是我想象如果是自己凌晨 3 点接到电话说我女儿在旧金山遭遇不测，我会有什么反应。我无法从卡西姆的外表反应了解他会有什么样的感觉——我对他的表情的理解程度就和他说斯瓦西里语时我能理解的程度差不多；他是在用一种我完全不了解的情绪语言表达自己。

即便是人类学家——他们刻意训练自己不下判断，只做文化差异的观察员，在识别和认可不同文化里的情绪表现时，也会遇到困难。因为情绪常如不速之客，突然浮现在意识中给人带来意外的感受，于是我们就以为，它们不受文化提示或社会环境背景的影响。但是经过谨慎的研究，人类学家们已经知道，情绪反应不同于肌肉反射，而是常常与复杂难解的深层意义体系在交互沟通。不同的文化不仅是在对特定事件的反应上存在着差异(如我们前面在创伤反应中所见的)，在情绪的总体表现上也有显著不同。

麦格鲁德女士通过研究桑给巴尔的精神分裂患者家庭而开展的学术研究，其核心正是为了要描绘和理解这些差别。随着她的研究深入，她开始怀疑桑给巴尔这些面对精神障碍的家庭和工业化国家的类似家庭，在最主要的情绪上存在质的区别。这些不同的家庭中微妙的“情绪温度”差异，她论证到，很可能有助于解释为何桑给巴尔的精神分裂患者常常比美国的患者恢复得好。

## 从多云之地[①]到赤道骄阳

麦格鲁德是西海岸的大学里常见的普通教师。政见上她是自由派，且倾向于反正统的思想。她个子不高，一头翘起的金色短发，一副友

---

① 华盛顿州在美国西岸北部，多云天气很多，其首府西雅图更是以多雨出名。——译者注

好又认真的模样。孩提时代她又聪明又叛逆，这种混搭的性格，在 20 世纪 50 年代印第安纳州北部的天主教学校日子可不好过。十几岁时，她不顾父母的极力反对，和一位非洲裔美国人谈恋爱。于是父母逼着她去看一个心理医生，为了要治好她的“病态”恋爱行为，更有一度甚至威胁要把她关进精神病院——这成了她最早和心理健康行业接触的经验之一。

不管父母如何阻挠，她还是在 18 岁时和一位非洲裔美国人结婚了。仅仅一年之前(1967 年)最高法院对“洛文起诉弗吉尼亚州”(*Loving v. Virginia*)一案的裁决才完全结束了美国种族之间禁止通婚的历史。20 世纪 70 年代中期，麦格鲁德的第一份工作是在波基普西的哈德逊河精神医学中心(Hadson River Psychiatric Center)。在那里，她目睹了当年精神科的治疗是如何进行的。记忆中，医生们依靠大量具有强大镇静效果的抗精神病类药物，包括氯丙嗪(Thorazine)、三氟拉嗪(Stelazine)和氟哌啶醇(Haldol)，有时也用一些早期的三环类抗抑郁药物。她深刻地记得有些药物把病人药昏了的样子。“这些药就好像大锤子一样，”她告诉我，“它们直接把人撂倒。病人们摇摆，流着涎水，感觉糟透了。”

之后，她回到学校修完科学教育学位，成了一名教师，最后得到普吉特湾大学的职位，专门教授职能治疗。此外，她还兼做私人治疗师、监护人，为老年人和住院治疗的精神分裂症患者提供服务。教书和在学术阶梯上 10 年的熬炼渐渐使她感到无聊，同时她发现自己读科学与性别的女性主义哲学小册子时倒很有兴趣。一个安息年长假来临之前，她给各个国际救援组织发出了十几封信，表示愿意为他们提供帮助。头几个月什么回音也没有，随后，她收到了来自丹麦国际发展组织的回信，他们在坦桑尼亚的德雷斯萨拉姆有个办公室。桑给巴尔岛上的齐当果彻昆度(Kidongo Chekundu)精神病院有一个职位，他们愿意请她工作一年，月薪 42 美元。她抓住这个机会，开始浸泡式地学习斯瓦西里语。到了桑给巴尔，她在医院协助建立了职能治疗中心——病人可以在那里学习木工，还可以参与艺术治疗。

在桑给巴尔的医院里，她所接触到受过西方训练的医生能够获得西方的抗精神病类基本药物。但是大部分桑给巴尔人并不接受西方看待精神分裂等疾病的观念，他们不认为这些病是化学失衡或脑部异常造成的。更普遍的观念是被鬼附身或是巫术渗透进了人的理性意识。

这些观念和精神影响和塑造了当地的家庭和病人自己对心理疾病的体验——这令麦格鲁德着迷。她饶有兴趣地看到这些本土信念开始和西方进口的观念(心理疾病是大脑生理障碍导致的)混合或竞争。安息年快要结束时，她决定去念人类学博士学位，从而更深入地研究这些问题。在华盛顿大学修完人类学博士学位课程后，她立刻迫不及待地逃离多云阴郁的太平洋西北海岸，回到桑给巴尔岛上。

斯瓦西里海岸线绵延 1800 英里(约 2900 千米)，穿过从肯尼亚到莫桑比克的这段赤道，桑给巴尔就位于这段海岸线的中段。千年以来，整个中非地区都是靠把货物运到这条海岸来与外界进行商品交易的。可靠的季候风一直是这里文化的核心。从 11 月到 3 月，这风一直稳稳地顺着海岸线吹下来，带来印度和波斯湾地区的商贩。7 月到 9 月，风开始北移，再把这些商人货贩带回家。顺南风往北去的是那些叫作“独桅船”的阿拉伯小三角帆船，载满结实的红树林木材、芬芳的松香、金子、象牙、丁香以及用途广泛的上好的酒椰叶纤维。而由北往南行驶时，他们带来阿拉伯、印度和中国产的制作精良的地毯、熏香、玻璃器皿和布料。贸易季候风几个月的转换时间给了中东商人们足够的时间售完自己的商品再载满新的货物。这时间也让他们足以分享自己的观念和信仰，在斯瓦西里语里面掺入了许多阿拉伯词汇。在异域码头停泊的几个月时间里，商人和水手们也会在各地娶妻生子，当地种族人口中于是留下了他们的遗传信息。

由此形成的桑给巴尔文化神韵对麦格鲁德来说有着无穷无尽的趣味。她热爱那片土地的气息和声响，清晨的祈祷声呼唤一天的开始，孩子们游戏欢闹的声音一刻不停，甚至连用当地语言念一些东西的名称时，舌头上发音的感觉她都很喜欢。这些地名，基济姆卡济(Kisimkazi)，曼基莫雅(Manzi Moja)还有卡坤度奇(Kakunduchi)念起来朗朗上口。她特别爱念当地一条主路沿线的公共汽车名字，它叫作：卜卜卜-达拉达拉(bububu daladala)。

这并不是说那里的人过着热带天堂般的生活。尽管她对那里第一年的记忆是被美化的，但她的田野考察笔记能证实在一个发展中国家生活的各种不如意。这里时有霍乱爆发，干季里不断被信风扬起的灰尘常常裹挟许多细菌能导致结膜炎的蔓延。雪白的沙滩和天蓝的海水有时硬生生地被恶臭的阴沟水污染。渔民们近来开始用炸药棍在礁石中捕鱼，而说卜卜卜-达拉达拉这个词的快乐则被乘坐这种超速小巴士时的惊恐完全抵消。

归根究底，她之所以回去学习研究桑给巴尔的心理疾病，不是单单出自对抽象知识的追求或希望学术能造福社会，而是因为她对那个地方和那里的人深深的感情。

## 环境内容与本质形式

麦格鲁德十分清楚，最前沿的精神分裂症研究不是在人类学领域。它在西方世界超过所有其他心理疾病，属于“纯科学”的领地——真正的科学家才能研究它的致病基因、生物化学以及大脑结构问题。大脑扫描技术的实现——让研究者能看到活着的病人大脑内部，似乎带来了无穷无尽的理论可以解释精神分裂的病因。科学家们报告说，产生精神不正常的脑部病变主要来自于额叶皮质、前额叶皮质区、基底核、海马体、丘脑和小脑——以及基本上大脑所有其他角角落落。导致精神分裂的病理发源和大脑部位究竟是哪里，没有一个统一的观点，但是大家普遍都认为，对这种疾病最令人兴奋的研究进展是来自于脑科学家的实验室。

尽管远离聚光灯，却有其他学者和研究者从其他角度来探究这种疾病。在对这种疾病的跨文化研究中，麦格鲁德发现了费解的数据和让人兴奋的理论。尽管类似精神分裂症的病症在全世界每个角落的人群里面都可以见到，但有足够的差异能显示这些疾病不光来自纯生理或遗传的原因，还有其他的因素在起作用。

各个不同文化的精神分裂症患者之间最明显的差异就是他们所体验到的妄想和幻觉是不一样的。这些折磨人的幻象和脑中无来由的声音常常是某个特定文化中的恐惧或幻想的扭曲反映。要不是一个人从自己的文化里面知道有CIA、现代牙科治疗以及人的身体周围时刻弥漫着看不见的电磁波，是不可能妄想CIA在往自己的牙洞填充物里面发射微波信号的。

研究过这些文化差异的人注意到，妄想式的内疚最常与犹太—基督教文化相关，表现为宗教性的幻觉，比如，听见上帝的声音。这样的幻觉在伊斯兰、印度和佛教徒人群中比较少见。巴基斯坦的精神分裂患者比起英国的患者，更容易看到幻觉的鬼或者灵魂。在传统的东南亚村落，这些文化上鄙夷追求个人名利的地方，自己是超人或伟人的妄想就很少见。而在美国，大众都狂热追求名气、财富和权力，精神分裂症患者中很普遍的症状就是相信自己是大明星或者自己有至高无上的权力。

同时，特定文化中的妄想的内容也会随着时间而变化。以奥地利为例，自我膨胀妄想、听到上帝声音妄想和迫害妄想的病患在过去50年里稳定地逐渐增多，而妄想式内疚和分裂式疑病症逐年减少。

专注于这种疾病的关键生物化学病因或者遗传因素的研究者常常忽略这些差别。“工业化国家的精神分裂症患者妄想对象不是鬼魂或幽灵，而是电视机或者X光……这一事实常常被认为没那么重要。”罗格斯大学(Rutgers University)的心理学教授路易斯·萨斯(Louis Sass)这样写：“大家认为这些妄想和这种疾病原始和核心的形式没有什么关系。”

这真的重要吗？——一个文化里的病人跟死去的亲戚对话，而另一个文化里的病人认为自己收到了外星人的消息。这样的论证常常区别出来的是塑病病因(pathoplastic factors)——各人有差异，还有致病病因(pathogenic factors)——被认为是疾病的根本原因。“塑病病因”的症状常常只被用来描述一个疾病的样子和特点，而不是它的本质特征。真正的大奖——大脑研究者所孜孜以求的——是排除文化的干扰，找出致病病因——精神分裂症的普遍真正原因。他们想要拔除疾病“内容上的偶然”，直达其“本质形式”。

可是麦格鲁德不断遇到这样的研究——它们显示文化和社会环境在精神分裂这种疾病中的作用十分复杂，远远不止是影响病人妄想的内容。比如，有些研究显示，各个地区精神分裂的发病率是不一样的。那些住在美国或欧洲城市里面的病人比乡下或郊区的病人承受更多疾病之苦。这些突出的差异特点，即便在研究者排除了迁徙、药物滥用和贫困这些因素之后仍然存在。在因精神症状发作而收治入院(这常常是精神分裂的早期信号)这一点上，住在瑞典人口密集度最高的地区的男性，比那些住在乡村里的人的发病风险要高出68%。而这一点上，城市女性的风险则高于乡村女性77%。似乎城市的生活里面有什么东西特别能触发痛苦的妄想、幻觉和精神分裂发作时特有的狂乱思维。更奇怪的是，城市里面的某些居民区产生的精神分裂病人比其他地方更多，到一定地步，连科学家都开始怀疑特定地方是不是有些别处没有的环境上的致病因素。

麦格鲁德读这些跨文化的精神病学研究，读得越多，就越发觉精神分裂症从一个地方到另一个地方会有形态改变，而似乎没有任何人能够解释清楚这究竟是为什么。詹尼丝·亨特·詹金斯(Janis Hunter Jenkins)与罗伯特·约翰·巴瑞特(Robert John Barrett)，这个研究领域的两位先驱，用如下的文字形容了总体的状况。

> 总体而言，关于精神分裂症与文化，我们所知道的是……文化几乎在精神分裂症个体经验的每一个层面都至关重要：对这个疾病在初期、急性期和间歇期的识别、定义和意义的理解；首次发病的时机和分型类别；症状在内容、形式和一系列症状的构成；临床诊断；性别与种族差异；精神分裂患者个人的经验；社会的反应、支持或污名化；也许最重要的，与症状学、工作和社会功能相关的病程与预后结果。

当说到“病程与预后结果”时，詹金斯和巴瑞特所指的是精神分裂的流行病学上最令人费解的发现：长程来看，发展中国家的患者恢复的情况要比发达国家的好。

世界卫生组织从 20 世纪 60 年代开始，历时 25 年开展了两个巨型的国际研究项目。它们的研究结果令麦格鲁德感到既吃惊又着迷。这两个长期跟踪项目，一个每间隔两年，一个每间隔五年，在全世界十个国家的十几个不同的地点，随访超过 1000 位城市或农村环境中的病患。他们发现的是，那些生活在印度、尼日利亚和哥伦比亚的病人常常病情较轻(有更长的休眠期和更高的社会功能水平)，而那些生活在美国、丹麦或中国台湾的病人则相对较严重。以长期来看，发达国家的患者中超过40%会被认为有“严重的社会功能损害”，而发展中国家却只有24%的患者最后会达到类似的病残程度。

这个研究结果在跨文化精神医学领域被广泛地讨论和争辩，一部分正是因为它明摆着的讽刺意味：那些拥有最多资源的地方——最强的技术，最新的药物还有经费最充足的学术与私人科研机构——有着病情最重的、最被社会边缘化的病人。

麦格鲁德觉得不可忽视的是，即便面对这么多指向文化差异的研究结果，有些学者仍然看起来丝毫不感兴趣。就如同妄想症状的文化以及内容差异，这些病程和预后在某些人眼中根本不是重点。对一个想要寻找精神分裂症的触发机制的大脑科学家或遗传学家来说，无视WHO的研究结果或许情有可原，可是对像麦格鲁德这样人来说，他们与精神分裂症患者朝夕相处，照顾、医治他们，对他们来说，没有任何东西(哪怕是灵丹妙药)比了解疾病的病程和预后来得更重要。

随着麦格鲁德越来越多地深入阅读这些WHO的研究报告，她开始对精神科学界就这些差异所有的争论产生了极大兴趣。有些研究者认为，在贫穷的发展中国家，个体承受的就业压力比较轻，比较容易找到工作。也许他们更有机会在与家庭相关的劳动中获得成就感，比如，做园艺或照顾孩子。另一些学者则提出，尚未工业化的传统社会或前现代社会里，对于妥当的行为举止的社会期待更加清晰、简单。现代世界的生活规则行为规范对精神分裂症患者来说过于复杂，让他们不知所措，深受困扰。也许，还有一些学者认为正是传统信念中相信有超自然的灵界和鬼魂附身的现象，这些精神病患和他们的家庭就不会背上批评和内疚的重负。此外，还有一些学者猜想，某些文化的家庭可能对那个生病的成员较少投注高度的关注和批评。这个关于“表达出的情绪”的研究显示，当患者周围环绕着挑剔他们行为的家人，或家人对他们的症状总是显示出强烈的干涉性关注时，病人的病情反而会加重。

尽管有这么多各式各样的理论试图解释 WHO 的研究结果，麦格鲁德立刻就看出一个事实：没有人拿得出令人信服的答案，足以解释这些跨文化的差异。而这，就连实施这些 WHO 研究项目的学者自己也承认。一位参与该项目的学者这样总结道：尽管“有强大的证据暗示这个具有渗透性影响的主要因素是‘文化’”，WHO 这些研究中没有实验设计是为了“在深度上达到足够的突破”，从而理解究竟这其中是怎么回事的。于是，学者只好猜测，究竟是哪些文化因素改善了如此恶性的疾病。

在不同的文化对精神分裂的影响上，学者们无法提供有意义的具体解释，这一点麦格鲁德一点也不意外。文化——麦格鲁德作为一个人类学家所慢慢体会到的，并不存在于庞大的数据里面。人们可以用宽泛抽象的术语来定义这个世界，比如，像“一个社群中明显的智慧、道德和审美标准”，或者像这种“人们在社会交往过程中创造出来的共同象征和意义”。然而，人类学家坚信，文化只有在具体和特定中才能获得真正的理解。文化，尤其是它对一个心理疾病患者的意识的潜移默化，是一个本土的现象。

在关于 WHO 的研究的各种争论中，麦格鲁德一次又一次地看到研究者们恳求人类学家接住他们传过来的球，带球向前冲。“我们需要更多的民族志学研究”，一位著名的学者论道，“要是能把日常生活中那些仍然模糊的部分阐释清楚就好了。”早在 1987 年，哈佛大学医学人类学专家阿瑟·克莱曼就带着明显的不悦指出，WHO 在精神分裂症方面的研究缺乏人类学角度的关注。他说道：“已经 10 年了，这项发现是跨文化精神医学方面新出现的最刺激的题目……(然而)对文化差异的最重要的发现——有可能是整个研究中唯一最重要的发现——只得到寥寥无几的注意。”

麦格鲁德看到了这个 WHO 的研究项目所打开的机会窗口。这里明显缺乏的一部分工作，是对这些发展中国家家庭如何对待他们的精神分裂患者家属的实地考察。这些家庭在以怎样的想法和信念理解自己至亲的妄想行为？他们是怎么谈论这些行为的——具体用什么样的词汇和概念？更关键的，对精神分裂症的本土解释是如何影响这些人的信念、行为以及病人自身的自我概念的？

随 WHO 研究而来的这些问题如此重要，居然没有成群结队的年轻人类学家前来响应，真是令人诧异。不过考虑到这个挑战的规模，人们有这种程度的抗拒是可以理解的。连易于观察到的公共文化的部分尚且难以被深入认知和描述，何况是去阐明文化潮流对一个心理疾患患者的功能的影响——后者要困难得多。而麦格鲁德的研究所挑战的，更超越了单单形容人们的行为，而是从一个近乎存在性的角度去解释这些人是谁。换做一个年轻的博士研究生，导师可能会建议另挑一个范围更清楚的选题。幸运的是，麦格鲁德不是初出茅庐的新手，而是已经处于职业生涯的晚期。她无须为了安全来定选题。她带着一种特殊的激情投入研究——是那种当一个人研究的方向与自己的人生志趣的方向相一致时会有的激情。

## 革命与疯癫

我在桑给巴尔的第四天，麦格鲁德领我穿过石头城迷宫般的小巷，去访问她研究的三户人家中的其中一家。那是一幢矮矮的白色房屋，面对着一片空广场，广场中央有一棵繁茂的大树。房子本身平淡无奇：单层的水泥平房，由四根柱子支撑的屋顶和连带的门廊，铁栏杆后的窗子紧闭着。这家人几年前搬走了，房子现在空着。墙上用红漆喷着斯瓦西里语“此屋不出售”。麦格鲁德告诉我这里就是哈米德(Hemed)[①]和他的女儿曾经生活并被诊断出精神分裂症的地方。一家之主是阿米娜(Amina)——哈米德的前妻，姬姆瓦娜(Kimwana)的妈妈。

与大多数桑给巴尔的家庭一样，这三人虽生活在一起但并不是核心家庭的关系。在麦格鲁德去探访他们的那些年里，这家里的人包括阿米娜的母亲、她的两个已婚的女儿和她们的孩子、一个正在上大学

---

① 本章所有病人名字都是化名。

有时不在家的未婚女儿、一个在本地教师学院的未婚的儿子、哈米德又聋又哑的异父(或异母)兄弟，再加上他的(收养的)姐姐和她的孩子。到了晚上，这座67平方米、8个房间的房子里最多时住了10个大人和10个孩子。

我们在广场边的矮砖墙上坐下来。我问麦格鲁德在她记忆中，是否那个房子里总是挤满了人。“不是呢，我印象里，那里更像是用车水马龙来形容，人们川流不息，不断来来往往的。”她说。她向我形容妇女们是如何一处在庭院里或屋子里谈话、做活儿。男人和孩子们则在外面，在有棚子的“baraza”[①]——就是房子前面一长条的水泥凳上。厨房里面也一刻不停歇——在从早到晚的各种做饭活动中，全家人都得到照顾，被喂得饱饱的。麦格鲁德最喜欢的一个斯瓦西里词语：zogo-zogo，就是一个拟声词，来形容这种有秩序的混乱。

光是这家里的人数，就给她的研究带来了不小的困难，她原打算写一下这个家族的历史和并测量家族的情绪温度。然而仅仅是粗略勾勒这个活跃的大家族的树形图谱都显得非常复杂。阿米娜，妈妈，看起来是她研究的焦点中心。全家的生活以她为中心环绕着展开。她是全家的磐石。

和许多桑给巴尔人一样，阿米娜也是斯瓦西里和阿拉伯混血后裔。18岁的时候，她和哈米德被父母包办结婚。她的父亲在哈米德父亲的种植园工作，哈米德是长子。与许多几百年前从中东移民来的阿拉伯

---

① 斯瓦西里语公共集会场所之意。——译者注

家庭一样，哈米德的父亲拥有一片丁香种植园，做香料贸易。阿米娜记得，20 世纪 60 年代，他们交往和婚后起初几个月，哈米德还很轻松愉快且相当迷人。可是好景不长，结婚后不到一年，他就有了首次精神症状发作。

并非巧合的是，哈米德初次发作的那段时间，岛上正在经历政局动荡。在多年属于英国殖民地之后，桑给巴尔第一次走上未知的自治政府道路。当时这里有 3 个政党、22 个贸易协会和 16 个党派报纸不断搅动起各方的愤怒怨恨。麦格鲁德认为，哈米德第一次精神错乱就是受到了当时社会动荡的刺激。

阿米娜记得，哈米德很喜欢谈时事政治，他常常在政治聚会后回到家，兴奋得无法入睡。他会整晚谈论各种派系的领袖和不停变化的政治同盟。几个月过去，这些东扯西拉的漫谈开始慢慢带有恐惧和政治迫害的味道。鉴于随后即将到来的种族和政治杀戮事件，他当时的担忧不能单纯说是偏执妄想。

很快，哈米德的独白演变成与一些看不见的人疲惫又不安的对话。他一些突如其来的举动也开始吓到自己的新婚妻子。

这种精神分裂的起病方式可以用压力—应激模型来解释——这个理论认为，使患者容易产生精神分裂的是其本身的生理因素，但触发疾病的是环境中的压力刺激。压力的源头可能来自各个方面，但研究者以往格外关注的是病人社会关系中的冲突事件。考虑到当时桑给巴尔历史上发生的事件，哈米德所感受到的压力一定是很强烈的。作为来自一个备受瞩目的阿拉伯少数族群的中产人士，他在不断升级的种族和阶层猜忌中很是焦虑。他卷曲的黑头发和明显的面部特征让人一眼就能认出他是阿拉伯后裔。对他而言，没有任何安全的政治庇护所。哪怕是他所属的党派——桑给巴尔民族党，也在内部分裂成一部分自认为非洲裔的党员和一部分带有阿拉伯血统的党员。谁也不知道可以信任谁。

到了年底，哈米德彻底崩溃了。他的大儿子九月出生后没有多久，他就因为在妄想发作时殴打自己的姨奶奶而被收进本地医院。第二年初，他被确认是精神失常。他的医疗记录显示，他有“肤浅的情绪，幻视和暴力倾向，(容易)暴怒，有妄想”。

新年的到来并没有带来丝毫政治上和缓的迹象。随着大选而来的是各种暴乱骚动，迫使英国从大陆派兵并宣布该国进入紧急状态。十几个非本土出生的阿拉伯人被杀，逾千人被逮捕。这期间，哈米德又住进了精神病院，而且一待就是 6 个月，直到他的女儿姬姆瓦娜出生前后才出院。

之后的 20 年里，哈米德因各种不同的症状发作前后八次住进医院，有两次接受电休克治疗。麦格鲁德查阅他的住院记录时，日期清楚地显示，他发病最厉害的时间要么是社会动荡(social upheaval)或家庭面临压力的同时，要么就是紧随其后。

1970 年，哈米德几乎整年都在住院，根据律法，得不到赡养的妻子被允许离婚，阿米娜于是离开了哈米德。不过，哈米德后来仍然回到这个家里来一起生活，他和阿米娜甚至又一起生了第 6 个孩子。之后，他因为中风，半边身体瘫痪了。阿米娜却视哈米德的中风为一件幸事。尽管他成了无用的废人，她告诉麦格鲁德，“可是中风彻底瓦解了他的暴怒和他想要打人的冲动”。

姬姆瓦娜，他们的女儿，小时候没有任何疾病的征兆。回忆起女儿小时候，阿米娜会称赞地说，她没有“重重的心事”。即使幼年时桑给巴尔岛处于动荡不安中，也不妨碍她是个很快乐的小女孩。她的妈妈和同学都记得她是班上最聪明的小孩。由于数学成绩特别好，她中学毕业后在财政部长手下谋到了一份职位。这是 1983 年，对岛上的女性来说是一段急速变化的时期。为了填补政治风波中受过教育的男子逃离国家后留下的空缺，成千的女性开始开进入职场领域。

开始工作没有几个月的一个周六晚上，姬姆瓦娜突然觉得坐立不安没法睡觉。深夜里，她一个人跑到房子外面，大声地开始乞求原谅。“原谅我吧!”她喊着，“哦，上帝啊，我做错了什么!”家里人没法让她镇定下来，他们觉得可能她是被鬼附身了。家人讨论下来，觉得有两种可能。一种是，他们觉得她可能是被一个先人的灵附身了，而这个先人很可能是一直在保佑姬姆瓦娜而众人都没有意识到的。由于她现在这么成功，却没有对这位祖先表达感恩，先祖的灵不高兴了。另一种是，也许有一个嫉妒她的同事通过巫术派了邪灵来。

到了深夜一点，姬姆瓦娜的大叫大嚷还不停息，家人只好带她去附近的医院。阿米娜记得她接受了检查，服用了抗霍乱药片，还被建议住院四天[①]。一周结束的时候，姬姆瓦娜回到了家，睡眠很好，而且也能回去上班了。

她那一周继续上班，但是接下来的周一又再次情绪不好，拒绝去工作。这一回，阿米娜用了传统偏方。她烧了一些混合起来的叶子、花、青草和海带，当地人认为这种烟熏的强烈气味可以驱走多种较弱的鬼魂。阿米娜记得带女儿去医院——一去医院她就“又正常了”。可是，虽然有间歇，好像有人说话的那种幻听最后还是反复出现到姬姆瓦娜身上。

## 他对我内心一目了然

15 年后，当麦格鲁德开始和这家人待在一起的时候，她的目的不是为了说明姬姆瓦娜或者哈米德的病如果在另一个文化环境下就会有另一种轨迹，那将是不可能被证明的，因为在民族志研究的学术领域里面不存在对照组。相反，她是为了记录文化信念和实践如何促成了这个家庭对精神分裂症的理解，影响了他们对待姬姆瓦娜和哈米德的方式。

首先，麦格鲁德想要了解，发疯的感觉是一种什么样的体验。哈

---

① 麦格鲁德拿医院的记录来和阿米娜的回忆对照时，发现有好些不一致的地方。姬姆瓦娜吃的药并不是抗霍乱药，而是一种镇静剂——盐酸苯海索。因为姬姆瓦娜接受另一种强力抗精神病类药物——氟奋乃静(fluphenazine)的注射，而盐酸苯海索可以预防这种药的副作用(side effects)——面部肌肉痉挛。

米德的精神分裂和中风使他严重残疾，她无法了解他头脑里面感觉究竟如何。姬姆瓦娜却不一样，她会有一些相对来说功能较好的时期，能够告诉麦格鲁德她对自己疾病的体验和印象。

姬姆瓦娜告诉麦格鲁德，她头脑里面那些声音通常是男性的，他们对她说话，就好像他们能够“把我的灵魂看得一清二楚”。这些声音对她说各种各样的话，但主题都是围绕她是个坏人。有时候，她会听见两个或更多男人议论她如何是一个不忠心又不尊重长辈的女儿和姐姐。他们联合起来没完没了地说：“她不爱自己的母亲”。一个声音会对另一个声音说：“她也不爱自己的弟弟妹妹。她不是一个属神的人，只不过是个没用的家伙。”有时候，他们会用谜语来诅咒她或是拐弯抹角地说些批评的话，比如，“从骨子里就令人可厌”。

尽管姬姆瓦娜知道自己的思维不稳定而且十分混乱，但她常常坚称，这些声音不是幻觉而是来自真实的人。此外，尽管她有时相信这些声音是从窗外飘进来的，但她的主观体验是他们能够看透她的思想和感觉。“我看不见他，但是他可以(看见我),”她告诉麦格鲁德，“他真的看到我很多方面。实际上，他对我内心能一目了然。他之所以能对我说话，就是因为他时刻能看到我，不管我在想什么他都看见。”

她头脑里有这些男人的声音所带来的最主要的痛苦折磨与其所信仰宗教规矩中对女性端庄稳重的要求有关。当这些声音伴随着她的时候，她感觉自己必须遵守一定的行为规范，就好像她实际上真的在这些男人面前一样。这时候，她不能洗澡，不能脱衣服，连上厕所她都尽量忍住不去。尽管有时候她觉得，当这些声音变得太苛刻的时候和他们争辩几句对自己有帮助，但她保持自己端庄体面的意识使她很难真的说出声来。

这种体面的意识还使得姬姆瓦娜迟迟不愿意指出这些折磨者的名字——她原来是认识这些声音的。他们是，那些在她家房子前面修自行车的男人们的声音，她这样向麦格鲁德承认。这个事实让麦格鲁德对姬姆瓦娜对现实的观察感到困惑，因为确实一天当中从早到晚大部分时间，这些修自行车的人的声音在房子里面都可以清清楚楚地听见。很难说姬姆瓦娜的幻听究竟有多少是来自窗外飘进来的真实对话，又有多少纯粹是她自己头脑里面的。

鉴于他们家房子的位置，姬姆瓦娜的妄想主要表现为插入式的幻听看起来是有道理的。屋前广场上翻滚的浪潮般的嘈杂声无论从音量、音质和复杂程度上来说都是相当厉害的。穿过广场在房子对面的是巴卡瑟尔女校，而紧靠着他们房子右边的是阿尔诺儿男校。随时随刻都能听见几百个孩子波浪一般的阿拉伯语朗朗吟诵声①。学校里传来的声音形成一种催眠般的背景声音，就好像浪花拍岸一样。

在这个声音之上还能听见的，是单个的孩子在广场上嬉笑打闹或喊人名字的声音。然后还有大人穿过广场办事的匆匆脚步声和树荫里面乌鸦不停的呱呱叫声。在这些回荡于铁皮屋顶和水泥墙之间的刺耳声音中，唯一一下子就能分辨出来的就是自行车修理工的说话声，他们一边干活，一边彼此聊天，或与客人闲谈。

---

① 我在 www. crazylikeus. com 网站上放了一段那个广场的录音。如果读者想听姬姆瓦娜家的声音环境，可以上网搜索。

考虑到还有家里这些来来去去的人，噪声可真是一刻不停。这么多的小孩子，尽管比起大多数桑给巴尔孩子算是很乖的了，但仍然不停地制造出喧哗声。而哈米德，尽管不能走路甚至不能自己洗澡，却可以拖长声音喊叫，而且常常叫个不停。家里好几个人都对麦格鲁德说，他们认为光是这些噪声本身就对姬姆瓦娜的病情起到了恶化的作用。毕姆库布瓦——兄弟姐妹中最西化的一个——跟麦格鲁德说，欧洲人的家庭小得多，所以他们的房子里面也安静得多。她充满同情地说："我们家里人太多，这地方实在太吵了。"

姬姆瓦娜常常说自己一个人的时候就会觉得好多了。不过以她幻听和周围总体的嘈杂来看，她显然不光是指独处，而且是能安静地独处。"我希望能自己一个人待着，"有一回她对麦格鲁德说，"只要和人在一起，我就觉得被他们缠绕住一样。我想要让自己平静下来，安静地，就是沉默地静下来。"可惜的是，在这样拥挤的家庭里，时间本身就是稀缺的资源，至于安静，那是根本不可能的。

## 家里的情绪温度

麦格鲁德没过多久就感受到阿米娜全家面对家里两个严重的精神疾患患者(外加一个又聋又哑的残疾人)带来的困难所表现出的惊人忍耐力。哪怕她已经和哈米德正当地离婚了，而且哈米德这么多年不停地发疯、失常、充满暴力，阿米娜和她的家庭仍然好好地照顾着他，这一点，是这个家庭单元的力量的证明。

麦格鲁德还注意到，家人对姬姆瓦娜的病也格外保持着一种非常放松的态度。当别人问起姬姆瓦娜的症状时，阿米娜会给出实事求是的回答。当麦格鲁德想知道阿米娜对姬姆瓦娜的妄想有什么想法时，她最多简单地回答，她的女儿觉得“修自行车的人爱管她的闲事”。阿米娜对麦格鲁德说，她并不同意她女儿所相信的事情，但是对这些妄想她并无论断和厌烦。至于其他许许多多的问题，阿米娜则一概回答“我没法知道”或者“我把这当作上帝的恩典，这是上帝的一个旨意”。

为了让我能更具体地感受到这个家庭的情绪基调，麦格鲁德向我描述了九月底某天的一件事情。那时全家刚刚经过了特别艰难的几个月。姬姆瓦娜刚刚从一次药物过量中恢复过来，而一场重感冒几乎打倒了家里的每一个人。阿米娜向麦格鲁德坦承，他们穷到连阿司匹林都买不起。尽管家里每个人差不多都恢复了，但全家还没回到正常的生活节奏。

麦格鲁德中午之前到了，一来就进厨房帮忙干活。她已经知道，比起抱着个笔记本蹲在角落里看，参与他们的日常家务是个更自然的观察方式。整个早间，她看到阿米娜为十几张饥饿的嘴巴准备了食物，与一个当地官员就交学费的问题讨价还价，分派家里人办各种杂事，还处理了好几个小麻烦，包括一大壶意外凝结起来的姜茶。在这一切之外，她还竭尽所能地防止孩子们(以及麦格鲁德)去打扰哈米德和姬姆瓦娜——他俩那天早上都比平时情绪更糟。

麦格鲁德在自己的笔记里罗列下阿米娜当天所面对的压力刺激。她遇到不断的财务压力，3 个一直需要照顾的家人，十几张嘴需要喂饱，还有一群需要保护和照看的小孩子。麦格鲁德划掉了一种解释发达国家和发展中国家精神分裂症患者愈后不同的理论，就是那个说法：传统的发展中国家的穷人的生活更简单，更少压力。麦格鲁德怀疑这种理论根本是出自西方人的幻想，他们自己被通勤、竞争和努力挤出时间给家庭搞得心力交瘁。我们希望世界上有这么一个地方——我们的生活能被提炼成令人满意的工作与亲密的人际关系的简单结合。但实际上，与世界上和任何别的地方一样，在桑给巴尔也找不到无压力的生活。

虽然有 zogozogo(斯瓦西里语，形容有秩序的混乱)和各种艰难，姬姆瓦娜的行为和她的缺陷仍然得到了家人异常冷静的包容。除了他们常常向麦格鲁德报告姬姆瓦娜的活动与社交让她评估她的健康状况，麦格鲁德极少看到阿米娜或家里其他人勉强姬姆瓦娜一定要表现得正常。比如，当姬姆瓦娜身体觉得好的时候，阿米娜会报告说，她洗了碗或者扫了地。但是阿米娜不会随意认为这种有效率的行为与姬姆瓦娜的健康之间有什么因果关系。这和西方职能治疗的基本原则是完全相反的——后者认为，精神健康的恢复之路就在于病人是否能有效做事或参与集体活动。尽管家人也把姬姆瓦娜能做家务看为健康的一个标志，他们却从不勉强她做事，假设那能让她好转。真的，当姬姆瓦娜状况不好时，家人允许甚至鼓励她什么都不做就只是休息。而常常当她在病中还想要出力帮忙做事时，家人会提醒她别勉强自己。

不过大部分时候，姬姆瓦娜都被允许在发病和相对健康的状态之间来来回回，不受家人的过多看管或评价。时而出现的病态行为并不会带来家人太多担忧或警告，而相对好转的时候也不会被热烈庆祝。这样一来，姬姆瓦娜自己并没有什么压力，不会认为自己是个得了终生心理疾病的病人。这和麦格鲁德在美国看到的精神分裂症的诊断状况完全不同。在美国，精神分裂这个诊断标签意味着一种长期的疾患，通常会直接定义病人的身份。

看重休息超过工作，对不正常行为的消极接纳而非积极鼓励或批评都表现出着整个家庭总体上平静沉稳的情绪基调。即便是在艰难的日子里，家里面对哈米德和姬姆瓦娜的紊乱的行为时仍然保持着宽容的气氛。麦格鲁德认为，这样的情绪基调不单是来自于这个家庭里面成员本身的个性，更是来自桑给巴尔文化的暗示。就这样，她以此为使命，致力于找出形成这种情绪气氛的真正根源。

## 情绪的表达与精神分裂症

早期对家庭情绪温度和精神分裂症长期过程关系的研究是 20 世纪 50 年代在英国开展的。临床医生们观察到，有些病人出院后，很短时间内就再次回来，而其他一些病人却能长期保持只需要门诊随访。由精神医学家乔治·布朗(George Brown)所带领的一个研究团队决定尝试弄明白这两组病人差异是什么因素造成的。他们开展了长期的开放式调研，目的就是鼓励这些病人的家庭从第一手的经验来讲述。答案没有对错之分；研究者就是试图提取出他们作为精神病患者的家人，对日常生活最生动的描述。首先他们把所有可以识别出来的情绪反应做好归类，然后追踪观察病人的长期表现，记录下他们复发的频率以及总体的功能水平。

一开始他们看的是那些病人恢复比较好的家庭，可是他们却找不出任何有预测价值的家庭成员行为。可是，当他们开始研究那些复发频繁的病人的家庭，就发现了具有预估性的因素。有三种来自家庭成员的情绪反应与病人的高复发率有关联。概括来说，这些反应可以总结为“高度的情绪表达”，他们常常批评，带有敌意，并且情绪上过度卷入。特别是，常常复发的病人的生活环境里面经常有至少一个亲人会规律性地批评他们或试图控制他们的行为。①

批评和敌意相对来说很容易理解。但是“情绪上过度卷入”，则需要一点解释才能让人明白。它形容的其实是这样一系列的行为表现：夸张地、戏剧性地自我牺牲表现，极度地投入，过度保护或者对病人的生活侵入式地干预。比如，有一个母亲被评估为情绪过度卷入，因为她报告说自己太担心儿子的病况，以至于她放弃了自己生活中所有的兴趣爱好。她报告说自己的全部活动就是照顾他，保护他，“就好像保护一颗珍珠或者宝石”。这个妈妈还说，因为儿子的困境，自己会常常十分心烦意乱甚至想开枪自杀、冲到马路上让车撞死或从自己家楼

---

① 研究外在表达性情绪(expressed emotion)的专家很谨慎地指出，他们并没有在情绪温度和精神分裂的发病两者之间建立什么联系。高度的情绪表达不是该病的原因，只不过是一个可以在很大程度上影响病程和愈后的一个因素。尽管情绪表达程度高的家庭和表达程度低的家庭之间有显著区别，也不是每个案例都是如此。也有许多情绪表达程度高的家庭里的精神分裂病人复发频率较低，反之亦然。同时也要注意的是，学者研究的不仅仅是亲属而已。对疗养机构的职员或精神病院的护士的情绪表达程度高低的研究也显示了类似的结果。

梯上跳下去。

研究者们已经发现，高度的情绪表达(emotional expression，EE)和一些其他的心理疾病的愈后表现之间存在着相关性，但是，没有任何疾病像精神分裂症一样在这个关系中有如此突出的关联表现。为什么这里头会有这么强的关联性？研究者们认为，这种被批评或不停地被查看、判断的体验正好和精神病的体验本身是平行重合的。换句话说，精神分裂的一个核心症状就是听见苛刻、批评和责难的声音——这不是巧合。众所周知，社会压力是精神症状发作的一个触发因素，好几个像心脏舒张压、皮肤导电率和皮肤电研究的结果都指向高度情绪表达的亲人与病人更高的压力感受之间的关系。当病人被这些情绪外显的亲人质问的时候，仪器显示他们的躯体压力明显上升。

家人高度情感表达和复发率之间的关联被证明在不同文化里面都有显现。1970－1980 年，有一系列的研究在这些国家和地区展开：丹麦，意大利，德国，西班牙，法国，美国北部(包括英国和墨西哥裔美国人)，中国，印度，南非，澳大利亚。在一篇从十几个研究项目的数据提炼出结果的文章中，研究者们注意到，那些有高度情绪表达的家庭里精神分裂症患者的复发率比其他家庭里的高出 3～7 倍。即便是考虑了首次发作的严重程度和药物影响，这关联仍然存在。而另一篇论文总结了 25 个研究项目得出的数据，研究者发现，在高度情绪表达的家庭里，精神分裂症的复发率是 50%，而在低情绪表达的家庭里这个比例是 20%。

## 上帝的祝福

麦格鲁德能够感觉到，阿米娜全家在对待哈米德和姬姆瓦娜时表现出的是较低水平的情绪表达，但是她花了相当一段时间才理解这样的情绪基调背后的文化源流。她用了大量的时间努力去梳理围绕桑给巴尔人的疯癫概念的相关信仰信念。和桑给巴尔90%的人一样，阿米娜全家信奉本民族的宗教。他们会忠心恪守信仰的教导，从经文中汲取力量，来面对日常生活中的困难。许多桑给巴尔人正是从这些经文中故事的记载里面不断吸取智慧，来面对日常生活中的困难。

不管是在经书里还是日常教导中，都有关于苦难和艰辛的观念，而麦格鲁德可以看到这家人对姬姆瓦娜和哈米德的态度深受这些观念影响。阿米娜常常与其他家里人说，他们的神不会让一个人承担超过他/她所能承受的重担。“我们家里有这样的困难，不过生活本就是这样的，”阿米娜谈到姬姆瓦娜和哈米德时总会这样说，“其他人有其他的麻烦。也许他们的房子被烧了。每个人都最了解自己的担子。”

麦格鲁德慢慢发现，这些话对他们来说真的不是空话。在这个家庭的信念里，面对艰辛本身就是偿还罪的工价的一种方式。只要他们不把疾病和灾祸看成惩罚或神的专制，它们就可以变成财富。不仅如此，他们还相信上帝会预备恩典给那些不光忍耐了苦难且在苦难中感恩自己有这样被试炼的机会的人。正由于此，阿米娜面对有病的和残疾的家人所展现的惊人的沉稳和坚定其实是她宗教信念的一种表达。

麦格鲁德在美国的基督徒当中也曾听到“上帝的旨意如此”这样的话，但是在桑给巴尔，拥抱苦难有着质的差别。尽管美国基督徒可能也相信上帝让困难和不幸降临，但他们更相信上帝给他们力量不只是接纳困难，更要克服它并学习一个宝贵的功课。在西方基督徒的宇宙观里，生命的艰难是让人有机会变得更强大并与上帝有更亲密的关系。在西方基督徒的观念里，上帝送来的重担是自强不息的契机。相比之下，阿米娜在她的宗教信念里面所得到的安慰，并不是鼓励她去克服困难或在困难中学习，正相反，接纳这个负担本身就是一种不断悔改的行动。

“我小时候所了解到的宗教主要是关于你相信什么，而不是你在每天的生活里面怎么做，”麦格鲁德这样对我说，“可是在桑给巴尔这里，宗教却和你做什么有更大的关系。你能看到人们怎么生活，怎么样一天五次祈祷并且在斋月里面斋戒。”在麦格鲁德看来，姬姆瓦娜，还有特别是哈米德所得到的稳定的照顾，都来自于这家人渴望证明自己配得上担负上帝给他们的重担。

有时，他们对负担的接纳看起来几乎有点宿命论的味道。但是麦格鲁德不会用“宿命论”这个词来形容他们，因为这个词所含有的消极内涵违反了人类学家保持判断中立的信条。不过，麦格德发现自己还是用了意思差不多，只是委婉一点的说法——“在逆境中默默顺应”和“把拥抱困难作为生活中自然而然的一部分”。她记得很清楚，有时候看着这家人竟然一点也不难过，自己惊奇的下巴都要掉下来了。有一次，姬姆瓦娜吃药过量进了医院。“他们既没有那种我好倒霉啊的吵吵闹闹，也没有坐立不安地搓手跺脚，似乎就跟处理别的事情一样泰然自若，”麦格鲁德这样回忆，“当我问他们我能点做什么，阿米娜说我可以拿一罐牛奶去医院给姬姆瓦娜。于是，我就送牛奶去了。”对麦格鲁德这样一个天生的斗士和问题解决专家，要花不少时间才能认识到这样接纳生命中的艰难有怎样的好处。

## 我们脑袋里的怪物

另一个和这家人关于精神分裂的概念有关的宗教信念就是鬼魂附身。对西方人来说，可能会很容易认定，要是人们相信有鬼魂附身这种事情，就一定会对心理疾病患者更加歧视。麦格鲁德记得自己小时候在美国听到的鬼魂附身的恐怖故事。这些观念其实更多是受流行文化的影响(比如，《驱魔人》这种电影)，而不是来自她从教堂里听到的东西。无论如何，在她的文化理解里面，这些围绕恶魔的附身故事都说，那些被附的人会经受极端的痛苦排斥。在基督教文化背景里，被附身几乎总是等于饱尝困扰，通常需要很夸张甚至有点暴力的医治干预方式。若要在生物化学解读和鬼魂附身这两者之间择一来解释精神分裂，大部分西方人都会认为，枯燥但更有科学基础的解释一定会比那些津津有味的鬼故事更少煽动情绪和歧视。可是，随着麦格鲁德慢慢了解阿米娜家庭对鬼魂附身的信念和看法之后，她却发现，他们的想法和西方基督徒是非常不一样的。首先，在桑给巴尔，被附身并不是一种很稀奇的体验，因此也说不上有什么惊人之处。而就像阿米娜对麦格鲁德所解释的，当地人相信我们“头脑里都有怪物”。

在桑给巴尔，关于鬼魂附身，有来自传统斯瓦西里文化和阿拉伯信念里关于 jinns(艰难困苦能塑造一个人的品格)的想法的复杂结合。这些附身在活人身上的灵魂常常不见得都是好的或坏的，但如果没有以恰当的方式对待的话，它们就会捣乱找麻烦。

一个从祖先流传下来的家族魂灵通常对附身的人有护佑作用。但是如果它被无视或得罪了，就会开始作乱。这些魂灵有种族、性别的它们自己的宗教归属。一个人被附身既有可能是意外，也有可能是中了巫术。巫师被认为会招魂和养鬼，然后用它们去害自己的对头。

鬼魂和活人的主要性格差别，麦格鲁德学到的，就是鬼魂通常我行我素、粗鲁、自私并且毫不掩饰它们的心情。(正因如此，它们有时被拿来和那些突然上门打扰又不好好打招呼的游客。)当一个人被鬼魂附身时，他/她就会常常触犯社交常理。比如，一个偶尔被附身的妹妹可能会打欺负她威胁她的哥哥。

因为岛上几乎每个人都相信鬼魂附身这回事，并且有过亲身经历，所以把心理疾病应用在这个现象的解释反而会有负面的效果，恰恰不会消除对精神病患的歧视。相信附身，让这些古怪的行为更容易被理解和原谅。就好像那个打哥哥的妹妹，有一个现成的解释，这些患者的家人会依据鬼魂附身的故事来解释这些异常或反社会的行为。

附身的信念还给了这些家庭一种主体感——于是他们可以进行各种社会允许的干预活动。“他们处理附身的问题，不像基督徒的概念中那样需要驱魔赶鬼，”麦格鲁德解释道，“相反，人们用各种巧妙的心思以食物和供品来讨好这些鬼魂，唱歌跳舞地祭奠庆祝它们。于是这些魂灵被安抚下来，安安生生不再作祟。”

比如，很常见的做法是把经文用番红花粉写在杯子的内边缘上，让它溶于水中，这样病人就实实在在地把神圣的话语喝进肚里。类似的，人们还会在入浴之前对着洗澡水诵读经文。这样做，能驱走异教的灵，而自己的灵则会变得安分守己。姬姆瓦娜觉得这些仪式能使人平静。她特别喜欢家人把小孩在学校学习背诵的短篇经文读给她听。“别人读，我听的时候，我心里面就清楚起来，”姬姆瓦娜说，“它告诉我们要顺服，耐心等候。我听着经文就得到安息。”

对麦格鲁德来说，这些做法的重点不在于有效地反驳精神分裂症的生物学病因理论，而是通过这些生动的例子，让人看到鬼魂附身这一说法如何使病人能够被继续容纳在社会群体里面。更重要的是，因为附身信念相信鬼魂随时来来去去，所以当病人在缓解期时就能获得更清白的健康通行证。一个生了病的人在相对健康稳定的时候，能够借附身的说法重新负起自己在家族团体里原有的责任。

无论从哪个方面看，相信附身都可以减少病人和其家人所承担的指责与羞耻感。毕竟，无论是上帝的祝福与负担还是魂灵世界的神秘都不在病人和其家人的控制之内。正如麦格鲁德所观察到的，“当人类不认为自己对自身的体验有着完全的把握与控制的时候，他们就不会深深害怕那些看似失控了的人”。

某种程度上，麦格鲁德这个西方人类学家越是积极地想要研究，这个家庭平淡的情绪氛围就似乎是越站在她的对立面上。有时候她必须提醒自己不要一直带着分析的眼神盯着他们看，不要那么狂热地只想着一边目睹他们的行为，一边记录和分类。

她记得有一天姬姆瓦娜邀请她一起坐在家里小院子的台阶上。从她生气的眼神里可以看出，姬姆瓦娜近来比往常多处于当下的现实里面。她坐着，光着脚，背靠着门框，感叹享受微风的感觉真好。麦格鲁德问她，自己来之前她做了什么事情，姬姆瓦娜就说自己在休息，但不是睡觉。

“当你休息的时候，会想很多事情吗?”麦格鲁德问。

“对，我想很多。”姬姆瓦娜承认。

“你想的是什么呢?”

“比如,”姬姆瓦娜回答，“刚刚我就在想，自己能不能好起来。”

这是个很好的起头。麦格鲁德感觉这是个很好的时机，可以多问一些她生病的体验。但是，她发现自己开始害怕这样就会破坏此时此刻的宁静平和。让生病的个体意识到自己的举止和思想正被监视、评判，麦格鲁德深知，正是情绪过度卷入的标志。于是，尽管她非常想再多问姬姆瓦娜一些问题，麦格鲁德还是把话题调转了回去，谈微风的感觉，坐在房子的阴凉里面是多么爽快。她尽可能地不去记录这个家庭的低水平情绪紧张度，而是让自己也跟着这样表现。

## 不同文化里的情绪

麦格鲁德记述阿米娜和她的家庭不是为了把他们写成英雄。在她眼中，他们最了不起的地方恰恰就是他们如此平淡地看待自己的牺牲。阿米娜从来不会暗示她给予自己患有精神病的瘸腿前夫的照顾是值得被称赞或有什么超乎常人的地方。因为许多别的家庭也拥有同样的宗教和文化信念，相信人们应该接受上帝所给的重担，所以阿米娜情绪平淡的自我牺牲在桑给巴尔是很正常的。

由于世界各地不同的文化是在自己的背景环境里面看待心理疾病，所以与这些疾病相关联的情绪的强烈程度是有差别的。研究者们已经发现，不仅是家庭与家庭之间，甚至在不同的文化，或同一个城市的不同亚文化之间，都存在不同程度的情绪表达水平。“具体来说，”詹尼丝·亨特·詹金斯写道，“一个文化会给自己的成员提供一套现成的情感和行为脚本，以应对各种生活状况，包括疾病……它会提供范例，面对病重的亲人时，人们应该或可能如何感受、如何行为。”在同一个地方和时代里面的人会对疾病有着相似的反应，换句话说，这是因为他们拥有的是同一个系列的文化脚本，如何扮演自己的角色是受到这些脚本的限制的。

不同的文化常常以差异微妙的不同表达方式来传递自己对行为的期待。看起来很小的不同，如疾病的名称，实际上却能带来很大的差异。比如，詹金斯注意到南加州的美国家庭里面，墨西哥裔美国人(Mexican Americans)比起英裔美国人在情绪表达上的分数更低，而墨西哥裔家庭倾向于用“*nervios*”(墨西哥语，“神经”“神经兮兮”)这个民间词语来形容与精神分裂有点关系的疾病。乍看之下，这似乎是个不太得体的词；“神经”常常可以用来泛指一大箩筐病症里面的任意一种，从头痛、眩晕、睡眠紊乱、暴力或愤怒的行为到情绪焦虑、不安或恐惧，都算。只要是让人觉得内心困扰不安的感受，就可以丢进“神经”这个诊断类别里面。这个词语的使用，显然是这些病人家属受文化所启示的一种选择性失明。说一个有精神分裂症的人只是有点“神经”，简直就等于告诉一个得了癌症的人他只不过是受了点风寒。

但是若细细审视，似乎在这个不当的用法背后有着难以言喻的用意。詹金斯看到的是，这个词正是某种策略的一部分——明明是个沉重的疾病，全家人却默契地轻描淡写。“神经”几乎不带有英裔美国人的“精神分裂”这个词所蕴含的那种糟糕透顶的言外之意。“神经”就跟被附身一样，被认为是一种暂时的状态。这就让病人和家人以更积极的态度看待疾病的缓解期。

这个带有盼望的说法同时也会鼓起共情的感受。在詹金斯的一个研究项目里，许多墨西哥裔的病人家属告诉她说，自己也曾患过“神经”，只不过是比较轻度的，所以他们可以理解自己家里病人的痛苦。“通过这种方式，”詹金斯总结道，“以‘神经’发作来理解这种疾病能够让家庭成员之前维持同病相怜的亲密感觉，因为这个患了病的亲人‘其实和我们一样，只不过是程度严重一些’。”这个标签和它具有的内涵让这些家庭仍然觉得生病的那一位还是家中重要一员。

单单是对精神分裂症的命名方式就能够对其愈后结果有影响，这再次表明了生理疾病和心理疾病的截然不同。一个正在扩散的癌症的病程不大可能由于我们如何谈论它而发生任何改变。然而，精神分裂症不一样，它的主要症状都是表现在病人与周围人互动时的复杂状况之中。这些互动中主要情绪基调的关键，某种程度上就在于环绕这种疾病所存在的是什么样的词汇与文化信念。

由于不同的文化有自己的词语和叙事传统，所以情绪表达的强度水平各不相同也是很自然的。将世界各族群比较的结果显示，英裔美国人的平均情绪表达强度最高。在一项研究中，超过67%的英裔精神分裂症患者家庭被评估为“高强度情绪表达”(high level of expressed emotion，以下简写为“高-EE”)家庭，而同一项目中，其他种族的家庭呈现高强度情绪表达(高-EE)的比例如下。

英国家庭：48%

中国家庭：42%

美国墨西哥裔家庭：41%

英国锡克教徒(Sikhs)家庭：30%

印度家庭：23%

欧洲后裔的美国家庭有着最高的平均情绪表达强度，这意味着什么？这是在说，美国白人对自己患有心理疾病的家人缺乏同情和关爱吗？

哈佛大学吉儿·胡莉(Jill Hooley)教授做了一项研究，来区分高-EE的人和相对他们没有什么强烈情绪的(低-EE)家人的差异。她同时给了这两组家庭成员一个心理学家称作“控制观”(locus of control)的简单测试，想要了解这些人在多大程度上认为自己对自己的生活拥有控制。她列出以下的陈述，问他们是否同意。

> 当我制订计划时，我几乎确定自己能保证它们行得通。
>
> 我相信一个人真的可以成为自己命运的主宰。
>
> 我只有得到外界的帮助才能搞定自己的麻烦。
>
> 发生在我身上的事情主要是由于运气的因素。

那些倾向于同意前两个陈述的被试者就属于内倾控制型。这一类的人认为自己是自己命运的主宰，能够通过意志和力量来改变自己的未来。而那些倾向于同意类似后两个陈述的人则属于外倾控制型——他们相信自己的生命主要是自身以外的因素在影响掌控。

胡莉发现，那些对患有心理疾病的家人非常苛刻的人都属于内倾控制型。他们对患者的苛刻评论并不表示残忍或漠不关心；他们只不过是把用来看待自己的一套关于人类本性的假设也用在了亲人身上。胡莉教授总结道："以内在倾向为基础的控制观反映的是一种面对世界时自视积极主动、资源丰富且强调个人主观能动性的取向。所以，对患有精神分裂的亲人苛刻程度高——这恰恰不反映这个家庭成员有什么消极特点。高度批评性(以及高强度情绪表现)实际上正与大家普遍欣赏的积极个性相关。"

所谓"普遍欣赏的积极个性"，是指在美国普遍被欣赏的个性。人们早就注意到，各个国家和文化对控制观都有不同的信念，也有相应的实践方法，比如，不同程度的个人主义(individualism)或集体主义，以自我为中心(egocentric)或是集体为中心的(sociocentric)的自我概念。在许多跨文化研究当中老生常谈的“美国人比较个人主义”其实是不折不扣的事实。

有一个设计精湛的荟萃研究集中分析了过去50年进行过的十几个跨文化研究的数据。密歇根大学(University of Michigan)的心理学教授达芙娜·欧伊瑟曼(Daphna Oyserman)和同事们汇总论述道，与世界其他地区的族群相比较，欧裔美国人的确“更加个人主义”——更崇尚个体独立……对当代美国人而言，个人主义不单是好的，而且是最典型的美国精神内核。

从最积极的角度去看，这些情绪高度卷入的家人相对来说更加充满盼望，因为他们一直确信患病的家人只要能有坚强的个人意志，就应该能够克服这些症状。胡莉教授和一位同事在关于这个话题的另一篇论文中总结道：“人们有理由怀疑，某些文化的特定价值观(比如，宿命观)所引起的是对心理疾病患者更少的责怪和更多的温和的看法。对比起来，尊崇个体性、个人成就和主观能动性的文化面对精神疾患的紊乱行为时，则可能更在乎责任与控制权的归属。”

在《疯狂：一个父亲对美国心理健康乱象的探寻》(*Crazy: A Father's Search through America's Mental Health Madness*)一书中，皮特·厄利(Pete Earley)生动地记录下了当孩子有严重的心理疾病发作时，西方父母的普遍反应。一个典型的父亲形容了自己面对儿子精神分裂发作时的情况：“我跑去图书馆，开始读关于心理疾病的书……我想的是：‘不，我一定要解决这个问题。’这是你作为父母的本能第一反应。你要解决这个问题。我还想，‘我可以找到能帮助他的人。我要把他治好。’”这种强烈的奋起精神既让人敬佩，又常常令人心碎。因为精神分裂症是无药可治的，所以那些主动出击，试图治好家人的家庭常常对结果感到十分挫败。而他们强烈的关注，尽管是出自对疾病怀抱盼望的积极参与，却恰恰可能是使症状加重的因素。

“人们如此害怕心理疾病，心理疾病被如此污名化，都是因为它象征的是西方观念中所崇尚的人性本质的反面，”麦格鲁德这样认为，“我们的文化高度地推崇自我控制以及掌控周围的情境，所以我们贫乏可怜到无法设想这样一种心理状态——灵活易变、较少限制和控制，比我们自己的更加开放，愿意接受外界的影响。”

## 当生物医学理论到来

麦格鲁德在桑给巴尔访问的所有精神分裂病人都多多少少接受了一些受国外训练的医生的治疗。在该国处于共产党执政之下时，曾有来自德国和中国的医生，近几年，医生大多来自美国和英国。时间一长，医生给桑给巴尔的心理疾病患者开具的各种精神类药物已经和世界上其他地方常见的药物别无二致。

麦格鲁德在桑给巴尔做精神疾患研究的那些年里，她目睹了心理疾病的传统信念开始与生物医学理论结合的过程。对某些家庭——如阿米娜这样的，这样两种信念并不见得会产生冲突和竞争。古怪的行为是被一个灵魂附身——这个信念可以与医生给的药能改善她女儿的生活这样的信念同时存在。人们根本不需要先相信这是“大脑疾病”才开始吃药。

不过，对另一些她研究的家庭，西方精神分裂理念则产生了更复杂的影响和问题。

莎琳·阿尔米亭蒂(Shazrin Al-Mitende)43 岁那年，麦格鲁德开始定期访问她的家庭。她与 5 个成年家人还有 10 个孩子生活在一起。10 个孩子当中有一个有发育障碍。莎琳的同母异父哥哥阿卜杜勒里达是她的主要照顾者，他生活中大部分时间都用在了照顾妹妹上。把莎琳和她的家庭推荐给麦格鲁德的研究项目的男护士觉得阿卜杜勒里达是个出色的看护。

阿卜杜勒里达自己显然也十分同意这个评价。第一次见面，他就向麦格鲁德列举了自己照管妹妹生活的种种方法。他说：“我放弃了自己的事情为了要照顾她，这是很有必要的。”“我现在就像是她的奴隶，”他还说，“她说‘给我拿水来’，我就去拿水。其实本来是她该给我倒水的。”

随着麦格鲁德慢慢认识这个家庭，她了解到莎琳的病史(Case history)。她出问题是从 1968 年开始，那时候她才 13 岁，首次发作是一天晚上——天上一轮新月，预示着斋月快要结束了。莎琳和一群女眷亲戚们正坐在一起，互相在手掌上用凤仙花汁绘制图案。一个月之久的白天禁食斋戒即将进入尾声，这样的集体美容是为了接下来的宴会和家族团聚。她和女眷们在一块儿的时候，突然有一只黑猫走过屋顶，惊吓到了她。第二天的宴席上，她告诉家人，自己觉得身体过热，不舒服。当她妈妈让她躺下来，帮她脱下新裙子的时候，莎琳突然失控尖叫。接下来有好几天，任何劝慰都安抚不了她。

因为她的行为可以追溯到看见那只黑猫，所以一开始大家都同意她怪异的破坏性举止背后是有鬼魂附身。莎琳的爷爷曾经做过邪教的术士，有人说他曾经在家里的场院里面招魂。所以有些家人和邻居猜测，爷爷死时，他过去招过的鬼魂里面有一个跑了出来，附到了莎琳身上。

莎琳的家人带她去看本土传统医生。他们沿着斯瓦西里海岸线东跑西颠地去咨询各种医治者，从德雷斯萨拉姆到巴加莫约、坦桑尼亚的汤加。为了看病，甚至远赴肯尼亚的蒙巴萨。有一次，治疗师把她的头发剃光了，在头皮上切了一些小口子，把草药揉进去。其他治疗师用了这个方法试图把这个魂叫出来，和它商量，安抚取悦它。还有个治疗师擅长通过给病人作画来诊断病症。然而不管怎么努力，莎琳都没有什么好转。

就在这个过程中，他们邻居里有一个年轻人成了医生，在当地精神病医院工作。他说服莎琳的家人，下一次她再发作，行为失控的时候该带她去齐当果彻昆度精神病院。于是，几周后，莎琳再度发作的时候家人请警察一起把她送去了精神病院。此时莎琳仍然只有 13 岁，可是这个吓坏了的女孩却被关在病房里，和成年的精神病患者待在一起。她早期的住院记录里面写着，护理人员注意到她虽然显得心事重重、坐立不安，但大部分时候是理智的。

这段时间里她曾短暂地被一位叫查尔斯·斯威夫特(Charles Swift)

的美国精神科医生治疗过。这位医生当时对坦桑尼亚心理疾病医疗的发展演变有很大的影响。他于1966年来到当时刚成立的坦桑尼亚，原本只打算待两年，可结果一住就是8年，大部分时候都在坦桑尼亚大陆的医院里工作。从坦桑尼亚卫生部的角度来看，斯威夫特是位天赐良医。他来的时候，是全坦桑尼亚唯一受过专业训练的精神科医生。

斯威夫特每个月从德雷斯萨拉姆飞到桑给巴尔一次去访问当地精神病院，主要任务就是去诊断疑难病例。这些病人当中，就有小莎琳。她记得第一次看到美国人的时候十分害怕。“他很吓人，”她说。正是斯威夫特首先给她下了精神分裂的诊断。

莎琳对斯威夫特“吓人”的评价与他自己在回忆录《坦桑尼亚的日子》(*Dar Days*)里面所呈现的那个对人关爱有加且相当谦卑的形象有巨大的出入。他记录说，自己对在该国遇到的前英国殖民者身上所表现出的骄傲态度十分不屑。尽管他显然为了增加自己的文化敏感度下了不少苦功，但同时，他对自己的专业能给这个国家带来有价值的贡献也深信不疑。他显然视自己与那些内、外科医生一样，把最先进的诊疗技术带到这些当地临床工作者缺乏知识和资源，无力对抗疾病的地方。

他虽然谦虚，却也没有放下自己在西方世界所拥有的精神卫生专家的身份。回顾斯威夫特在坦桑尼亚的职务，他会把任期延长6年并不令人奇怪。在新泽西时，他只不过在一个中等规模的儿童健康发展中心工作，但是在坦桑尼亚，他却在整个国家建立精神卫生系统的工作当中独挑大梁。不但全国各地都在治疗心理疾病的方方面面征求他的意见，他也常常是政治人物和达官显贵的座上嘉宾。

在他的回忆录里，斯威夫特明确地强调，这种对灵魂和巫术根深蒂固的信念是当地人民的一大问题。在他看来，能以清楚而又冷静的西方诊断代替这些本土信念不啻为一个明显的进步。斯威夫特的希望就是，通过提供这些西方知识，他可以帮助扫除这些迷思——在他看来，这些迷思会导致对精神病人的贬低和歧视。而对莎琳，他的诊断就产生了深远的影响。

在接下来的 20 年里，莎琳十几次出出进进精神病医院，住院时间长短不一。总的来说，她青年早期有五分之一的时间都在齐当果彻昆度精神病院度过。她的记录显示那期间她服用过各种不同的药物，包括，曾有一度每两周服用一次 55 毫克这么大剂量的抗精神病性药物氟奋乃静(fluphenazine)。另外一段时间，医生让她每晚服用巴比妥类催眠药。20 世纪 70 年代末期，她还接受了一段时间的电击疗法治疗。有些药物引起了癫痫样的抽搐发作，让她的嘴唇和手都会不受控制地颤抖。

西医对莎琳的影响还不只是她在医院所接受的这些治疗。在她生病的过程中，她的同母异父哥哥阿卜杜勒里达越来越疏离了传统医治的信念，越来越接近西医对妹妹的治疗理念。他觉得西方医疗和西医对心理疾病的信念更加符合他作为一个受过教育的现代人的自我身份认知。

阿卜杜勒里达对西方精神病理论的理解来自一系列不同的渠道。从医院的医生身上他学到了很多东西。在麦格鲁德访问的所有家庭里面，阿卜杜勒里达是唯一一个能够区分出精神分裂的症状和抗精神病性药物的副作用(如抽搐和增重)的。他也是唯一一个明白莎琳的有些药是用来控制其他药物的副作用的。

他还从其他地方获得信息。比如，听了一个关于药物治疗抑郁症的美国之音广播节目后，他得出结论：西医和一种药物能够治好她妹妹不受控制的大哭大叫。按照阿卜杜勒里达的理解，生化取向的医学暗示他妹妹的精神已经破裂瓦解了，但是通过药物能够修好。

麦格鲁德开始感觉到，她所看到的正是一个典型的过分卷入的例子——她观察到的正是阿卜杜勒里达试图去管理妹妹生命的每一个层面。尤其引起麦格鲁德兴趣的是，他运用自己对这种疾病的生物医学的知识来证明自己对妹妹生活的掌控是有道理的。视自己为西方医生们的同盟，阿卜杜勒里达会对妹妹固执地拒绝变好表现出强烈的挫败恼怒。不管他和医生怎么努力，莎琳都似乎对自己的恢复没有什么动力，这一点让他觉得特别难堪和生气。他一边回忆一边告诉麦格鲁德："我告诉她，'我为你做了一切的事情，你应该停下这些出格的行为，给我一点鼓励'。"

麦格鲁德有这么绝佳的位置来观察生物医学取向的解释如何影响了阿卜杜勒里达对待妹妹的态度。有时候，麦格鲁德甚至会被违心地拽进他们的互动关系当中。对阿卜杜勒里达而言，麦格鲁德是现代西方知识和权威的代表，他要努力趁她在自己家的时候证明自己的观点和行动都有医生和知识人士来撑腰。

当麦格鲁德来他们家的时候，阿卜杜勒里达很骄傲地向她流利地背出莎琳的每日作息活动。他尤其乐于显示自己对妹妹的月经周期十分了解，具体到她的经期哪天开始哪天结束。他还会报告她最近的好的和坏的表现。“她大概三天前流血就停止了，但是状况还是不好，”在一次典型的访谈中他这样说。他如此公开地谈论莎琳生活的这些方面，实在是吓到了麦格鲁德。一位哥哥谈论妹妹这些事情，是明显违背了她在桑给巴尔别处观察到的规则和体面。阿卜杜勒里达的生化医学概念废除了正常的行为规范。相似的是，他也常常当面大谈特谈莎琳的事情就好像她听不见他说话一样。每到这种时候，她就会出神，然后盯着地板，拒绝对任何人有所回应。“这就是问题，”妹妹又一次情绪呆滞的时候，阿卜杜勒里达这样说，“她根本不在这里，她整个人都被罩住了。我告诉你我能看出来。”

无须多言，这样被强行抓进一个把莎琳本人排除在外的工作联盟对麦格鲁德来说是很不舒服的；她担心自己的出现会助长阿卜杜勒里达更加歧视自己的妹妹。她在自己的田野笔记里写道：“我觉得越来越难以写下关于这个家庭的事情，连去访问他们也越来越困难。这些事件……让我确信这家人的互动肯定是加重了莎琳的痛苦，而现在我也被不情愿地卷进了这个过程。”

最终，阿卜杜勒里达对西医理论的全面认同起到了剥除当地本土信念的效果——这些信念正是麦格鲁德在桑给巴尔的其他家庭中观察到的。和姬姆瓦娜的家庭不同，莎琳的家族没有一个安全的港湾来接受这样的信念：上帝降疾病在她身上其实是一种祝福，是一种该去拥抱的负担。这些信念被另一套观念所取代了——这些观念允许阿卜杜勒里达不再把妹妹看作一个完全的人，且认为自己对她生活的苛刻掌控是理直气壮的。

## 生物医学语言在西方的兴起

过去的两代以来，西方心理学家和精神医学家都在世界范围内推动对心理疾病的生物医学取向观念。他们的论点就是，生物医学观念能够减少人们对这些疾病的污名化。就连病人和家属的声援组织，如美国的 NAMI(National Alliance for the Mentally Ill，全国精神疾患同盟会)和英国心理健康慈善机构 SANE 都一直持续地提倡这个观念：精神和心理疾病应该和生理疾病等同看待，应该被视为“大脑的疾病”。

西方精神卫生界专业人士创造了“心理健康素养”这个术语，用来形容这一整套他们在全世界推广的观念。那些接受了西方生物医学疾病观念的人们就被视为是更有“素养”的。比如，世界精神医学协会(World Psychiatric Association)主持的一项研究中，当被试者说精神分裂症是一种“使人衰弱的疾病”时，研究者就用“知识丰富”和“城府老练”来形容被试。而另一个研究项目把认同“心理疾病也是一种疾病，和其他病一样”这种说法的被试标明为“对心理疾病患者有着丰富的知识、善意中立理解和支持性态度”。

这逻辑看起来无懈可击：一旦人们相信心理疾病的症状不是个体的选择，也不是超自然的力量作祟，那么罹患疾病的人就能免于被责难。这种大脑疾病的论述会减少公众将心理疾病归罪于个体的生活选择或脆弱的人格个性。此外，人们也比较不会把恢复之艰难与病人缺乏意志或动力关联起来。通过怪罪基因和大脑的生物化学失衡，个体就能逃脱被污名化的可能。

研究结果显示，在过去的 50 年中，我们的世界逐步接受了这种用医学模式来看待心理疾病的观点。尽管这些变迁最主要是在美国和欧洲，但类似的转化在全世界都有文字记录报告。当人们被问到心理疾病的原因时，研究项目中各个国家的被试者越来越多地会提到“化学分泌失衡”“大脑疾病”或“遗传原因”作为心理疾病产生的一部分原因。这种全球性的变化表现了精神健康专业人士、制药公司和病患声援组织赢得的来之不易的胜利。

不幸的是，随着专业精神健康人员和为病患声援的组织不断赢得这场修辞和概念的战斗，他们在面对心理疾病污名化的整场战役上却同时在节节败退。

对 1950－1996 年的态度研究显示，人们对心理疾病的害怕在此期间稳步地增加。类似地，在德国有一项研究发现，在 1990－2001 年，公众想要与被诊断为精神分裂症的患者保持距离的意愿明显增加。

试图搞清楚这种歧视现象抬升的研究者发现了这个令人惊骇的联系。结果就是，往往那些接受了关于心理疾病的生物医学和遗传学信念的人正是那些最不想和病人打交道的人，他们认为精神病人十分危险、充满不可知因素。

这般令人遗憾的因果联系已经在全世界的许多研究中被证明了。比如，一项在土耳其展开的研究中，那些把精神分裂行为指认为 *akil hastaligi*(大脑疾病或理性思维能力的残缺)的人更有可能坚称精神分裂症患者行为暴力，不该允许他们在社区里自由往来；而那些认为精神分裂是 *ruhsal hastagi*(灵魂或内在心灵紊乱)的人则比较少有这样的看法。另一项研究看的是德国、俄罗斯和蒙古的人群，学者们发现的是“不论在什么地方……对精神分裂症生物因素的强调都与更大的社会疏离表现出相关性。”这项研究的论文作者总结道，“在公众当中宣传疾病的生化概念并不能促使人们减少对心理疾病患者的疏远”。

看起来问题就在于，对于类似精神分裂症这种疾病的生物化学和遗传角度的解释其实携带着一种潜在的假设：比起被生活事件伤害的大脑，由生物化学失衡或遗传变异所导致的故障大脑坏得更加永久、彻底，更加不正常。“遗传学的理论可能会以一种不对称的方式起作用，”宾夕法尼亚大学的研究员杰森·施尼特科尔(Jason Schnittker)写道，“它们一方面推崇这样一种观点：心理疾病没有个人原因，病程也不可控，病势只会越来越顽固。另一方面，遗传论会夸大心理疾病的危险程度，就这个而言，(他们暗示说)精神病患者就算已经就医了，也仍然有暴力的风险……遗传论让病人比实际上看起来更加‘高风险’且有威胁性。”

在一个戏剧性的实验里，来自亚拉巴马州蒙哥马利市奥本大学(Auburn University)的教授，希拉·梅塔(Sheila Mehta)很有效地展示了这些心理疾病观念是如何转化成人与人之间的行为的。在她的研究中，受试对象被引导认为自己在和一位搭档共同参与一个简单的学习任务——那个搭档其实是研究方的同谋。实验开始之前，搭配的双方彼此交换了一些个人经历背景信息，其中，同谋者告诉被试者自己曾患心理疾病。然后同谋者会说“(我的疾病是因为)当我小时候发生了一些不幸的事情”(社会心理角度的解释)，或者说“我得过的病就跟其他病一样的，影响的都是我的身体化学平衡”(疾病模型的解释)。这个学习实验要求被试者应该按要求教会同谋者按某个特定的规则去按一系列按钮。而如果同谋者按错了按钮，被试者给反馈的唯一方式就是从微弱到“稍有点痛”的电击。

对测试数据分析下来，麦塔教授发现，在这两组听到搭档给出不同解释的被试者身上出现了戏剧性的差异。那些相信自己的搭档得过“和其他病一样的毛病”的被试更快地给出了更重的电击回应，而那些相信自己的搭档曾因童年经历而得了心理疾病的被试相比之下则较慢增加电击的程度。梅塔教授由此总结道：“这个研究的结果显示，当我们听到疾病术语描述人们的心理或精神问题时，我们实际上可能就会用更严厉的态度对待他们……我们说自己会很和善，但是我们的行为表现出相反的结果……相较于心理社会观念，疾病模型观念会使人产生对心理疾病患者更不友好的评估。”她补充道：“这种把患有心理疾病的人看作有病的人的观念会把这些人区分出去，且会导致我们把他们看作生理上异于常人的怪人。生化变异的观点几乎把他们完全变成另一个物种了。”

的确，这样的动态过程正是麦格鲁德在莎琳和她的哥哥之间观察到的。令人惊异的是，哪怕已经有了 40 年实证研究的证据说明生物医学或大脑疾病的信念会加强心理疾病的污名化现象，西方精神卫生专业人士仍旧继续大肆鼓吹这些观念。

## 仅仅是化学而已？

一天下午，麦格鲁德带我去齐当果彻昆度精神病院，这个医院在石头城市中心几千米之外的地方。医院的园区由几栋围绕着大院子的泥灰抹墙、瓦片屋顶的白色单层建筑构成。有一个接诊区域，病人和他们的家人坐在长凳上等待看医生，一个档案室，还有一块区域用烧木柴的炉子来准备饭食。麦格鲁德带我去参观她很多年前帮助设立的职能治疗室。过去病人画的几百幅图画仍旧挂在墙上。

病人的住院区分为两个区域，一个是开放的病区，住的是那些被认为对自己和他人没有危险的病人；另外一个病区有两片上锁的病房，住的是更加严重的男女病人。在院子里，我遇到一个年轻男子，和他聊了起来。他正在生一个小炉子，要煮开水泡茶。他的英语说得无懈可击，有着美国口音。我还以为他是医生或者护工，直到他告诉我说，自己是从坦桑尼亚大陆过来在这里长期住院，因为他的医生们也要趁这个时间来给他的躁郁症药物做一些调整。他很兴奋地和我讲话，说自己曾经在亚利桑那州上大学，对美国有着十分美好的回忆。

过了一会儿，两个警卫领我来到上锁的男子病区。有好几分钟，镶着铁栏杆的窗户另一边有几个男人冲着我激动地用斯瓦西里语说话。在他们身后，我可以看到另外五六个男子待在敞开的公共区域，有些在睡，有些在不停地摇摆。

以我的文化背景，我那时没有办法相信这些人都是被鬼附身的。说实话，我很难认为心理疾病的生物化学解释是一种可被替代的文化“信念”或“叙事”。简单来说，我觉得这就是一种科学的真理。可是，当我回顾自己在齐当果彻昆度精神病院对加锁的病房短暂的访问，我开始对自己这些确信背后的意义产生了些许疑惑。

如果你问我，比如，精神分裂在基因方面意味着什么，我会说，家族有精神分裂历史的人会有更大的患病风险。尽管这个在统计上看起来是对的，但基本上我对精神分裂症的遗传先兆这个话题的实际知识也就仅限于此。我对与精神分裂相关的大脑化学异常问题的了解同样也只是有限的一点点。所以，尽管我深深相信对于精神分裂症的生化医学理论解释应该是对的，这种确信背后并没有一个生物化学或遗传学学位支持。

如果这些信念如此轻飘飘无根基，为何我还是继续牢牢地坚信它们？关于心理疾病的这些信念——在美国和在桑给巴尔一样——首先是一种群体成员身份的宣告和见证。借着表明我的生物医学观念取向，我已经把自己归类为那种“老练”地拥有对心理疾病的“知识”的人了。我把自己看作是和医生、生物医学研究者、临床治疗师和科学家同一国的。注意这一点，和相信鬼魂附身观念的桑给巴尔人不同的是，我所认同的这一群人是不把精神病患者囊括为“自己人”的。

且不论他们客观上是对还是错，一种对比文化信念的很有意义的方式就是来问这个简单的问题：哪些文化信念更倾向于把病患排除在社会群体之外，而哪些则允许这些患病的个体留在里面，仍然是群体的一部分？

病人自己和他们的家人所写的报告很清楚地表明，生物医学观念可以多么令患者感到耻辱。比如，D. A. 格兰杰(D. A. Granger)——他在进入哈佛医学院的第一年就被诊断为精神分裂症，许多年后他对当时的经历这样写道：

有好多年……我深深地认为自己是个有缺陷的生物个体。……这对于那些观察研究心理疾病的人可能的确是有价值的视角，但是对我，作为一个(被观察的)对象，这样的一棵观念之树只结出干涩无味的果实来……

我体内化学失衡；我真的感觉不到那些东西。

我体内化学失衡；我真的体验不到那些东西。

我体内化学失衡；我真的没有去想那些东西……

多了不起的洞察啊！整个人类的悲喜剧——爱、苦难、狂喜和快乐，仅仅是化学而已。

著名作家杰伊·努格鲍恩(Jay Neugeboren)写到自己患有精神分裂的弟弟时，直接问道："(假如他)……不是紧紧抓住自己的疾病和病史作为自己这些年来正式、真实又独特的一个部分的自我——那么他，这个 52 岁的男人，还剩下什么？"

我们让那些被诊断为精神分裂症的病人和爱他们照顾他们的家人接受这种大脑化学不正常的说法，丝毫未曾顾及这样做的后果：贬低的，恰恰是构成患病个体的自我身份感的观念。的确如格兰杰所说，事实上，健康的人也不喜欢用“大脑化学”这一套说法来解释他们自己的情绪和感受——这正说明了这种说法是多么令人反感，多么抹杀人性。当我们坠入情网，妒火中烧，与孩子玩耍时兴高采烈，或是体验到宗教性的狂喜时，我们不会用幸运的或不幸的大脑化学合成来形容自己的体验。可是，我们却不停地说这种大脑化学的理论对减少心理疾病患者的羞耻感有用。把一个人全部的看法和信念简单化为“就是化学失衡”——还有什么比这个更令人感到耻辱的？这正是一种常常把患病的人推到群体之外的理论，让那些继续留在社会群体众的人，就像梅塔观察到的，视病人几近为“另一个物种”。

## 学得到的，学不到的

我有好几次问到麦格鲁德，关于她在桑给巴尔所做的精神分裂症的研究，有什么是我们可以学习的。她给了各种不同的可能，最明显的是一个关于谨慎方面的忠告。简而言之，就是我们要重新审视为何我们的干预工作在世界其他地方似乎表现出了比在工业国家更好的疗效。

但是我不满意仅仅得到这么一个警告。身为一个美国人，我的本性里就有一部分对于不能做什么不感兴趣。就像那些情绪高度卷入的照顾者一样，我更关心如何解决问题。我要学到一个积极的功课，哪怕一些行动或改变的建议也好。所以我继续缠着麦格鲁德不放，求她给一些具体的建议。有什么是她在桑给巴尔的研究中学到的功课，并且可以拿到美国来帮助那些心理疾病患者的？

在我到了桑给巴尔一周以后的一天下午，近黄昏时分，麦格鲁德和我坐在她那石头城的小小公寓里，等着卡西姆从他女儿丧仪最后一天的追悼仪式上回来。麦格鲁德在叠洗好的衣服。此行到这时，我们已经很熟悉彼此，只是，我觉得自己像一个赖着不走的房客。我按下自己的采访机录音键，再一次地问她我们能从当地人对待重性精神疾患的方式上学到什么。这一次，她没有再用理论来回答我的问题，取而代之的，她给我讲了一个故事。

她和她的前夫——一位我称为埃德的非洲裔美国人，在结束了她在桑给巴尔一年的研究回去的时候，很难重新安于美式的生活。麦格鲁德重新回到教学的职位并努力赶出她的博士论文。两人的婚姻关系有点艰难，而且常常会因为钱的事情冲突。

麦格鲁德说，埃德自打从非洲回来以后就总是觉得不满足。他尝试了几个不同的生意，但都没什么起色。有一度他甚至和一个很有野心的多层金融营销集团搞在一起。他会去参加那种好像灵性复兴大会一样的讲座，听那些具有煽动性的讲员告诉与会者他们如何可以通过兜售这个公司的人寿保险或者招募更多人加入来获得巨大的财富。麦格鲁德直觉地感到这里头有点不明不白的勾当——他们的保证好得有点像天上掉馅饼——但她又非常希望丈夫找到自己的成功和幸福。与此同时，埃德开始了一个卫生保洁的生意。在麦格鲁德的帮助下，他买了一辆面包车和一些清洁用品，和周围的一些餐厅签订了保洁合同。

“他开足马力，日夜无休，”麦格鲁德说，“与此同时，我们愈加陷入债务的泥潭，因为不停地砸钱在创业初期的投入上。”

大约在此期间，麦格鲁德去费城参加了一个会议。在外的时候，她打电话总是找不到埃德，这十分不寻常。她在西雅图机场降落后，他来接机然后两人一起出去吃晚餐。埃德没怎么说话，而且看起来情绪格外冷静。当他们回到家，麦格鲁德开始不舒服，就好像食物中毒吃坏了肚子一样。回头再看，她猜测是不是当时自己的身体已经感受到了什么，只是意识层面还未能理解。

第二天早上，埃德对她说自己要出去了。她就说自己要睡会儿懒觉，多休息一下。过了好几小时他都没有回来。直到下午一点钟，警察打电话来说，她丈夫的车被抛弃在路边，引擎没有熄，门大开着。

怕他遭遇了抢劫，麦格鲁德立刻拿起电话联系了一些朋友帮忙。车子拖回来之后，她又打电话给各个医院和警察局，询问是否有伤者被送去的报告。超过 24 小时以后，他们才发现埃德已经被警察抓了起来，且已经在皮尔斯县看守所过了一夜，因为他不停地嚎叫，还把自己的衣服都撕烂成条。

麦格鲁德后来才把他失踪时间里发生的事情拼凑起来。弃车出走以后，埃德一直顺着一条川流不息的公路跑。然后，他拐到了铁道上，一直走到了 10 英里之外的雷克伍德镇。到了那里，他闯进别人的后院，爬上一辆皮卡车的车斗，然后开始把上面装的东西扔的满院子都是。“这种都是精神症状里的躁狂部分发作时人们才会干的事情，”麦格鲁德说，“这些事完全无厘头，他们也无法向你解释为什么当时他们觉得这么做是好主意。”

他们花了一整天才通过警察系统找到埃德，因为他把自己的身份证件丢了。问他叫什么名字，他只会回答：“他们叫我爱德华先生。”麦格鲁德立刻明白怎么回事了。“爱德华先生”是他们在桑给巴尔的时候朋友和邻居们对埃德的称呼。

找到了他之后，麦格鲁德那一天接下来的时候都花在搞清楚怎么把他保释出来上。填完文件表格之后，她被告知回家等电话——她就乖乖照办了。下午晚些时候，她先生果然出现在门口——他被释放了，但是没有人电话通知她去接。他就一个人穿着监狱里发的连身衣在冻雨里走了好几英里回来。

她帮埃德洗了个热水澡，其间他一直来回摇晃，一会儿哭一会儿笑。她试着安抚他，让他入睡，可是他坐立不安、神思恍惚。于是她只好陪着他一直醒着，直到最后实在撑不住自己先睡着了。她醒过来时，发现埃德满屋子横冲直撞。他已经把后院里的好几棵小树苗给拔了出来，此刻正把厨房和客厅架子上的东西全都打翻在地。

她打电话请朋友过来帮忙让埃德平静一点，主要是看着他别把屋子都给拆了。他们试着劝说他去看医生，但他似乎听不懂他们在说什么。有时候他好像发呆，整个人一片空白，又有时候他会尖声嚎叫，发出动物似的叫声。费了老大的劲儿，大伙才把埃德的注意力分散过去，让麦格鲁德有机会去求助。

教过许多关于精神卫生和相关法律的课程，麦格鲁德相信自己了解整个系统。比如，她知道，要强行把埃德送进医院的话她需要先证明他对周围的人和财物构成危险。那个部分做起来比较简单，埃德顺利住进了普吉特湾医院。难的部分在后头——知道该怎么说才能让他出院才让人伤脑筋。

第二天，麦格鲁德去了医院。那里相当破败。(卫生部门很快就要查封这个地方，因为他们有很多项违规，包括常年人数超过上限，精神病房里面存在性侵事件，以及在存放医疗用品的本该保持消毒的房间里不断发现死虫子和老鼠的排泄物。)与许多其他急性精神病性躁狂患者一样，埃德的狂躁迅速退去。他现在平静清醒，告诉麦格鲁德他很怕住在医院里面。他说他想要回家，也愿意好好去看医生。麦格鲁德很确定如果她可以在医院外照顾他，他的状况会更好。于是她想："好吧，帮他出院回家。"

可是，已经被触发的系统这时可不能让他走了。随后的两个星期里，她与医生、律师和法官来回斗争。她见的第一个医生想让埃德一下子就同时开始吃五种不同的精神病药物。麦格鲁德知道药物可以帮助他，但认为应该采取更保守的用药方式。她特别反感的是拘禁听证会上的那个法官——明显的是基于埃德的种族来对他妄加臆测。"这个人做了药物检查没有?"他反复地问，即便完全没有任何地方提到埃德的狂躁症是由毒品引起的。

她对这个危机的反应和阿米娜被动的接纳相比简直是天壤之别。麦格鲁德时时刻刻都激情投入地在各方面维护自己的丈夫。她能看出自己得罪了不少医生、律师、护士和与她打交道的办事人员。"他们常常把我当成个讨厌鬼来对待，"她回忆道，"他们对我就好像我情绪上过度地卷入了一样。”

到头来，那些她通过在桑给巴尔研究精神分裂症而领悟到的东西根本帮不了她什么。她还是回到自己的文化里头，而那许多她曾亲眼看见、细细记录的桑给巴尔的信念和做事方法根本不适用于她现在的状况。的确就是简单得不能再简单的逻辑。麦格鲁德和她先生独自生活，没有亲近的家属可以依靠。他们虽然有信得过的朋友，但这些朋友也有自己的工作和其他的责任，并且，他们大多住在十几英里之外的地方；不可能指望他们长时间来照顾或者看着埃德。麦格鲁德和她的丈夫大部分时间只好独自面对自己的困难。

麦格鲁德的确有尝试一个策略。埃德曾经有宗教信仰，而且他开始相信自己这次的精神症状可能是上帝计划的一部分。他认为，也许，上帝促使他发作，因为他想要麦格鲁德更懂得心理疾病。“我觉得相信上帝在天上这样决定，这种想法有点自我中心，‘她需要多领悟一点’,”麦格鲁德回想着说，“但是我说，好吧，如果埃德觉得我们这样想有好处，我没问题。这是有帮助的。我在桑给巴尔的经历让我没有回他一句‘狗屁不通’。”

她还表示愿意陪埃德去教堂，但是她试图帮埃德创造的宗教叙事是一贴无效的药膏。宗教不是一剂可以随用随取的缓解药物。它要么真实地存在于一个人的生命和周围的环境当中，塑造着一个人的自我概念，要么就不存在。对阿米娜和她的家庭来说，宗教和灵性生活对他们生活的渗透，就如同那些孩童唱诵经文的声音每天飘荡在他们的房子里面一样。麦格鲁德和她的丈夫本就没有这样的信仰氛围和无处不在的信念可作依靠，况且，不出所料的，他们事到临头才试着要去信奉的基督教也并没有带来什么安慰。

竭尽所能，麦格鲁德还是无法模仿阿米娜所散发的那种令人平静的默然接纳态度。相反，她发现自己时刻关注着埃德的行动，注意是否有精神症状的苗头。当他没拧上牙膏盖子的时候，她发现自己会疑惑"他没把盖子盖好是不是因为思维过快奔逸？"她开始彻底地重新审视他们的整个生活。她开始怀疑两人当初开始约会那几年的美好记忆。他那时就那么有趣有魅力，是不是因为原本他就有点躁狂倾向？最终，他们的婚姻顶不住疾病带来的压力。"一旦你戴上西方精神诊断的眼镜来看你所爱的人，"麦格鲁德说，"那就很难回头了。"

当麦格鲁德讲完这段往事时，她正坐在客厅的法式斜榻上，天已经全黑了，她就坐在黑暗中。靠近赤道的地方，太阳落山很快，整个岛上停电已经快两个星期了。空气闷热而凝滞。我们就这样坐了一会儿，听着公寓窗外石头小巷里面人们脚步的回音。

"大团圆的电影结尾应该是我在桑给巴尔学到了关于精神分裂的什么东西，然后用在了自己的危机状况里面，"麦格鲁德说，"然而心理疾病的故事大多没有什么圆满结局。"

## 音　译

回到美国以后，我和麦格鲁德继续保持着邮件联系。偶尔我会问问她的男友卡西姆，从丧女之痛中恢复得如何。在这些邮件往来中，麦格鲁德承认说她自己仍然不清楚他脑袋里面在想什么。尽管她知道那么多关于不同文化中情绪表达的差异，她仍然忍不住担心他失去女儿后怎么情绪如此淡漠的样子。

麦格鲁德告诉我，葬礼几天后她不小心听到卡西姆接听一位亲戚的电话。这亲戚刚刚听到女孩的噩耗，要从坦桑尼亚大陆过来参加追悼。麦格鲁德听见他对亲戚说“Tumeshapao”，意思是说“我们已经平静了”或者“我们已经恢复了，我们没问题”。当他挂上电话，麦格鲁德实在忍不住，觉得要问他是不是真的感觉恢复了。从外表上，她无法看出他的情绪，但她想知道内心里面他是否感觉哀伤。她并没有看到他为了女儿的死而哭泣。

他解释说，在那个电话里他只是为了让那位亲戚别花钱，别这么麻烦从大陆跑来岛上。他告诉麦格鲁德自己常常会想念女儿，但是一想到他已经为她好好地办理了所有神圣的宗教仪式，他就感到些许安慰。她的遗体已经好好地用布条裹起来，周围用有弹性的芦席缝了起来。他抬着她下到公墓，甚至亲自下到墓穴来安置她的遗体，确保她侧躺着，面朝麦加。

稍后，在另一次对话中，他告诉麦格鲁德，自从女儿过世以后，他开始无缘无故地半夜醒来，都是在他那次接到电话差不多的时间，然后就很难再入睡。等他终于再次睡着，却总是被栩栩如生的噩梦侵扰。

麦格鲁德猜测，是不是他没有表达出来的哀伤渐渐恶化成抑郁。卡西姆却有不同的解释。他相信自己在墓地埋葬女儿的时候沾到了什么不安的鬼魂。几天以后，他去了一个当地学校，付了一点钱，请一群男孩为女儿的灵魂唱阿拉伯语祝祷词。那个学校的教师给了他那段经文的音译，这样他就可以用斯瓦西里语来发阿拉伯语的音。从此，他每晚都用自己不懂的话背诵一遍经文，然后就一夜安睡到天明。

## / 4. 日本——抑郁症的大市场行销/

这些事让人胆寒的地方之一就在于，无论是谜团还是另有丑闻，整个事件的走向和一代人的思维意识就任由关键位置上的那少数几个人决定了。

——大卫·西里

我去蒙特利尔的麦吉尔大学拜访劳伦斯·科迈尔(Laurence Kirmayer)博士，他在自己满架书籍的办公室里约见了我。之所以去拜访他，是因为他有个特别棒的故事要讲给我。我以前就听说过他与制药巨擘葛兰素史克(Glaxo Smith Kline，GSK)有过私人的接触，也接触到这家公司为了给自己的抗抑郁药物赛乐特(Paxil)开拓一个市场所动用的惊人资源。

科迈尔博士本人一副标准的学者模样。他说起话来，用深沉富有权威的嗓音，一说就是完整的一个段落。他脑袋硕大，面孔很宽，淡灰色的胡子密密地一直长到颧骨上。他稍有倾斜的左眼很符合他的举止。如果你看他左侧的脸，他的表情是专注而集中于谈话上的。但如果你看他右侧的脸颊，他看起来目光就好像越过了你，正在看稍远处，像是在寻找一个词语又好像是在苦苦思索什么。

说起他被葛兰素史克款待的经历，科迈尔坦承自己并不习惯坐拥万贯家财。他本身并不贫寒。作为麦吉尔大学社会与跨文化精神医学系的主任，他过得体面优渥，薪水之外，他还有一份私人精神科诊所的额外收入。作为《跨文化精神医学学报》(*Transcultural Psychiatry*)的主编，他在某些圈子里非常知名，在人类学或精神卫生相关的会议上，他常常被一群一群仰慕的研究生或同侪团团围住。可是，他去开这些会议的时候，都还是坐经济舱。

他回忆到，他第一次意识到自己其实一点都不富裕是 2000 年的秋天。当时他接受了国际抑郁与焦虑共识团体(International Consensus Group on Depression and Anxiety)的邀请去参加两个费用全包的会议，第一个在京都，几个月后第二次会议在巴厘岛。

接受会议邀请一开始看起来并不是一个困难的决定。尽管他知道会议的赞助资金来源于葛兰素史克制药公司之下的一个教育基金。①但是在精神医学领域，来自医药产业的资金支持学术性会议并不少见。当他查看其他受邀出席者的名单时，那上面所有的名字他都认得。那些都是该领域内颇具影响力的临床治疗师与精英学者，主要来自法国、美国和日本。会议主题“抑郁与焦虑的跨文化问题”正是他的研究专长。更妙的是，他的一位年轻进取的博士生北中顺子(Junko Kitanaka)正好

---

① 尽管其总部在英国，葛兰素史克的主要部门都在美国。其消费产品部也是设立于美国。美国是葛兰素药物的单一最大市场。

就在日本，即将完成她关于该国抑郁症历史的博士论文；如此多学术巨星的聚集无疑好像给她的研究加了推进器一般。除此之外，与会者还有机会在《临床精神医学》(*Journal of Clinical Psychiatry*)的副刊上发表他们会议的论文报告。“我虽然没有觉得毫不犹豫，但还是很快就决定去。”科迈尔回忆道，“反正，对我不会有什么不利啊。”

他最开始察觉到这可能不是一个单纯学术会议来自于对方送来的机票。这是一张价值约一万美金的头等舱机票。第二个警讯来自于会议组织者通知他说，本次会议内容没有任何可能对外公开。他的博士生北中不能来参加。未被邀请的同行或媒体也不得进入。

2000 年 10 月初，他一到京都就发现，会议住宿之奢华是他从未体验过的。他被引入酒店的一块专属区域，服务生奉上饮料的同时，有一位美丽的女士为他填写入住资料表。他住的是一间富丽堂皇的套房。沐浴的水已经放好，上面还洒满了玫瑰花瓣，滴入了素馨花精油。餐具柜上有一个托盘，里面盛满珍奇的水果——他唯一能认出来的就是山竹。

“这可是戈登·盖柯级别的待遇——我一辈子都没见过这么豪华的场面，”①科迈尔微笑着回想这段经历。原来那些富人就是这么生活的，他意识到——或者，更准确地说，那 0.1%的最富有的人是这么生活的。“这种奢华程度远远超过我个人所能承受的，有点吓人。我很快想到这里头有点蹊跷。我开始猜想：我做了什么，配得如此礼遇？”

---

① 1987 年好莱坞电影《华尔街》中主角盖柯(Gordon Gekko)以一句“贪婪是件好事”(Greed is good)闻名全球，由这个名字指代大亨级的豪华。——译者注

科迈尔十分清楚，制药公司常规性地赞助专业会议和教育性的论坛，这类的活动同时也是市场推广的论坛。制药公司用各种方法引诱、鼓励学者和临床治疗师来参加这些会议，这也是众所周知的事实。他们会招待一个有处方权的医生免费打一轮高尔夫或者一顿高级晚餐，换得对方出席关于某个新药药效的一小时会议。在医药界这种做法就和房产中介兜售分时度假屋所用的手段一样。

但是，国际抑郁与焦虑共识团体组织的这次关于抑郁症和焦虑症的集会很明显从一开始就和那些普通制药公司的老把戏不一样，这不仅仅是因为他们提供的待遇如此奢华。这群学者在一间豪华的会议室刚开始他们的讨论，科迈尔就很快意识到在场的葛兰素史克公司代表根本没有打算向这群人推销他们的产品。会议上几乎没怎么提到这个公司的抗抑郁药赛乐特——该药几个月后就要在日本市场上市。相反，他们看起来对洗耳恭听学者的讨论更有兴趣。他们来就是为了学习的。"当时大家关注的不是药物,"科迈尔回忆道，"他们没有试图向我们推销药品。他们只是有兴趣了解我们在文化如何塑造疾病体验这个方面有些什么见解。"

随着会议的进行，科迈尔慢慢开始认识这些制药公司代表。他意识到他们并非来自广告或市场部门，更不是那些劲头十足的销售人员。他最多能看出来这些都是收入极高的个人学者，在最高端的学术讨论中也能沉着应对，不管谈论的题目是后殖民理论还是全球化进程对人类心理的影响。"这些人统统拥有博士学位，且熟知这个领域的论著。"科迈尔说，"他们显然是在尽可能地了解我们在这些话题上彼此想要探讨什么。”

以这个会议的时机来看，我们可以理解这些受托于葛兰素史克的智囊团成员何以对文化如何塑造疾病体验有如此强烈的兴趣。自20世纪90年代以来，被称为选择性血清素再摄取抑制剂(Selective serotonin reuptake inhibitors，SSRIs)的一类新型抗抑郁药物兴起成为当时的特效药——至少从它们为各制药公司创造的利润来看，它们简直是奇迹。单是1990年，SSRIs的领先区域里销售就增长了18%，总计超过130亿美元。虽然这些销售额大部分仍来自美国，但广泛的共识是利润巨大的国际市场还有待开发。

的确，那些最畅销的SSRIs药物里面还没有任何一种在日本上市，这有点不可思议。而12年前，百忧解就已经列入美国的处方药了。是何原因让这些制药巨头如此反常地小心谨慎？显然这并非日本人回避西药。相反，当时的美国药厂每年向日本出口价值达500亿美元的药物。通常的说法是，日本病人去看医生，那么医生至少也要开点药，否则病人就会觉得被看不起了。

但是礼来制药公司(Eli Lilly)——当时拥有百忧解，在SSRI药物市场角逐中的位于全球前列的领跑者，却已经在20世纪90年代早期就决定不去争夺日本市场，因为该公司的高层认为，日本人不会接受这种药。更准确地说，他们不会接受这种疾病。“这些人的抑郁的态度是很消极的，”礼来制药公司的一位发言人这样对《华尔街日报》(*Wall Street Journal*)表示。她所指的，是日本人对于抑郁在本质上就和西方人有不同的理解。这种理解使得日本几乎不会有多少人愿意服用和此病相关的药。

大部分其他 SSRI 厂商也跟随礼来，暂停了动作。在日本，通过药物审批程序是一场昂贵的赌博。当时的规章要求西方市场上已经有的药物仍然要在日本进行完全针对日本人的大规模人体试验。这意味着好几年的投入和数百万美元的耗资，即便这样，药物仍然有很大可能通不过临床试验。假如这药不存在市场前景，没有公司会愿意做这种无谓的投资。

日本制药公司——明治制果(Meiji Seika)株式会社率先从这群制药企业中出来，耗时 10 多年在日本进行 SSRI 类药物兰释(Luvox)的日本人体试验项目。这个药是他们从瑞典公司苏威(Solvay)手上取得授权的。在读完彼得·克雷默(Peter Kramer)1993 年的书《神奇百忧解》以后，明治制果总裁北里一郎(Ichiro Kitasato)感觉在日本市场有一个尚未被开发的机会。他 1996 年对记者说："公司里面的人说日本的病人太少。但是我看了美国和欧洲，认为一定有个很大的市场。"

葛兰素史克是第二家加入竞争行列的公司。在 2000 年这个京都会议之前的几年里，该公司已经花费了巨资，投入大量资源，打通日本国内的政策监管和官僚系统等各个关节，为赛乐特的上市开启了绿灯。亲眼看见过 20 世纪 80 年代百忧解如何横扫美国市场，制药公司高层深知尽早抢占市场份额的优势。葛兰素史克当然不愿意让兰释成为日本唯一的 SSRI 药物。

但这两家公司都面临同样的问题：没人能保证日本的医生会开具此药，也没有人知道日本民众是否愿意接受这种药。问题就在于日本的精神科和西方的不一样，很少关注普通的抑郁人群；而是几乎只针对重性心理疾病的治疗。相应地，谈话治疗(心理咨询)在日本几乎不存在。对于那一小部分被诊断出严重的心理疾病的人，长期住院是常见的做法。平均来说他们在日本的精神科医院都会住上超过一年时间，而在美国，这个数字只有 10 天。因此，尽管在日本有一个关于抑郁的精神医学术语：utsubyô（忧病），但它形容的其实是一种和精神分裂症一样长期且令人绝望的精神疾患。忧病是那种让人根本不可能正常工作，甚至无法假装正常生活的疾病。更糟糕的是，至少从赛乐特(Paxil)在日本的未来销售角度看，忧病被认为是一种很罕见的疾病。

在京都的这次会议上，科迈尔开始明白葛兰素史克公司对文化塑造疾病体验的强烈兴趣是怎么回事了。为了让赛乐特一举成为日本畅销药，仅仅拿下忧病那一小角市场蛋糕是远远不够的。他们的目标是要从最根本的层面去影响整个日本对悲伤和抑郁的理解。换句话说，他们在学习如何将一种疾病营销出去。

为了尽可能地转变日本公众对抑郁的意义的看法，葛兰素史克需要深刻复杂地理解这些信念原本是如何形成的。科迈尔慢慢明白，这就是为何该公司邀请他和他的同行们来到京都，并待以皇室般的礼遇。葛兰素史克需要他们的帮助来解决一个文化上的难题——这难题的价值可以数十亿美金计。

从这个会议的记录看来，葛兰素史克的钱算是没白花。会议期间，这些杰出的学者和研究者发表了各种极富洞察的演讲报告，话题领域涵盖日本的精神医学史和日本公众对心理疾病的观念变迁。在场的日本著名精神医学家们对于勾勒出日本公众目前在抑郁和焦虑方面的信念也有格外的贡献。

杏林大学(Kyorin University)精神卫生系的田岛治(Osamu Tajima)教授和另一位来自东京的精神科专家告诉在座的这群学者，日本公众对本国一直居高不下的自杀率表现出越来越多的担忧。他描述了每年都有几十位中年男子徒步进入富士山脉深处的所谓“自杀森林”的地方然后用绳子上吊自杀。他还形容了东京的中线铁路沿线几乎隔三岔五就被迫中断服务，因为有白领职员在通勤路上卧轨。

田岛教授还详细叙述了日本的精神卫生医疗服务体系在该国整体医药卫生组织架构中的位置关系是怎样的。他报告说，精神医疗服务当下正处于一个关键的转折期。日本民众对情感障碍、抑郁的担忧，对高自杀率需要社会关注的渴望都在迅猛增加。同时他也观察记录到抑郁症的西方观点和症状清单——拜 DSM 在这个专业的影响所赐——是如何在年青一代日本医生、精神科医师当中日渐站稳脚跟。“日本的精神医学正在经历一段重大的改变，”他总结道。这种改变对于葛兰素史克，无疑是个好消息。他十分看好由精神医学的全球标准化所预示的即将到来的改变。“采用国际通行的诊断标准和精神医学技术，能带来极大的好处，帮助评估患病率，还能提高诊断的准确性。”此外，即将进入他的国家的药物所体现的先进科技也令田岛教授印象深刻。他说：“新而有效的治疗选择，尤其是 SSRI 类药物，能为减少日本社会的抑郁和焦虑障碍做出贡献。”

会议第二天午餐以后，轮到科迈尔教授发言。他的学术生涯中，充满了各种论文著作，记录世界各地抑郁症的不同表现，以及这些差异背后所蕴藏的意义。他所发现的，是每一种文化都有这样一类体验和西方概念中的抑郁在某些方面是对等的：一种心境状态和一系列的行为，和失落或失去他人有关，或是丧失了社会身份或个人动力。但同时他也发现，不同的文化对上述的存在状态都有自己独特的表达、形容和理解。

他告诉这些学者和制药公司的代表们，一个尼日利亚男子是如何有可能体验到抑郁在其文化中的特定形态，并将它形容为脑袋里有火爆的感觉。而一个中国农民则可能只说肩膀痛或者肚子痛。印度人可能会说自己损失了精液，或者心往下沉，或觉得燥热。而韩国人也许会告诉你他有“火病”(Hwabyeong，“fire illness”)，就是觉得肚子里面有烧灼感。来自伊朗的人或许会提到感觉胸口闷、紧，而美国印第安人也许会用孤独的近义词来形容抑郁的感受。

科迈尔观察到，类似抑郁的状态，不同文化常常在他称为“解释模型”的方面有所不同。这些文化信念和故事有一种引导个人把注意力带入特定的情绪和症状，并脱离他人的效果。在一个文化里，当一个人开始感觉到一些模糊的内心不适时或许会去寻找自己肚子痛或肌肉痛的印证；而在另一个地方另一个时间，另一种类型的症状会被认为是合理的。文化的期待与个体的经验这两者之间的互动，接下来导致的就是症状在循环中放大。简而言之，这些信念，无论是关于一种疾病(如抑郁)的原因还是症状抑或疾病的过程，一般都是能自我应验的。正是这些解释模型在病患的头脑中制造出带有文化期待的疾病体验。

科迈尔警告在座的学者们，如是种种差别很容易被人们忽视——尤其当临床工作者或研究者使用来自 DSM 对抑郁诊断的症状清单的时候。

了解这些差异诚然重要，但是，由于这些带有特殊文化差异的症状常常蕴含着疾病原因的宝贵线索。比如，美国印第安人的症状是觉得孤独，很有可能是反映一种被社会边缘化的感受。而韩国人感受到的“火病”——上腹灼痛，是在表达一种人际关系中的不适或对不公正的一系列体验。

差别还不只是这些五花八门的不同症状。严格来说，并不是每个人都觉得可以把这些体验算作疾病。科迈尔记录了一些在美国医生看来可以被归类为抑郁的感受和症状，在其他文化里面常常会被看作类似一种“良心道德”的东西，促使集体和个人去探究社会、灵性与道德上的不和谐因素。科迈尔论证到，如果我们用一刀切的方法来看待世界上各种抑郁的感觉，我们就可能会掩盖这些体验所暗示的社会意义和回应。

的确，从全世界范围来看，是西方概念中的抑郁——特别是美国人的这种，在文化上是最特殊的。科迈尔告诉与会者，美国人在这两点上非常独特：他们既愿意对陌生人公开表达情绪和难过的感觉，又非常倾向于将心理痛苦视为一种医疗健康方面的问题。由于其他文化的人们通常以社会和道德的意义来解读如此的内心痛苦，他们寻求慰藉的来源通常只会是家庭成员或者族群里面的长者或精神领袖。在超出自己社会圈子的范围之外寻求医生或精神卫生专业人士的帮助，在这些传统下是无法理解的。

制药公司的代表们非常认真地听完了科迈尔的报告，并诚挚地向他表示感谢。直到今天，他也不确定他们从他的讲座上真正吸取到了什么。结尾的时候，科迈尔的评论可以从两种途径来理解。一方面，它们可以被看作一个警告，呼吁人们尊重和保护关于人类苦难体验的文化表达的多样性。从这个角度看，他就好像一个植物学家，向一个伐木公司讲授森林的复杂生态系统。另一方面，他说的也可能正是葛兰素史克希望听到的，就是围绕某些疾病(如抑郁)的文化概念是可以被影响的，甚至经过一段时间后被转化。这一点他在基于这个报告所撰写的论文当中有十分清楚的说明：

> 抑郁和焦虑的临床表现作为一种功能性的表现，不只是来自病人的种族文化背景，也来自于他们所处的医疗服务系统，以及他们在媒体中接触到的诊断分类和概念，与家人、朋友和医生之间的对话。

在这个日益全球化的世界，他说，这些概念是：

> 不间断地跨越种族、文化、阶层和国家的界限互相交换、更新转变。在这样的背景下很重要的一点就是要认识到，精神医学本身就是一个国际性亚文化的一部分——可是它喜欢把自己的分类标签强加于整个世界，即便有时并不符合当地的情况且从未完全抓住病人的体验和担忧。

换句话说，关于抑郁和自我的文化信念是可塑的，对从一个文化出口到另一个文化的信息是会有所回应的。一个文化可以塑造另一个文化的人民如何归类一系列症状，替换掉自己原有的解释模型，并重新划分哪些是正常的行为和内心状态，而哪些又是病理的。

科迈尔做完这次报告以后好些年，才慢慢开始体会到自己与葛兰素史克的短暂交道中的讽刺。“像我这样的人，之所以进入文化精神医学领域，就是因为我们对文化的差异有兴趣——甚至就好像生物学家珍惜物种多样性那样，珍惜这些差别。”科迈尔这样告诉我，“而文化精神医学者有时竟然沦为这些试图操控文化差异的全球市场机器的仆人……以便从这些差异中获利，这是多么讽刺的一件事。”

我问科迈尔他有多清楚地确定葛兰素史克的确意在改变日本人对抑郁的感觉。“十分明显，”他说，“我所目睹的，是一个跨国制药公司努力地重新定义心理健康的语言。这些变化有着深远的影响，触及对人性的文化概念，以及人们如何过日常的生活。而这正在全世界范围内发生着。这些公司正在颠覆长久以来关于疾病和疗愈的文化信念。”

这个京都会议最后达成的共识文件为葛兰素史克公司既提供了行动计划，又做出了市场战略。在这份文件中，国际抑郁与焦虑共识团体发出警告：抑郁在日本普遍没有被足够重视，但西方科技即将伸出援手。“临床证据显示，在对抑郁和焦虑的一线治疗方案中运用 SSRIs 药物大有裨益。”这份文件这样总结。

回顾过去，科迈尔现在可以看清楚这家公司是如何利用这个会议为一次大规模市场运作来开端的；该公司的代表们认清了文化的挑战并翔实地扩展了与此共鸣的文化议题——这些议题正是接下来关键的几个月、几年里他们试图着手操纵的。其中包括：在日本，自杀是未被诊断的抑郁症的指标；SSRIs类的西药有被证实的先进疗效；全科保健医生应该使用简短的三分钟问卷来帮助诊断心理疾病；不完全符合抑郁诊断标准的病人仍然应该被看作是有病的；日本人必须重新审视工作和工业化的社会压力——这些可能是应当经由SSRIs来治疗的抑郁症表现。这些自信满满的结论为葛兰素史克即将开始的日本文化大改造奠定了基础。

## 霍乱时期的精神病学

接下来几年内，在日本产生并迅速崛起的抑郁症话语在很多方面看来都是令人吃惊的。葛兰素史克，以及其他SSRI制造商所掀起的市场推广运动引发了一场文化上的地震，而其余震至今仍隐约可辨。而且，正如地震表现的是地壳板块慢慢累积数十年的构造压力，葛兰素史克傲人成功的背后也有日本文化历史中隐性的力量在铺平道路。

要了解葛兰素史克是如何在新千年伊始日本这样的经济萧条中取得巨大的成功，我们需要先花点时间来和一位熟悉这片土地历史的向导谈谈。讽刺的是，最了解抑郁症在日本的文化历史的人正是北中顺子——那位被2000年京都会议拒之门外的研究生。自那年以后，她完成了自己的获奖博士论文——《不适的社会：作为精神科学产品的当代日本抑郁症》，还在被誉为“日本的哈佛”的庆应义塾大学(Keio University)获得了副教授职位。

来到这所大学的人很快会注意到，庆应的建筑意在营造一种牛津——常春藤大学的味道。北中工作的地方位于三田校区，红砖建筑的一个个拱门形成校门的样式，长长的步行道通向大银杏树环抱的庭院，到了秋天满树灿烂发光的金黄。正如这建筑风格所显示的，西方对日本学术界(尤其是科学和医学)的影响早已存在。

当我问北中，要追溯西方对日本心理健康趋势的影响，我们该推回到什么年代，她的建议是 19 世纪中叶。当时，德国的神经精神医学和神经衰弱的概念——神经紧绷的疾病——首次渗透入日本的专业人士圈子和流行文化当中。

文化最容易在社会变革和动荡的时候接受外来的人性观，而 19 世纪后半叶的日本恰逢其时。江户时代——幕府将军的统治即将结束。而此前 250 年来，日本一直相对处于和西方潮流隔绝的情形，医学与科学都在西方影响之外。在漫长的江户时代里，日本人主要是以“yo-jo”(养生)的概念来看待健康问题。这个概念是在七世纪到十世纪从中国传来日本的。养生将健康与节食、意志的控制、运动和禁欲联系在一起。它关注的不是如何去除疾病或者如何长寿，而是社会关系上的健康，包括道德、文化和教育。

在这段时期，最符合现代抑郁概念的词应该是 *Utsushô*(日本传统的“抑郁”概念)，形容生命力量或者“气”郁结凝滞的状况。这种郁结或堵塞可以来自于综合了情绪、社会冲突、失丧或者身体生理变化等的多种原因。但是严格来说，*Utsushô* 并不被视为一种疾病。从当时的热门书籍和剧作看来，*Utsushô* 常常被形容为一种非病理的——相反的，一种受人尊敬的心灵境界。受 *Utsushô* 之苦的人不会被视为病人，也不见得去求医问药；相反，普遍接受的是当事者去寻找自己痛苦里面的社会和道德意义。

随着幕府的统治被天皇替代，日本开始向西方开放，接受来自欧洲和美国的新思想观念。日本公众接受精神病学作为一个正当的科学和精神健康学范畴，在很大程度上是与西方医学影响的加深同步进行的。

而1859年开始的疟疾爆发——在全日本肆虐了几乎整整半个世纪，真正动摇了人们关于健康所一直抱持的养生观念。这些致死的传染病令人民惊恐万状。成千上万的人死亡，病人和那些被认为已经感染了疾病的人在警察看守下被成群赶进医院隔离起来。整个居民区被封锁、隔离。照北中的说法，政府用瘟疫流行为理由，建立了强有力的地方管理网络，声称此举是向西方的先进医学理论学习。消毒措施和公共卫生的提升的确显出预防霍乱的效果，于是这成功就被用来证明西方和欧洲在健康和疾病知识方面的确十分先进。传统的养生观念不断地被新的 eisei(卫生)观念取代——后者鼓励人们将健康视作需要主动积极采取行动来保持的东西，而方法就是养成科学的卫生习惯。

在考虑选择哪一个西方卫生保健模式来学习的时候，日本政府的卫生官员特别被德国的模式所吸引。德国的模型，认为最好把每个个体和社会都看作一个个独立的器官，但彼此都仰赖依靠对方的健康来维系自身。随着越来越多的日本医生和卫生健康官员学习了德国的先进医学技术，新兴的神经精神医学观点被引入日本则是一个必然。不多久，日本许多最有前途的精神病学家纷纷踏上德国朝圣之路，在当时各路著名神经精神病学家中找寻自己的导师，求学门下。

那些德国医生的注意力都集中在严重的心理疾病患者身上，尤其关注那些患有精神分裂或躁狂性抑郁症的病人身上的精神性症状。他们主要认为，如此严重的心理疾病是由于大脑某处的功能丧失或神经系统的什么问题造成的，并很有可能存在先天遗传。跟随这些研究兴趣，日本的首批精神科医生同样将自己的工作主要集中于严重的精神性症状上。

正如在霍乱的疫情中日本民众首次认识到西方医药概念，西方的精神医学也是通过危机事件被带入日本大众意识层面的。这场危机就是 19 世纪末的社会急剧变动，其中包括城市化进程、工业革命以及 30 年间的三次战争。政府官员和社会评论家在此期间表示对社会的担心日渐增长：传统的价值观和生活习俗开始消失，而青少年犯罪却在不断上升。关于自杀率和工薪阶层的不满，政府有统计并整理出相关报告。正如受西医训练的医生曾经在霍乱中为日本政府提供顾问服务，精神科医生此时也向政府提出建议，帮助应对当时的社会不满情绪。这些在德国受神经精神病学训练，新出炉的日本精神科医生，突然发现自己在这些公共事务辩论中有发言权。

在广受欢迎的报纸杂志文章和公共讲座上，这些精神科医生开始将新观念引入大众文化。人们学到女性当中会有歇斯底里症，了解到什么是心理卫生以及何谓反社会型人格。由于工业化和城市化进程所带来的现实环境改变的焦虑，这些话题都吸引了人们强烈的兴趣和争论的热情。一位著名的知识分子在20世纪早期写道，新的医学知识揭露了许多疾病，都是人们从未听说过、此前从未被注意过的。他说，人们现在变得“不停地担心自己健康方面哪怕最微小的变化”，因此反而“更容易生病”。

## 日本的第一次精神健康流行病

在西方进口的诸多精神医学思想之中，有一种特别打动日本人的心灵。趁着它近年在日本和欧洲大热的趋势，神经衰弱作为一种现代疾病被介绍到日本。

日本的精神科医生和其他通晓西方疾病分类的学者在专业和大众的专栏都发表文章，详细向大众介绍神经衰弱(日语称 *shinkei suijaku*)是一种神经方面的疾病。人体里面有神经通路，常常被形容成微小的电缆——这个说法日本人闻所未闻，但很快就接受它，并成了大众常识。常用来做比方的是那种有轨电车。就好像电车的电缆磨损老化或者坏掉时，整个车子就无法运行一样，人体的神经也可能由于过度使用变得太紧绷或出故障。

神经衰弱和这些医生当时研究的其他心理疾病的不同就在于，它不是一种严重的心理疾病，而是普通人的毛病。“神经衰弱的兴起，”北中说道，“是日本人日常的心理不适被大规模病理化的第一次历史事件。”与此同时，她在20世纪初神经衰弱的流行和21世纪初西方抑郁症概念的引入两者之间发现许多令人震撼的共通点。

她相信，神经衰弱成了令人信服的社会叙事，因为它提炼并命名了那个时代初现的社会焦虑。评论家们认为，这种疾病与以下这些令人不安的社会趋势有很大关系：日益激烈的市场竞争、过度学习、吸烟、药物滥用、劳动力不平等、犯罪率上升以及青少年犯罪。

对神经衰弱这一诊断的出现表现出兴奋的不只是精神卫生专业人士，还有大众流行文化。文章、小册子以及各种书籍都给出了清楚的症状列表指导人们自助诊断，还建议特定人群注意自己可能是患此病的高危人群。人们被告知要寻找症状：失眠、耳鸣、注意力不集中、肚子痛、眼睛疲劳以及感觉好像头上扣了个沉重的大锅。而声称能治疗此病的药丸药水的市场很快如雨后春笋一样繁荣起来。

与当时大众文化中讨论的其他心理疾病不同的是，神经衰弱几乎不带有什么社会污名化的贬低味道。事实上，由于人们起初认为，神经衰弱是属于社会精英才会得的一种疾病，这个诊断其实还挺时髦新潮。在 1902 年的一本知识分子的杂志上，有篇文章如此标题："神经衰弱：经营者、作家、官员和学生必读"。这里的假设是，那些在需要付出艰苦的脑力劳动职位上工作的人正不断地面临消耗神经的危险。北中解释道："大众媒体首先将它描述为投身于现代化前沿工作的人的必然结果，对这些人而言，精疲力竭的神经甚至是把他们和别人区分开来的标识。"她进而又补充说："不计其数的案例开始出现在媒体报端，都是精英、官员、企业高管、大学教授和艺术家得神经衰弱的例子。"

神经衰弱是一种精英和知识分子的疾病——这个信念无疑帮助了这个疾病在日本得到广泛的接受。然而，到了 20 世纪初，声称患有这种现代疾病的人则已经不限于文化变迁前沿的社会精英们了。1902 年的一篇文章中这样报道，现在去医院的所有病人里面有三分之一是遭受这种新疾病的困扰。大范围各阶层的人口当中都有这种紧张神经的诊断报告。神经衰弱突然被称为是日本的“国民病”。

然而，尽管日本人看起来愿意接受这种疾病，甚至当它仅仅属于精英阶层的时候还对它有点偶像崇拜，当大批普通国民都用起这种诊断的时候他们就不那么热情了。随着成千上万的人都说自己得了神经衰弱，日本对神经衰弱即将出现态度上的反弹。

这个态度转变的苗头在一个引起大众关注的自杀案例的公共辩论中可见端倪。1903 年，一名叫作藤村操(Misao Fujimura)的学生在东京北边一处名叫日光的名胜附近的一棵树上刻下一首诗。诗的主要意思是说，生命啊，真是“无法理喻”。刻完之后，他走到附近一处著名的美丽瀑布，纵身一跃结束了生命。

他死后的几年里，写作记录他的死的人分成了两大派。有许多艺术家和知识分子认为，他的自杀有着重大的社会和哲学意义。而受到神经衰弱的诊断潮流推动，另一种流行的观念则说，有些日本人心地太过单纯，无法适应现代社会生活中的冲突、妥协和各种要求。一些有名的思想家认为，藤村操的自杀是一种勇敢的行为——这个年轻人把自己从现代化的精神折磨之下释放了出去。这种理解符合日本长期历史中将自杀看作一种表达个人决心的传统观念。正如神经衰弱在某些精英群体里面被视为一种区别的标识，自杀在相似的群体中也常常被视为一种纯正日本精神的表达而能获得理解甚至欣赏。

可是，随着神经衰弱的诊断开始呈指数级上升，一些著名的医生和官员开始出来挑战藤村操这种人原本拥有的崇高社会地位。1906 年的《神经科学报》(*Journal of Neurology*)上转载了一篇对精神科医生的讲话稿，首相大隈重信(Shigenobu Okuma)表示了强硬的态度：

> 如今，年轻学生们喜欢谈论什么“生命的哲学”[台下鼓掌]。他们挑战人生重要而深刻的问题，被打败了，就患上了神经衰弱。那些跳下瀑布或者卧轨自杀的人，都属意志软弱之辈。他们缺乏强健的心理素质，会患上心理疾病，以死告终。多么无用！这些内心软弱的人即便活着，也只会带来危害！[鼓掌]

有声望的精神科医生也开始质疑神经衰弱的诊断。在 1912 年出版的一本精神病学的书中，九州大学(Kyushu University)的一位教授写到，那些患上神经衰弱的人是“先天遗传了脆弱的大脑”，于是只有“普通人心理能量的一半水平”。其他精神科医生跟着指出，不是所有从事繁重脑力劳动的人都有神经衰弱，因此，患病的人身上一定存在某种根本性的问题，导致他们脆弱易感。

精神科医生这时开始给出新的疾病分类和方案。他们开始谈论，要区别少数“真的神经衰弱”的人和绝大多数只是被某种紧张不安所累的普通人。这类紧张的倾向并非来自于身居高位的精英职责本身的劳累和压力，而是来自遗传的人格失常——它导致病人无法承受正常人每天面临的日常生活挑战。

回看这场辩论，似乎是神经衰弱太快被广泛接受，以至于精神科医生开始觉得有必要重新抹黑这种疾病从而限制它被到处使用。到第二次世界大战结束的时候，不管对精神科医生还是普通大众，这个诊断都算是彻底过时了。新一代的精神科医生写论文发报告否认神经衰弱这个诊断，并说成千上万自称得了神经衰弱的病人要么是被知识不够的医生误诊，要么就是装病偷懒好不去上班。

## 悲伤的文化

整个 20 世纪的早期，抑郁症的概念仍然是和德国神经精神学家所推销的严重心理疾病的诊断联系在一起。直到第二次世界大战以后，抑郁症才慢慢在疾病分类中自成一家。这时的抑郁症概念里，根本不存在什么轻度抑郁的概念。而所谓内源性抑郁，是一种被认为由先天异常造成的可以致残的精神病。精神科的教授那时常用一个内在的闹钟来比喻内源性的抑郁。北中解释说，“依据这个理论模型，抑郁的人就好像身背精神病定时炸弹，对他们来说，定时炸弹的闹钟突然启动了，他们的抑郁就开始发作，而当闹钟自己闹完，抑郁就平息了。”也就是说，内源性抑郁的表现只是通过一个人内在走动的定时闹钟，和外部环境没有关系。

与此同时，另一个观念开始在日本的精神卫生界抬头。一种叫作

“忧郁型人格”的概念在20世纪60年代被海德堡的一个临床心理学教授休伯特·特伦巴赫(Hubert Tellenbach)介绍进日本。这个概念从未在美国得到什么关注，在德国也是很快就被遗忘了，但是它影响了日本精神医学界的思想。特伦巴赫这样形容一个有着忧郁型人格的人：他有着高度的秩序感，同时“对自己的成就有着超乎寻常的高要求”。忧郁型人格反映了一种在日本特别受人尊敬的为人风格：认真、勤奋、细心且对他人的福祉乃至整个社会有着深切的关心。这样的人——这种理论进而说到，当社会动荡打乱了他们的生活或威胁到他人的福祉时，就更容易感受到过度的悲伤。

在当时，普通大众既不关注内源性抑郁症，也不在意这种所谓忧郁型人格。因为内源性抑郁被认为是一种精神病性的状态，从严重程度上来讲和精神分裂症差不多，所以它带有严重的耻辱意味，且被认为是少见的。至于说忧郁型人格，它的秩序感和高成就恰好与如此被推崇的日本民族特性相联系，以至于这样一个容易感伤的人格不但不被人害怕，反而颇受追捧。

日本欠缺一个和西方抑郁症概念平行的诊断分类，这种情形持续了好多年。当DSM-Ⅲ在1982年首次有日文版翻译出版时，里面抑郁的诊断标准——尤其是要求至少有两周以上的情绪低落，受到了日本精神医学界的一片批评，认为这个标准太过宽泛、模糊，根本没有什么用。精神科的名医们认为，基本上可以说这个诊断描述并没有呈现出一种真正的心理疾病。

事实上，正如科迈尔已经指出的，20世纪晚期的日本，根本不存在一个与英语的“depression”(抑郁)有着同样内涵的词汇。而这些词语和各种短语可能被翻译成英语的“depression”，里面有 utsubyô(忧病) ——形容一种严重的、少见的、致人衰弱的症状，通常需要住院治疗，因此不大合得上英语通常的抑郁概念；还有 yuutsu(忧郁)——形容失丧哀悼和一种身体和精神上全身性的悲观阴沉——常常翻译成英文的抑郁；此外还有 ki ga fusagu(气郁)，指的是身体精气被堵塞运行不畅；相似的还有 ki ga meiru(气虚)，是说这个精气损失，血气不足。尽管每一个词或短语都与英文的抑郁多多少少有些重合之处，但它们都有明显的差别。这些词汇所描述的体验不是仅仅存在于思想和情绪当中的，而是包括全身性地感受悲伤。正由于此，一个感受到气郁或者气虚的日本人很可能是用全身的感受来描述这种体验，比如，头痛、胸痛或者觉得脑袋沉沉的等躯体症状。

日本人观念中的悲伤有时还不只是包括身体与心灵层面的感受，有时它甚至可以超乎自我之外而存在——至少从比喻的角度看是这样。比如，Yuutsu(忧郁)就带有一种形容客观世界甚至天气的含义。一位年轻的日本学者，松见淳子(Junko Tanaka-Matsumi)20 世纪 70 年代中期在夏威夷大学进修期间，在一群日本研究生同事当中做了一个简单的词语联想测验，然后与美国白人同学的测试作比较。美国学生被问到，看到“抑郁”这个词时联想到哪个词。而日本学生被问的是，看到“yuutsu”(忧郁)时想到哪 3 个词。

日本学生联想到的词，出现最多的前 10 个词是：

雨，暗，担忧，灰色，自杀，寂寞，考试，抑郁，疾病，劳累。

而美国学生的前 10 个词是：

**悲伤或感觉悲伤，孤单或感觉孤单，低落，不开心，有情绪，低沉，灰暗，失败，苦恼，焦虑。**

把结果一比较，松见就看出明显的差别。日本学生所给出的回应中，只有几个词(担忧，寂寞)与内心情绪状态相关。而反过来，美国学生联想出来的大部分词都和内在情绪有关系。看起来，日本人是向外寻找能用来形容忧郁的东西，而美国人则向内寻找形容抑郁的词汇。松见认为，这些并不仅仅是语言上的差别，而是文化上"对抑郁的主观意义和体验上存在差异性"。

日本人和美国人不只是在谈论抑郁悲伤的时候不一样，松见认为，他们在这些状态上的感受也是不同的。她所看见的，反映在语言上的，其实是日本人和美国人在设想自我的本质时的差别。词语联想显示的是，美国人对自我的体验是孤立在个体的头脑里面的。而日本人意识到的自我，则少一点独立的个体感，而更多与社会或自然背景交织、联系。在美国人身上会和抑郁联系起来的感受，到了日本人这里，就已经被裹挟在各种文化叙事当中，以至于它们的意义和个体的主观体验都不再一样。

即便 DSM 的抑郁症诊断标准到了 20 世纪 80 年代在全世界渐渐流行开来，在日本，深深的悲伤与受苦的感觉仍然留存在前现代的 *Utsushô* 和 20 世纪中期理想化的"忧郁型人格"这些概念当中——强烈的悲伤是自然的、日本人典型的，甚至在某种程度上是一种觉悟的状态。

正如科迈尔所记录下来的，这是一个常常以感伤忧郁的状态为理想、可羡的文化。深深的悲伤感觉常常在电视剧、电影和流行歌曲当中被敬仰尊崇。科迈尔注意到的是，yuutsu (忧郁)以及其他形态的感伤、悲哀，被人们认为是“jibyo”——就是说，艰难困苦能塑造一个人的品格。那些会被我们病理化的感受，在日本常常被认为是道德意义的来源或者是自我认知的感受。他与其他学者都把这种对痛苦的崇敬联系到佛教的信仰上——后者始终认为，相比于转瞬即逝的欢乐，苦难才是人生体验中更加长久不变的真实。

其他的跨文化学者也注意到了日本人对悲伤的喜好。麦吉尔大学医学社会研究中心的教授玛格丽特·洛克(Margaret Lock)在日本研究女性经期的时候写道：

> 感受悲伤，并对失去(尤其是所亲爱的人)反应敏感——这在日本人当中是有着奇异吸引力的想法。不管是电影院还是一系列文学作品，甚至流行歌曲(传统也罢现代也好)，都很正面地宣扬、沉湎于怀旧情绪当中，一种失落的悲伤、哀悼和世事无常之感弥漫其间。面对分离或失去亲爱的人，日本人想哭就哭(按照北美和欧洲的标准来看)，但与此同时，他们似乎从这些经验中吸取力量，更紧密地和生活中还拥有的人联结，且更加强调群体团结的重要。

洛克认为，这个文化拥抱悲伤，日本社会不鼓励其他情绪的同时，正推动了这种悲伤的倾向。

和悲伤或烦躁不同——这两者都会破坏和谐，危及社会秩序；悲伤、哀悼和伤感被人们接受为生命不可避免的一部分，有时甚至欢迎它们所带来的象征意义和价值，提醒人们世界的本质乃是短暂。伤感与天气的关联强化了“悲伤的情绪和自然界的状况一样不可避免”的想法，因此，引发这种心情状态的不只是因为人际互动而已。

在这样的文化源流之下，不难理解为何第一种在20世纪六七十年代流行于日本的精神类药物是镇静剂，而安非他命(Amphetamines)和其他早期情绪改善剂则仍然被人怀疑。正如洛克表明的，一个文化所认定的病态通常就是它所宣扬的价值观的反面。伴随着镇静药物的使用，日本人还很快接受了社交焦虑或暴力一类心理疾病，但是仍然抗拒将长期深度悲伤看作心理问题。

当第一批SSRIs药物在美国上市，相应地，日本人认为它们是强化美国人尊崇的人格特点的一类猛药。一位著名的日本精神药剂学家这样形容各类型药物如何与不同的文化叙事相辅相成抑或背道而驰：“日本的文化系统更加谦卑且彼此合作——人们更多地协作在一起。在此背景下，安非他命的问题要比苯二氮卓类药物(Benzodiazepines)严重得多；我们对改变的敏感程度远远超过美国人，也更敏感于安非他命所导致的夸张行为。镇静类药物在日本人眼中就比较没有问题……日本人宁可选择镇静剂，而不是兴奋刺激的药物，比如，百忧解。”

“一个文化里被视作人格增强的东西，在另一个文化里可能就是病态甚至带着挑衅味道的。”科迈尔点评道，“这种事情，百忧解就可能造成——那种以美国推销员一般典型的外向、爱热闹和强势性格在日本只会被看作失礼、粗鲁，行为举止粗放欠考虑。”

在这么强大的文化力量下，难怪主流制药企业一开始都认为 20 世纪 90 年代初的日本根本没有 SSRIs 的市场。抑郁症作为一个精神类疾患在日本没有多少人关注，承受深度的悲伤不但不是一种负担，还是一种力量和卓越人格的标志。这种信念，加上对提升情绪和让人性格开朗的药物的疑心，使得 SSRIs 的市场看起来根本没有前途。然而，谁也不会料到，这些公众信念很快就要改变了。

## 失落的十年里，一个年轻人进了一间广告公司

1990 年春天，24 岁的大岛一郎(Oshima Ichiro)加入了电通广告公司(Dentsu Advertising Agency)——世界上最大的广告公司。他刚到电通的时候，大岛是个健康、爱运动的男生。他的同事们形容他诚实、乐天且投入。和其他未婚的男青年一样，大岛和自己的父母兄弟住在一起。他有个女朋友，但还没有尽快结婚的计划——建立事业是第一位的。在电通，他被委派一个艰巨的任务——复杂处理与四十多个企业客户之间的公共关系。

因为我要写出大岛的故事来代表日本上班族当中对抑郁的新的理解，所以这里有必要暂停一下来看看他被雇用的时机与整个日本经济运行轨道之间的关系。

那是 1989 年的最后一个交易日，大岛开始新工作之前的三个月，日经指数(Nikkei index)冲上历史最高点。在过去的 5 年里，这个指数翻了近三倍。在那些赌博般涨涨涨的日子到最高峰时，银座区较好的

公寓价格直冲每平方米百万美金的高价。那时的日本经济，让全世界称羡。那是一个任何生意都能拿到贷款，任何人只要肯努力工作就能搭上致富快车的时代。

但是当股票交易员 1990 年 1 月回到自己的位子上时，事情已经起了变化。接下来的几天几周，股价开始下滑，接着就是直线狂跌。到了大岛开始新工作的时候，金融市场上的气氛已经接近恐慌状态。

和许多新入职场的人一样，突然的经济衰退让大岛也更加下定决心要证明自己的价值。他卷起袖子，表现出要一头扎进他那不轻的工作担子大干一场的架势。上班时间的 8 小时仅仅够他在许多会议之间赶场子，打电话。下班之后留下来继续工作，他才能完成新闻发言稿和他的客户要求的项目提案。才工作几个月而已，他就几乎天天半夜以后才能回家。有些早晨当他的同事到办公室时，会赫然发现拼命的大岛显然整夜都在加班没有回去过。他一天也不休息。

1990 年 11 月，他的父母开始担心他的健康。大岛的眼神看起来恍恍惚惚，而且有时他和家人坐在餐桌上时就会突然睡着。在他的合同里，大岛享有每年 10 天的带薪假期，于是父母建议他安排几天来休息。但是他拒绝了。他觉得哪怕休息一天，再回去上班时累积的工作就只会更多。他告诉父母，反正老板也不会同意他请假。母亲没有别的办法，只好尽力为他准备有营养的早餐，并且开车送他去轻轨站，替他省掉一点路上交通的辛苦。

用这种百米冲刺式的节奏工作了没几个月以后，他的行为举止开始出现异常。工作的时候，哪怕是一点点小失误或者小挫折，都会引起他排山倒海的自我厌弃。“我简直不配做人,”同事们有时会听见他这样大声对自己喊,“我真没用啊!”

新年来了,从经济到大岛自己的工作负担都仍然没有好转的迹象。日经指数从 1989 年的高点一路下跌,此时已经缩水了一半。房地产价格下跌的幅度也是一样严峻。日本企业员工原本就辛苦的工作变得更加紧张。面对利润的下降,电通公司高层的挫败感和烦躁顺着行政管理系统层层下传,给基层员工带来更大的压力。某天晚上大家在办公室狂饮发泄时,大岛的上司把啤酒倒进自己的鞋子,命令大岛喝下去。他立刻拒绝这个要求,但是上司就开始打他。

到了那年的夏天,大岛的工作量只增不减。除了常规的任务之外,他被委派负责筹划八月要和一个客户开的四天的会议。他的父母记得,夏天里他唯一回家的时候通常就是回来简单换洗一下然后再赶回办公室。会议开始前那晚,他想办法在清晨 6 点前回到了家。不到 4 小时,他又回到了办公室,开车载他的上司去会议地点。

一路上,他的上司不由得注意到大岛看起来状态不佳。他开车左右乱晃,左一个车道右一个车道地突然乱换,嘴里还前言不搭后语地嘀咕着什么被鬼魂附身的事情。

让人筋疲力尽的四天会议结束了,大岛终于拖着累垮的身体在 8 月 26 日清晨 6 点前回到了家。他看起来疲劳憔悴到了极点,哥哥逼着他答应那天会去医院看看。9 点钟的时候,他给办公室打电话告假,说自己生病了,那天不能来上班了。仅仅不到一小时之后,家人就发现了他的尸体。他在浴室里上吊,结束了生命。

几年后，大岛的家人与电通公司对簿公堂，这场官司引起了报纸主编和电视制作人的强烈关注。这个新闻事件的前因这么明显，难怪媒体都选作题材。20 世纪 80 年代日本经济飞速成长的时候，辛苦工作的日本人常常在连续几周几个月的加班后倒在办公桌上猝死。媒体上把这种现象叫作 karoshi——过劳死，并称这种现象已渐成趋势。90 年代初期，日本的自杀数字上升至每年 3 万人。这个数字是日本每年车祸丧生的人数的 3～4 倍。如此严重的自杀趋势引起了广大公众的关注，围绕该由谁或什么来为此负责，引起了许多的争论。当大岛一郎的自杀进入公共视野，记者和编辑们立刻看到这个故事题材的潜力。大幅的头条标题这样宣布新的社会趋势现象：karojisatsu(过劳自杀)，过度加班引起自杀。由于大岛家的诉讼是要求为他的死追究责任，就成了为公共辩论独身制造的话题焦点。

大岛父母的律师的辩论词称，他的工作压力、长时间的加班导致他患上了最终促成自杀的抑郁症。这种形式的抑郁症与日本心理学文献中记载的内源性抑郁有所不同，因为它不是大岛的大脑遗传异常造成的；相反，它是来自他的生活和环境触发。这是一种可能攻击任何人的抑郁症。

诉讼案的每一步展开，都有报纸紧紧跟随报道。比如，有一段时间，大岛在电通究竟加班了多少时间是个谜。根据他在公司填写的加班时数报告，平均每周他超时工作 12～20 小时。公司方面的律师指出，这种程度的加班在勤劳的日本根本不算什么，更不可能构成让一个健康上进的小伙子把自己吊死的工作量。为了证明大岛的实际工作比加班单里填写的要多得多，他父母的律师采用了办公室夜间保安的记录——保安的职责是随时在办公楼各层巡逻，能注意到哪些员工还在位子上工作。基于这个证据，显然大岛实际的加班时数是每周平均47 小时——这下问题可就大了。

大岛的父母在诉讼案中获胜。然而电通方面的律师通过法院继续向陪审团上诉争辩，说公司不应该被追究责任，因为大岛的抑郁是他既有的精神方面软弱的结果。事实上，他们用来辩论的，是一个 DSM-Ⅲ之前的内源性抑郁症的版本：如果大岛的脑袋里没有那种会爆发抑郁的定时器，他就不会生病嘛。

高等法院不同的裁决很鲜明地反映出这一过程中文化的共识是如何慢慢改变的。东京高等法院先是减少了赔偿的数额，结论是大岛的死亡至少有一部分原因是他本身的先天心理耐力问题。“不是每个加班或处于压力之下的人都会得抑郁症呀，”陪审团宣布，“不可否认他……病前就有的个性问题导致他的工作更显沉重。”这时法庭依据的是先前日本精神医学界普遍的观念：先天的病理特征就等于精神方面的宿命。可是，最高法院却驳回了下级法院的判决，并称个体的个性——只要是在正常范围之内——不是本案该考虑的问题。最高法院的判决说明，任何人被放在一定程度的压力之下都抵挡不住抑郁。

这段时期的公众对抑郁的看法发生了极其戏剧性的变化，其中部分原因就是大岛的自杀所引起的争论。“当人们头一回听到这个诉讼案时，他们会问是不是公司起诉为了讨回员工自杀造成的损失，”详细研究过这个案子的北中说道，“当日本人在媒体上听到原告获胜的消息，有许多人是头一回听说自杀有可能是一种叫作抑郁的心理疾病造成的。”

大岛诉讼案可能是许多日本人第一次将抑郁与自杀联系起来——这个事实西方人几乎无法理解。大部分美国人几乎一定认为自杀行为总是由心理疾病造成的，尤其是抑郁。事实上，盯着日本市场看的西方 SSRI 制造商经常援引 20 世纪 90 年代日本的高自杀率来证明抑郁正如流行病一样肆虐日本。

然而，日本公众对于自杀的看法仍然是分裂的：一种认为自杀是带着道德与哲学意义的有意识行为，另一种认为它是一个心理疾病患者的绝望之举。从很多方面来看，关于大岛自杀的公共辩论又重新拾起了近百年前藤村跳下瀑布时开始的话题。尽管许多日本人同意高自杀率值得社会关注，却没有共识认为这种流行，甚至自杀行为本身，就是心理疾病的结果。在日本历史上、文学里和电影中，有许多崇尚自杀的故事——比如武士拔刀切腹，还有第二次世界大战中日本士兵自杀以避免被俘。精神医学家宫本政于 1998 年发表评论说，他看不出攀升的自杀率与抑郁症之间有什么关系，而抱着这样看法的不只是他一个人。他在论述中说，大部分日本人的自杀和抑郁一点关系都没有。“日本人古怪的一点就是他们常常是为了群体的原因而自杀，”他说，“他们是因为羞耻感而死。”鹤见济(Wataru Tsurumi)1993 年出版的《完全自杀手册》(*Complete Manual of Suicide*)，就是日本人对自杀的强烈兴趣的当代体现。这本用直白、毫无情绪的语言写成的书里面给出了十种最常见的自杀方法，包括上吊、淹死、触电以及跳楼。作者在每种自杀方法旁边配骷髅标记，以骷髅的个数来表示痛苦程度、妨碍他人程度、实施的麻烦程度以及成功程度。① 这本书斐然的销售成绩说明了日本人对自杀的某种迷恋。20 世纪 90 年代，这本书卖出了超过 120 万本。如果我们相信尊者，就会相信这本书不为了哗众取宠，而是来自一种深深的哲学信念，自杀是一个合情合理的——出自正常头脑的——个人意志的行为。

年轻的大岛和另外几个出名的过劳自杀事件的当事人让日本公众具体地看到加班过度造成的精神后果不容忽视。正如 19 世纪之初的情形，20 世纪末对于日本人同样是十分不安的历史时期。令人颜面扫地的破产事件十分常见，离婚和失业的比例也在不断上升。正如 100 年前江户时代末期一样，大家都不安地寻找在这些充满未知的时代里人们所感受到的不适究竟该如何解释。

1995 年神户大地震以后②，日本公众对本国在精神医疗卫生方面落后于时代的印象被进一步加强。西方精神卫生专家批评日本政府救灾不力，对地震的反应和举措都不够积极有效。来自美国的学者很快出现在当地，发表评论说，人们需要的不只是食物和庇护所，更需要关注的是他们的情绪与精神健康，这样的言论引起了不少的媒体关注。

---

① 指示给得巨细靡遗。比如，对潜在的跳楼者，这本书推荐高岛平（Takashimadaira）房屋项目并提供地图帮助他们到准确地点。而讲跳轨自杀的那一章则非常精确地告诉读者要站在月台的什么位置以及哪列快车能够最迅速地“快刀斩乱麻”。为了对付这些自杀指示，交通管理部门只好在月台的各处有策略地安装上镜子，理论上是说一个人看到自己的镜像时可能会分心，跳轨行为较容易中止。

② 正如我们在第 2 章里面谈到过的，这次灾难对 PTSD 在全世界的传播也起到了关键性的作用。

好几位著名的日本精神医学专家和精神卫生声援者借用这些到访的心理卫生专家的权威做出了宽泛的评价，说日本文化不鼓励人们谈论带有强烈情绪的问题。“而被拿来做不利于日本的对比的，常常是美国这个大家都认为在文化上很注重心理问题，且会给予其相当重视的国家”，人类学家约书亚·布利斯劳(Joshua Breslau)在报告中说，“一个有名的新闻批评家写道，他的朋友告诉他美国城市里，几乎每个人都有一个心理辅导师。”

神户地震三个月之后，一个关键的转折点来了。一个名叫瀧口健一郎(Kenichiro Takiguchi) 的电视节目制作人在东京一间书店浏览英文书籍的时候无意中翻到彼得·克莱默的畅销书《神奇百忧解》(*Listening to Prozac*)。这位时刻寻找题材做节目的制作人把这本书拿去给自己的老板看，并说服他们——日本最大的电视网络经营者，同意他以此为主题做一档五十分钟的特别节目。这集特别节目的主要内容和神户地震以后流行开来的观念类似，即美国人在识别和治疗类似抑郁症焦虑症这样的情绪障碍方面远远领先于全世界。这个节目触到了人们的某种神经。上百万人看了这个节目，2000 多位观众打电话来称赞这个电视网。

日本的精神科医生对公众态度如此的巨变感到相当意外。直到这个节目播出之前，日本公众都拒绝精神科医生干预他们的日常生活。由于日本的精神科医生此前都只限于治疗那一小部分严重的精神疾患，公众对他们处理大众的日常不适和焦虑的突然要求让他们一下子手足无措。就如同这个国家的大部分人一样，他们直到这个时间点之前都不觉得不幸福(如离婚或自杀)算是一个精神健康问题。他们此时急需一个解释来说明这究竟是怎么回事。幸运的是，葛兰素史克和其他几家大制药公司正准备把救生索抛给他们。

## 劣等的科研与头等的药物

卡尔曼·艾伯邦姆(Kalman Applbaum)，位于密尔沃基的威斯康星大学(University of Wisconsin)的一位教授，是一位人类学家，但他没有研究偏远地区无人知晓的少数族群部落。他的研究兴趣是近在眼前的：跨国大企业的仪式和行为。他的学术专长——董事会议室里的人类学——使他既能任教于人类学系，也被哈佛和西北大学凯洛格商学院(Kellogg School of Management)这样的一流商学院请去讲课。他还会说流利的日语，常常被大公司请去做亚洲市场的顾问。当他在20世纪90年代后期听到这些主要制造商打算将SSRI药物引入日本，他就知道自己已经有了接下来一系列研究论文的主题了。

2000年伊始，艾伯邦姆专程去拜访了葛兰素史克、礼来和辉瑞制药这几大跨国制药公司的总部。这几家公司都处于将自己的新药引入日本市场的不同阶段。当时，辉瑞和礼来都在追赶葛兰素史克——后者刚刚将赛乐特引进了日本。尽管他必须签署保密协定，保证不会透露这些公司的名称或高管的名字身份，艾伯邦姆实际上却能够了解这些公司内部更详细的事情。他以前的一些工商管理硕士(MBA)校友在这些公司里工作，他们能帮他联系到关键的人物。而这些高管其实非常愿意介绍他们公司的情况。我问艾伯邦姆他们何以如此坦率。他告诉我，原因很简单：因为他的商学院背景，他在日本市场的资深经验——这些高管认为他也许可以提供一些免费的顾问建议。

艾伯邦姆发现，这些打算进入日本SSRI市场的公司之间并不像百事与可乐那样针锋相对——至少一开始不是这样。相反，他发现这些制药公司的管理层有一种共识，就是预期彼此争斗，不如携手合作更能一起创造市场。

在这个联盟当中有一个重要角色，就是行业协会组织——美国药物研发与制造商协会(Pharmaceutical Manufacturers of America，PhRMA)，充当的角色是为这些主要制药公司的联盟在国内和国际上做游说和公共关系工作。20世纪90年代晚期，艾伯邦姆发现，PhRMA在日本从各个层面试图影响和改变这个国家被认为落后而官僚作风的药品审批程序。正如一个在东京千代田区工作的PhRMA执行官员告诉艾伯邦姆的，他们的任务就是创造一个“建立在竞争、消费者选择和透明的价格体系之上，能够鼓励创新的市场”。这个游说组织希望像赛乐特这样的药物能够依靠“全球性的、客观的、科学的标准”进入新兴市场。

艾伯邦姆见的制药公司越多，他就越看到他们有一种自以为义的挫折感。2001年11月当他拜访一家领先的SSRI制造商的办公室时，他观察到的是一种对于所谓日本人抵触制药行业进步的井喷式的愤怒。这些高管们批评日本的药物临床试验的技术标准“很劣等”，并断言日本“根本没有像样的临床医疗”。为什么——他们反问艾伯邦姆，他们公司不得不在日本人身上重新做一遍临床试验？言下之意，在美国人身上做的人体临床试验背后的科学和技术无懈可击——绝对比日本人能搞出来的要高明许多。

难怪他们对必须重新测试药物如此怒不可遏——原来在日本最近的几个大规模 SSRI 人体临床试验结果都没有显示出积极的疗效。像辉瑞制药的左洛复(Zoloft) ——在美国是很普遍的处方药，在日本也至少有一次大规模的人体临床试验失败的经验。然而，这些制药公司管理层不但不仔细思考这些试验结果的意义，反而抱怨日本的测试，说他们是劣等的技术。一位高管这样对艾伯邦姆抱怨道："他们对日本病人的需要根本没有急迫的意识。"

## 抑郁症的大市场营销

尽管制药公司的高管很不情愿花钱花时间在日本重新试验他们的 SSRIs 药物。他们最终还是想办法利用这些测试作为市场推广运作的第一步行动。制药公司常常买下一整版的报纸广告版面，打着招募被试者的幌子来做广告。艾伯邦姆认为，在日本禁止处方药直接向消费者做广告的法律之下，这是制药公司的一种精明的擦边球。这些用来招募被试者的广告果然做得很值得——它们既宣传了药的牌子，又促进了人们对抑郁是一种常见的小恙的信念。当其中一个公司招募到一位名演员来参与试验时，他们更是赢得了公众的强烈关注。

不过，让药物得到上市批准才只是第一步。艾伯邦姆和药企高管面谈时开始意识到，他们筹谋的是一个复杂、多层次的计划，以他的话说，就是“转变现在或将来人们使用这些药物的气氛和环境”。艾伯邦姆称这个为“大型市场营销”(mega-marketing)运动——去塑造和改变整个日本消费者群体的思维和意识。

葛兰素史克面对的主要问题是，日本的精神科医生和心理健康人员仍然把抑郁症翻译成忧病(*Utsubyô* )，而在许多日本人心目中，这个词仍然意味着一种无法治愈的天生精神病性抑郁。为了弱化这个词的含义，市场推广人员借用了一个比喻，效果十分显著。抑郁，他们在广告宣传材料中不停地重复说，就好像 kokoro no kaze，好像“心理上的感冒”。不知道是谁最先想出来的这句话。有可能它最早出自潼口健一郎的那档黄金时段的抑郁症特别节目。那个节目里面说，美国人吃抗抑郁药就和其他文化的人民吃感冒药一样稀松平常。

不管它最先出自哪里，“心理感冒”这个词很对制药公司的胃口，因为它有效地同时传达了三个信息。第一，它暗示“忧病”不是人们曾经认为的那种严重疾病，所以也不应该带有任何社会羞耻感。谁会看不起一个得了感冒的人呢？第二，它表示服用抗抑郁药的决定可以很简单，就好像买咳嗽糖浆和抗过敏药一样不必多虑。第三，这个词传达了一种意思，就是和感冒一样，抑郁症也是很常见的。谁没有时不常地伤风感冒过。

尽管广告里面不能说出具体的药，制药公司还是可以在公共服务告示里面钻空子，鼓励人们对抑郁症寻求专业医疗帮助。在这些广告里面，SSRI 制造商更进一步地试图拉开抑郁症与日本精神科医生大半个世纪以来所理解的心源性抑郁症两者之间的关系。一个葛兰素史克的电视广告里面放的是一位漂亮的年轻女子站在一片草地中间，问："已经有多久了？你开始担心这或许是抑郁症?"借着画面切换，自动手扶梯上有一位女性，然后是一个中年的白领男子从公车窗子向外凝视。画外音建议说，如果你过去一个月都觉得心情低落，"不要拖延，去看医生"。

北中认为这里的潜台词十分清楚。这里把抑郁说得"含含糊糊，定义不清，尽可能地可以套用在大部分人身上，也尽可能让大部分身体不适都和它可以沾的上边……唯一把抑郁症作为一种'疾病'与一般抑郁情绪区分开来的似乎就是'症状'的时间长短(一个月)"。

市场营销人员所说的抑郁症是如此的宽泛，以至于它很显然地囊括了早先所谓"忧郁型人格"的经典情绪和行为表现。于是，抑郁这个标签就跟着有了一些令人称赞的特质，比如对他人的福祉非常敏感啦，敢于在家人或群体当中维持异议啦。这么一来，如此抑郁就表示一个人有着对别人深深共情的天性。

为了将这些信息传达给日本公众，这些 SSRI 制造商采取了各种技巧和渠道。各大公司的营销人员复制并广泛发表文章，在报纸和杂志上鼓吹抑郁症的攀升，特别是那些对 SSRIs 药效有溢美之词的文章。这些公司还赞助了好几本美国的抑郁症畅销书被翻译过来，这些书也都有提到抗抑郁药的使用。

从葛兰素史克和其他 SSRI 制造商成功地让普通日本人了解到他们的药物来看，官方禁止对消费者直接做广告的举措几乎完全没用。如果这还不令人信服，只要看一眼这些公司如何利用互联网就可以知道。“今日世界触及病人最好的方式已经不是广告，而是网络，”一个在东京的市场营销经理这样告诉艾伯邦姆，“网络基本上可以规避(不许直接对消费者做广告的)法令，所以不需要担心这些。人们可以到这些公司的网站去做个抑郁自我评估测试。如果测出来是抑郁，他们就会去医生那里要求开药。”

这种大规模的市场运作常常采用巧妙的隐藏方式，比如，病人代言团体实际上是制药公司自己组织的。utu-net. com 这个网站，看起来是抑郁症病人和他们的声援团的联盟，其实是葛兰素史克的资金支持，不过去看网站的人绝不可能看出其中的关联。他们只会看到一系列关于抑郁的文章——是这些来最终达到市场推广的效果，包括抑郁是一种常见的疾病以及抗抑郁药可以重新恢复大脑化学平衡。

公众对新的诊断的兴趣导致了大范围的媒体关注。《东洋经济》(*Toko Keizai*)和 *DaCapo* 杂志常常连着好几个月刊载关于抑郁症和新药的文章。2002 年，一个日本领先的商业杂志刊登了一篇 26 页之长的封面故事，鼓励商界人士寻求医师的专业帮助来治疗抑郁症。这篇文章完美地映照了 SSRI 制造商市场推广中的核心观点，并在很多方面反映了一个世纪前的神经衰弱概念。这篇文章说，最容易患上抑郁的就是那些更有才华的、更勤劳的人。此外它还估计了有 3%～17%的日本人患有未被诊断的抑郁症，且每个月都在增加。

长期萎靡不振的经济所造成的压力也被证明是个有用的卖点。葛兰素史克鼓励人们相信这样一种观点：不治疗抑郁症就会造成巨大的经济损失，表现为工时的损失和效率的减低。这样一来，药品的诱惑，尤其是对年青一代就和全球市场竞争的观念绑在了一起。一个日本精神科医生说的话被当地报纸引用来形容 SSRIs 是“能把负面思维转化成正面思维的神奇药物”，并且还能“帮助一个人坚强地生活”，就像那些创造了金融和财务成功的美国人一样。

这些 SSRI 制造商还发了一笔公共关系上的横财。多年来一直有传言说(最终也的确得到了日本皇宫内厅的证实)，日本皇太子妃雅子曾受抑郁症之苦。很快，消息披露出来说她的治疗当中包括服用抗抑郁剂。这在日本是对抑郁症以及 SSRIs 药物整个信息和形象的极大助推。雅子太子妃的私人精神科医生小野裕(Yukata Ono)是这个领域的领先人物，丝毫不逊色于葛兰素史克 2001 年在京都款待的其他名医。

作为一句市场宣传标语，“心理感冒”有一个问题：这个比喻没法表达这种疾病的紧急感。不管怎么样，很少有人急急忙忙为了感冒跑去看医生。更糟糕的是，治疗感冒的药物其实总是可有可无的，因为这种病反正很快自己就会好。

为了对付这个比喻这一方面的问题，制药公司利用了公众对高自杀率的担忧。医学人类学家波平惠美子(Emiko Namihira)报告说，SSRI 制造商们在为能证明抑郁与自杀关联的研究提供资金支持。那些显示出两者关联的研究报告就会被重复印刷在小册子里面，并在全国范围的媒体平台上作为最新消息被报道出来。没有证实两者联系的研究则很可能被完全无视。日本情绪障碍研究协会(Mood Disorders Association of Japan)的创立人在日本版的《时代周刊》(*Time*)里说，“自杀的人里面有九成被认为患有这种或那种心理疾病，而七成的自杀行为可以归咎到抑郁症。”若没有医疗干预，这文章继续说，“心理感冒”也能置人于死地。

放在一起看时，葛兰素史克在推出赛乐特期间所推出的这些信息不见得都说得通。早期的心源性抑郁症概念只是为了引起人们对疾病严重性的认识时被略略提到。此外，他们也乐于将这个新的抑郁症概念与日本人所尊崇的忧郁型人格联系起来，尽管后者似乎不符合“抑郁症是由于大脑化学不平衡所致”这一信息。同样自相矛盾的信息还有：过度加班工作可能触发抑郁症，而为了治疗这种社会压力，一个人应该吃药来改变自己的大脑化学平衡。如果是不切实际的社会期待造成了人们的压力，那么为什么要每个人来吞药片呢？说到底，这些信息的一致与否不重要，重要的是它们有效地宣传了抑郁症。

## 加速进化

日本神户(Kobe)大地震之后，国内不断形成一种一致的观点，就是西方国家，尤其是美国，对病理性情绪状态(如 PTSD 和抑郁)的理解要比日本人深得多。为了回应这种不安全感，制药公司在网站、广告、接待室小册子及其他材料上更多地渲染了 SSRIs 药物所代表的就是医学科技最前沿的成果。这些据说可以重新帮助大脑化学物质达到平衡的药，可以帮助日本不致落伍。

葛兰素史克公司付出了艰苦的努力，拉拢了日本最有声望的医学研究人员和精神科医生，向他们不断传递消息。他们被一直保留在像科迈尔参加的那种奢华会议的邀请名单上，而那只不过是稍微体验一下制药公司众多激励措施中的一点而已。制药公司提供研究经费，只要研究的是他们生产的药物；那些得出对该药有利的研究成果的学者会发现自己又得到了新的研究资金。如果有研究显示某个尚被怀疑的药物既安全又有效的话，那么研究成果就会被制药公司大肆鼓吹，而研究者则被作为顾问付以高薪。不仅如此，这些研究者还会被邀请到制药公司赞助的学术会议上发表自己的研究成果，同时得到极高的酬劳。这些著名科学家和学者在日本的影响是如此普遍，以至于艾伯邦姆评论说，这些人基本上被"征用于制药公司的市场研究了。而这些研究成果的公布，本质上同时起到了为制药公司事先设计好的消费需求作证明和宣传的效果"。

不可忽视的一点是，艾伯邦姆所约谈的这些制药公司高管看起来并不像那种仅仅受利润驱使的人。相反，这些男女高管视自己有着最好的动机和意愿，深信他们的药代表着全球科技进步的一大前进。他们标榜自己在和抑郁、焦虑以及社交恐惧做斗争——这些疾病在日本和其他地方目前都仍然残酷肆虐，无法医治。既有道德上的确信，又有亿万潜在利润的诱惑，艾伯邦姆可以看到这两者交织为一种强大的推动力。

"这些高管似乎相信他们真的是在努力疗愈世界，"艾伯邦姆说。当他在 2000 年到 2001 年中会见他们的时候，他毫无理由怀疑这些自我评估。"他们看起来很相信自己产品的有效性，对于竟然有人怀疑它们的价值感到困惑。制药行业，相比起其他的产业，更能把市场推广运作与道德伦理链接起来。其结果就是追求利润的计谋与伦理观念的联姻——其中，疾病就是‘一个机会’，能让人觉得人类健康危在旦夕。这能让那些最野心勃勃的市场推广经理也觉得自己正在为公共事业服务。”

支撑他们这种确信的，是他们对药物背后的科技的信仰。这些SSRIs药物被证明临床有效的事实使人们觉得有一种道德上的必需，要把它们介绍给其他文化中的人民。这些制药公司所做的，就是把某个高管曾说的日本的“劣等科技”代之以先进国家的“头等药物”。

在他与药企的高管、顾问、市场推广人员交谈期间，艾伯邦姆听到一个不断重复的主题。这些人不停地讲到不同的文化，就好像它们是预定好了的进化过程中的不同阶段。美国的市场——有着品牌识别度，较高的处方频率(开处方的既有专家也有非专业人士)以及自由的市场定价，被视为最现代最先进的市场。日本要落后美国至少15年，这些高管会说。而中国又要落后日本5年。艾伯邦姆可以想见，肥硕的美国市场已经被他们当作一个标尺，来衡量所有其他国家。我们是有最高“进化程度”的文化，并且，一位高管这样告诉艾伯邦姆，他们的职责就是“加速别处的进化”，也就是说，推动其他国家走上和我们一样的发展进程。

这个进化的说法可不是随口乱说，因为正是这一群药企高管和市场推广专家从一个国家到另一个国家，等待合适的机会来推广自己的药物。“制药行业内部……流传着一些指导材料，内容就是关于他们在所谓相似的市场推广同样的药物的经验,”艾伯邦姆说,“这些经理人全世界到处飞来飞去,不断强化这种原型观念。从‘更进化’的市场拿来它们早期的旧广告和市场传播策略,出口到新开发的地区。”随着每一次的大型市场推广运动,这些制药公司就学到新的操作手段和策略。他们帮助进化的本事日益增长。

这些高管之所以如此坦然地承认他们的努力和手段,原因就在于他们共同的信念——我们所怀疑的进化,在他们看来是向着更高水平的科技而进步。西方人在许多领域里面可能已经失去了道德指南针的感觉,但每当有人挑战我们的科学时,我们还是会热血沸腾地奋起捍卫。是我们在率领世界上的科学新发现和医药突破,所以,为什么日本和其他国家的居民们不能得到最新的名牌抗抑郁药?这些分子聚合物是用最新、最先进的科学技术制造出来的。世界最著名的大学里的顶尖学者检查过它们,认为它们有效,还有研究成果发表在最权威的科研学报上。在这个道德逻辑推论中,最新的抗抑郁药就类似于抗反转录病毒药物、小儿麻痹症疫苗和青霉素。世界上每个人都应该可以享有我们科学发现的果实,这就是一种基本人权。

这一论调不是毫无道理,但是其关键取决于这些被高高供奉的医学进步背后的科学究竟准确性、有效性如何。如果其背后的科学事实是夸大的、歪曲的,甚至根本就是错误的,那么连带着那些要把自己的医学输入到其他文化的道德确信也就跟着要被打上问号了。

## 用科学闪瞎他们

2001 年京都的会议上科迈尔经历的所有奢华体验之中，有一个晚上令他特别享受。会议的第二天晚上，组织方通知他正式着装，稍后，他被带到鹤屋餐厅(Tsuruya)——日本最有名也是最贵的餐厅之一。在餐厅里，服务员向他展示了以前的客人纪念簿，里面有诸如亨利·基辛格(Henry Kissinger)这样的世界领导人写下的溢美之词。晚餐过程中，一位专门服侍他的艺伎坐在他身侧，微笑着随时为他倒酒、斟茶。在尝试着用他仅会的一点点日语和这位妙龄美女闲聊之后，他转向詹姆斯·巴伦格(James Ballenger)问了一个一直萦绕在他心里的问题。

巴伦格是国际抑郁与焦虑共识团体的头头。三年来，他与一群学者在世界各地许多奢华的度假胜地和酒店组织了七次会议。在这些由葛兰素史克出资的会议上，巴伦格召集了著名的学者和研究者来思考 PTSD(创伤后应激障碍)、惊恐发作和广泛性焦虑的最好治疗方法。到最后，这些原本应该是独立的学者，连带着他们所代表的世界上最优秀的一些大学，一起推荐 SSRIs 药物应该被用来治疗以上所有的疾病。很能说明问题的是，共识团体的总结报告中唯一点名提到的 SSRI 药物就是帕罗西汀，别名赛乐特。

科迈尔对制药公司与像巴伦格这样的学者之间的关系感到好奇——后者还发表论文推荐这些药。为了表示礼貌，他先感谢巴伦格安排这么好的会务条件，表示自己得到了非常好的款待。当然，科迈尔此刻完全没有什么道德制高点好说话——他正在享受葛兰素史克提供的豪华宴席。但是，他仍然忍不住要问巴伦格——用尽可能和气的方式：这里头难道不是有很明显的利益冲突吗？

他不记得巴伦格确凿的每个字是怎么说的了，不过他记得主要的意思。“他告诉我说，‘你看，我老早以前就想通了。反正制药公司都是要做这些事情的——他们会推广药物，给出用药指导，所以要么是让他们和有知识也有科学素养的好人合作，要么就是反面。’”科迈尔回忆道。

“在他们内心最深处，”科迈尔说，“我想那些给制药公司当顾问的学者认为自己在做好的事情，而且值得他们支付这些顾问费，配得上高级的待遇。”简而言之，没有人因为享受制药公司提供的这些奢华会议而感到有什么伦理问题以至夜不能寐。当然，那些高级床单的长绒棉支数肯定也在这方面有所助益。

巴伦格当时的回答对科迈尔来说似乎不无道理。不过，这时候真相尚未曝光——许多关于 SSRIs 药物的最有影响的研究——照理来说是由著名的学者撰写，而事实上却出自制药公司雇的私人机构代笔。这时候公众也并不知道许多的学者拿了上万美金(有时甚至上百万)的顾问费和发言酬劳以帮助隐藏或曲解那些药物出来的负面数据——而这些药正是他们本该负责客观研究，做出评估的。

事实上，直到最近几年，这些问题才逐渐曝光，成为公开的丑闻，引起美国参议院内不断的诉讼和调查。许多药物和制药公司都牵连在这些事件当中，但有一家公司和一种药物一直处于丑闻的核心：葛兰素史克与赛乐特。

就连最轻微的审查也扛不住，那些宣称 SSRIs 的科学有效性的颇为自信的市场宣传开始土崩瓦解。举个例子，比如，日本市场推出 SSRIs 药物时常常出现在广告和促销材料中的观念——5-羟色胺分泌不足是抑郁的根本原因，而 SSRIs 药物可以重建大脑中“天然”的化学“平衡”。制药公司自打 SSRIs 药物 20 年前上市以后就不停地反复宣传这个观念。在 SSRI 类药物来士普(Lexapro，通用名：艾司西酞普兰)制造商的网站上，宣传文字仍然这样说：“身体自然合成的化学物质 5-羟色胺会从一个神经细胞传递到另一个神经细胞……而在患有抑郁症和焦虑症的人身上，存在着 5-羟色胺失衡的现象——过多 5-羟色胺被第一个神经细胞吸收了，于是第二个细胞不够；就好像在一个对话当中，一个人不停地说而另一个人插不上嘴，结果就是沟通的失衡。”

葛兰素史克的网站上又是如何来形容同一个概念并为赛乐特做广告的呢：“通常，你的大脑里有一种神经递质，叫作 5-羟色胺，帮助把信息从一个脑细胞传递给另一个。你的大脑中的细胞就是这样彼此沟通的。5-羟色胺的作用就是帮助这些信息可以顺畅传递。但是，如果 5-羟色胺水平失衡，沟通就会被打乱并导致抑郁……赛乐特能帮助你维持 5-羟色胺的平稳水平。”

尽管这样的说法被不停地重复，事实却是，到目前为止科学界都没有形成共识说抑郁症和 5-羟色胺缺乏有关联，更不要谈 SSRIs 可以重建这种神经递质在大脑的里面的“平衡”。抑郁症是由于 5-羟色胺缺乏这一观念最早是由乔治·阿什克罗夫特(George Ashcroft)在 20 世纪

50年代提出的。当时他认为自己在自杀死者的大脑里面和抑郁患者的脊液中测到的5-羟色胺水平都非常低。而后来的研究，运用了更敏感的设备仪器和测量方法，却发现在这两者身上都没有明显低于正常的5-羟色胺水平。到了1970年，阿什克罗夫特本人已经放弃了研究5-羟色胺与抑郁症的关联。直到今天，抑郁症病人身上也没有被测出来低于常人的5-羟色胺水平或存在这种神经递质的什么“不平衡”。美国精神医学出版社(American Psychiatric Press)所出的《临床精神医学教科书》(*Textbook of Clinical Psychiatry*)清清楚楚地写着，“尚无更多案例证实，单胺类(5-羟色胺是单胺类的一种)分泌不足假说”。

SSRIs不但不能让一个病人的大脑化学重归平衡，还会广谱性地改变大脑化学物质。虽然这些变化有时候能够对抑郁病人起到帮助，但是SSRIs能恢复5-羟色胺的自然平衡是没有证据支持的假说。换句话说，与其说这个观念是个科学事实，还不如说是被各种文化共享的传说，其流传方式与神经衰弱用“虚弱的神经”来描述疾病的方式如出一辙。

而又是什么让这个故事如此受欢迎，如此广泛传播？那就是它背后的市场推广——这个故事是上好的广告词，首先在美国，后来在欧洲乃至全世界都被大加利用。SSRIs出现的时候，刚好是苯二氮卓类药物滥用的丑闻被公布。这些药包括安定(Valium)和氯氮卓(Librium)，先是受到医学界的热烈欢迎，然后才被发现有非常高的成瘾性。随着SSRIs药物进入市场，公众自然对这些精神活性药物保持着戒心。这种说SSRIs的功能就是帮助大脑天然的化学物质重新平衡的理论正是公众所喜闻乐见的。即便是在日本这样视大部分西药又猛又很不天然的地方，这个营销口号也以同样的方式起到了效果。

说到底，判断一种药的价值，就要看为了它的好处，病人要承担什么样的风险。不幸的是，一旦我们来试图判断 SSRIs 的药效—风险平衡，就立刻会遇到更棘手更复杂的问题：西方文献对这些药物的风险和利益的描述，有多大的可信度？让许多研究者忧虑的是，SSRIs 的制造商们对声称这些药物既安全又有效的科研数据，从其获取到发表过程都已经形成了惊人的掌控。

在曝光药企对与其药物相关的知识生产线的控制上，没有人比大卫·希利(David Healy)更勇猛地奋战在第一线了。他既是北威尔士心理医学部(North Wales Department of Psychological Medicine)的精神医学家，又是卡迪夫大学(University of Cardiff)的教授。但是希利所针对的，并非 SSRIs 或任何特定药物的使用，而是数据的完整和中立解读。① 由于葛兰素史克和其他公司对科研的把控，希利论证到，“让不同的数据出现，并引发制药公司市场部龙颜不悦的可能性几乎不存在”。

① 在关于 SSRIs 的风险与好处的争论上，其实没有人是中立的。而唾手可得的大量丰富信息，设计让两边看起来势均力敌，其实仍然是制药公司或最极端的批评者秘密提供信息的结果。比如，制药公司与山达基教派(scientology)(他们相信精神活性类药物基本都是毒药)同时都会赞助那些看起来好像能算作精神卫生方面的专家，且为病人发言的网站。尽管 SSRI 制造商努力把希利描绘成一个观点激进的人，希利自己的专业背景却不言自明。他不光是英国精神药剂学协会(British Association of Psychopharmacology)的前秘书长，卡迪夫大学的临床心理医学教授，而且在他自己的诊疗实践中，也一直持续给病人服用抗抑郁药，只要他认为病人能从中获益。

这种对数据的歪曲和有意塑造，当它们被市场推广人员带着卖药的目的做跨文化、跨语言的宣传时，就更加令人头晕目眩不知所措。

依照希利所说的，制药公司从 20 世纪 50 年代最先开始雇枪手为大学的研究者写作科研文章。当时，这只是稍稍让人丢面子的做法，而这些论文通常也只会出现在没什么名气或影响的小期刊上。但是到了 1970 年左右，这些制药公司已经控制了一些主要的随机对照研究的资金，到了 90 年代中期，希利估测，在著名期刊上有超过半数的文章不是由本应带领研究的大学研究者起草，而是制药公司雇佣的医疗写作公司(雇佣枪手的具体公司)所写的。

一旦这种行径得到了默许，这些制药公司发现自己不但能控制什么样的信息可以被发表出来，而且还能有力量决定捧红哪位学者成为该领域的学术明星。纳西尔 · 加梅(Nassir Ghaemi)——塔弗兹医学中心(Tufts Medical Center)心境障碍与药理学研究项目的主任，这样说道："事实就是，枪手问题就相当于学术界的类固醇问题；我们当中有些专家是靠造假来获取名声的，他们根本名不副实。"那些选择了更高的境界而拒绝同流合污的人则要面临落后于同侪的风险——可以说，这些同侪等于是在服用禁药。

在公众和科学界关于这些药物的讨论中，通常只有已经发表出来的文章和研究数据才有影响力。不幸的是，负面的数据结果几乎从来不会被发表，于是根本形成不了争论。最近有一个研究，回顾了 74 个对抗抑郁药的研究，发现几乎所有的正面数据(37 个研究中的 36 个)都在专业期刊上发表了。而另外 36 个得出负面数据的研究里面，只有

3 个被发表出来。剩下的那 33 个研究要么完全没有被发表，要么是在正面数据被发表报道的时候顺带提了一下，说有正面的研究结果与该研究的结论不同。

当人们把发表的和未发表的原始数据放在一起检查，就会发现 SSRIs 开始看起来和日本乃至全世界市场上的特效神药没什么两样。一项对上交给美国食品与药品管理局的临床试验数据的分析表明，大约在 10 位服用了 SSRI 被试者里面，有 5 位在几周之内再用抑郁量表测评时表现出改善。乍一看这是个非常好的结果，可是别忘了看看安慰剂组。这一组吃糖豆的被试者里面平均十分之四也表现出改善。事实就是，在许多这些未被发表的研究中，SSRIs 都没有表现出超过安慰剂的药效。

这意味着 10 个被试者当中只有一位因为服用了 SSRIs 而得到了改善。这几乎已经不值得说是有药效了，更别忘了所谓“改善”不等于是说抑郁完全好了，而通常只是意味着症状评估量表上某一项症状有了些许进步。比如，一个仍然抑郁的人可能睡得稍微好一些了，这就可以算作有改善。没错，有足够多的被试者时，只要在症状清单上有一两样东西稍稍改变都可以被看作重大的改善。

这种微乎其微的有效水平对许多参与了日本的大型市场营销的日本人肯定是个意外——他们都参与了宣传 SSRIs 是抑郁症的解药。负面的数据被剪除或踢开，而哪怕是再微小的正面数据也会被所谓科研守门人(这些研究的“作者”们和期刊主编们)放大聚焦，给销售人员、市场人员和公共关系公司，最后再从轻信的记者口中报道出来。[①] 这个信息被生产制造的过程的每一个阶段，医生与抑郁病人都更加不清楚这种药物的实际作用和风险。而在制药公司的超大规模市场营销之下，当这些信息又源源不断地输送到其他文化和国家时，病人对这些药的了解相较于这些药背后真正的科学，除了虚幻还是虚幻。

在判断制药公司对于数据有多诚实方面有一个突出的例子不得不提一下。2001 年 7 月，正当葛兰素史克在日本加大市场推广力度时，一篇题为《帕罗西汀治疗青少年抑郁症的有效性：一个随机对照试验》的论文发表在了《美国儿童与青少年精神病学杂志》(*Journal of the American Academy of Child and Adolescent Psychiatry*)——该领域最有影响力的期刊上面。十几位作者里面，有不少响当当的名字，包括第一作者马丁·凯勒(Martin Keller)博士，布朗大学(Brown University)的精神医学科主席。这项研究从 1994 年开始，到 1997 年结束，有近 300 位患有抑郁的青少年参与了研究。这是一个双盲研究——符合黄金法则——意思就是说病人与医生双方都不知道哪些人拿到的是被测试的药物，而哪些人拿到的是安慰剂。在论文中，作者们给出了由衷的认可，说赛乐特是“病人的总体耐受良好，且对治疗青少年抑郁发作有效”。

这个研究论文发表后一个月之内，该公司销售代表就听到了好消息。赛乐特产品管理团队发给“所有销售赛乐特的团队”的一份日期为

① 从负面数据当中寻找一些次级的积极方面被称为“数据挖掘”，常常被批评为从统计角度来说，等于是先扔出飞镖，再去画上靶心。

2001 年 8 月的备忘录上面吹嘘道，“这项尖端、具有里程碑意义的研究”已经“显示了我们在治疗青少年抑郁上面有着卓越的有效性与安全性。”

可是，在诉讼案件和政府调查报告中曝光的公司内部文件却报告了截然不同的结果。这些内部备忘录报告说，这个研究实际上并没有测出赛乐特和安慰剂之间有显著的差异——研究使用的八个测试量表都没有差异。一个公司备忘录报告说，这些数据结果“不够强”，并建议公司“有效地处理这些数据的传播，以尽量避免任何不利的商业影响”。备忘录继续写道：“我们在商业上不可以允许文章有任何声明药物有效性未被证实的语言，因为这会损伤帕罗西汀(赛乐特)的产品形象。”

无须多言，葛兰素史克内部的这份评估与发表出来的对赛乐特的评价有着天壤之别——公开的文章说赛乐特，“病人的总体耐受良好，且对治疗青少年抑郁发作有效”。但更令人不安的是，被发表出来的论文显然对药物的副作用轻描淡写或者干脆避而不谈了。诉讼期间被披露出来的该研究的早期论文草稿里面显示，严重的副作用(包括住院和试图自杀)在服用赛乐特的病人身上的可能性是吃安慰剂那组病人的五倍之多。此外，吃药的病人还表现出高于安慰剂组四倍的严重且常常可以致残的神经系统问题。即便如此，在送出去准备发表的论文第一稿中也只字未提任何严重的副作用。在之后的一版修改稿中，有一句话暗示药物可能有如下副作用：“加重抑郁、情绪负担、头痛和敌对感。”然而即便是这样一句轻描淡写也在最后发表的版本中被删除了，唯一提到的副作用就只剩下一条“头痛”。

如是可见葛兰素史克是如何加工制造知识管道的。从该公司内部的文件我们看到进入知识管道的研究数据显示了副作用，且表示该药对抑郁青少年的疗效“不够强”，此外服药的青少年当中还有一些表现出严重的自杀企图以及更多的住院需要，远远多于服用安慰剂的对照组。然而在知识管道的另一端，出来的却是市场部门大肆宣扬这项研究“显示了……卓越的有效性与安全性”。

这项研究的事实经过以及它所揭示的问题并不是一个孤立的案例。在久负盛名的《新英格兰医学杂志》任职了超过 20 年的玛西亚·安吉尔(Marcia Angell)医生在事实面前深信，让这些药物得到科学认可的整个系统其实是残缺的。“任何药物发表出来的临床测试报告都基本上不可以再相信了，更不能再去依赖以前值得信任的医生的判断或者权威的医学准则,”她于 2009 年在《纽约书评》(*New York Review of Books*)上这样写道。玛西亚医生指出，枪手代写论文和制药公司付钱给科研工作者已经在整个精神医学界和 SSRIs 研究领域达到了鼎盛状态。①那些被用来合理化将 SSRIs 倾销到其他文化和国家的“科学”，被证明最多也不过就是臆测而已。

---

① 面对安吉尔的指控，为了维护自己的会员，娜达·斯托特兰德博士(Dr. Nada Stotland)——美国精神医学协会的主席回应她的批评道：“当这些事情到处都存在的时候，暗示医生们‘腐败’是不公平的。”如此言论真是让人目瞪口呆。美国精神医学协会的主席居然会幼稚到用这种老掉牙的理由“因为别人都这么干啊”来为自己的恶劣行为找借口吗？她所依循的是对腐败什么样的定义，能让她能断言只要是大多数人做的，就不会错？

## 选择性血清素再摄取抑制剂(SSRIs)与自杀

关于这些药物是否在某些病人身上会增加自杀念头的问题，已经渐渐成了一项公开的争议。考虑到葛兰素史克正是利用了自杀－抑郁的关联在日本销售赛乐特，这个问题就显得尤为突出。据希利的估计，这些SSRIs的临床试验如果全部放在一起查看，基本显示每20个病人里面就有一个在药物影响下变得极度不安。对有些病人，这种不安会达到日夜不得安宁的地步，以至于激发自杀的想法和行动。有很大的可能性是这些药对大多数病人无效，对一小部分病人很适合，而对另外一小部分病人则能够触发自杀念头和行为。有两项相距15年的精心设计的研究都共同指向了这一结论。1993年，哈佛大学精神医学系有三位学者在研究后得出结论，抗抑郁药，包括SSRI药物百忧解在有些病人身上降低了自杀可能，而同时在另一些病人身上却是升高自杀倾向。“我们观察到的这些现象说明，抗抑郁药可能会重新分配风险，一些对药物反应良好的病人的风险会减轻，而那些对药物反应较差的病人的风险则更能会加剧。”

整整15年以后，来自哥伦比亚大学内外科医学院的另一批学者也得出了类似但是更细致的结论。他们的研究仔细分析了一组病人两年的病历数据，发现在成年人中间服药的和未服药的病人之间没有显著区别。但是在青少年和儿童当中，服药四个月以后的病人比起没有服药的病人有明显更高的自杀企图。更进一步地查看这些数据，研究者们发现，有一组病人似乎在自杀行为上受到了药物的保护作用：成年男性。在这个案例中所展现出来的风险重新分配，似乎是成年男性的风险降低而青少年与儿童的风险增加。

说到底，我们不能排除 SSRIs 的批评者和提倡者可能在自杀的问题上都有一些合理的观点。和药物相关的激惹与冲动行为最常在治疗早期出现——而临床测试通常最仔细观察的也是这一阶段。现实用药中，这些负面反应可能会在用药初期阶段过去以后减少或消失。此外，细心体贴的医生有可能很快给反应不良的病人撤掉这些药，这样一来，就只有那些反应良好(或至少不会恶化到要自杀的程度)的病人会继续服药。如此一来，的确有可能这些药物在短期的临床试验中增加了自杀比例，但是正如批评者声称的，从长期来看对总体人群有着降低自杀的效果。

就算 SSRIs 被证明能对广泛的人群起到降低自杀的作用，制药公司与那些帮助他们歪曲或掩盖负面数据的学者仍然可能是难辞其咎的。如果那些治疗早期的风险被药物研究的论文如实发表出来，医生们就会有机会改变跟踪监控病人的方式，也能更好地预备及早发现对药物有不良反应的病人。由于自杀反应即使在健康的被试者身上也有发现(就是那些没有抑郁症状但仍然参加测试服药的人)，那么对于只有轻度抑郁症状的病人，医生几乎一定会犹豫要不要给他们开药。

关于和赛乐特相关的风险，谁知道什么，以及是在什么时间知道的——这些时间点也是很关键的问题。因为日本很晚才开始使用这种药。葛兰素史克在做日本大型市场推广的同一时间里，是在隐藏还是弱化药物的风险和副作用？在诉讼案中最近浮出水面的内部文件看来可以很清楚明白地回答这个问题。在 20 世纪 80 年代末 90 年代初，他们最初提交给美国食品与药品管理局(Food and Drug Administration, FDA)的数据从未被发表出来。这些数据显示，制药公司在故意隐瞒药物的试验结果和被试的情况，因为这些数据显示了药物将自杀风险增加了八倍。“看起来葛兰素史克成功地哄骗了 FDA,”参议员查尔斯·格拉斯利(Charles Grassley)察看证据后在参议院会议上发言说，“我们所生活的国家，不能容忍制药公司有一点不实之言，隐瞒信息并试图误导 FDA 乃至广大公众。”

SSRIs 制造商在生产、全面系统控制、发布并在国际上传递其药物“科学信息”的夸张程度，怎么样强调都不为过分。往后退一步，从全盘来看这些系统，你就能用新的眼光发现——这正是一个庞大且有千丝万缕关联的市场推广体系。艾伯邦姆，记录 SSRIs 入侵日本的人类学家这样写道：

> 演员传统上是被视作在市场“发布渠道”以外的，如今也被作为活跃的支持者被包括在内。医生、学术界的意见领袖、病人的声援群体以及其他草根运动、非政府组织、公共卫生机构，乃至道德观察员，通过这样或那样的方式都一个一个被列入了发布链，作为消息的载体使用……
>
> 我们对近乎乌托邦幻想式的健康保障的追逐过程中，我们已经在不知不觉中让大公司的市场部门掌控了我们获得自由所需的

真正工具：科研中的真实客观，医疗卫生中的伦理与公义以及赋予医学自主的特权——这种自主本是为了帮助医学实现自己一切为了病人福祉的誓言。

就连病人——现在常常被称为“消费者”，也已经被征用在了信息传播链里头。在互联网或其他直接对消费者做广告的渠道中，制药公司声称，他们把病人当作知情的消费者来对待。这种知情的消费者可以被利用来向自己的医生和药物检查委员会请求得到这些药物。如此种种都已经被人们当作积极的改变来庆祝：病人再也无须仅仅是被动地接受医生的知识特权控制了。不幸的是，这些病人，尤其是美国以外的，通常是最后一个才知道他们学到的知识多半来自人为的操纵，目的是刻意制造某些信念与渴求。

## 早期拥趸开始犹豫

葛兰素史克在日本市场下的功夫毫无疑问是有很好的利润回报的。上市仅仅58年，赛乐特的销售就赚取了一亿美金。2002年底，该公司报告：“在中枢神经系统(CNS)治疗领域里面，克忧果(Seroxat)/赛乐特——葛兰素史克治疗抑郁和焦虑症的领先药物的销售，是主要增长带动者。其销售额达到31亿美元，占全世界市场份额的15%，以及全美国市场份额的18%。赛乐特的国际市场销售增长了27%，达到了4.1亿美元，而引领销售额增长的就是势头依然强劲的日本市场——

尽管赛乐特在此投放仅仅两年。"到了 2008 年，赛乐特在日本的销售额已经超过了每年 1 亿美元。

自从 SSRIs 被引入日本后，北中吃惊地看到整个局势变化之迅速。"整个精神医学领域的文化发生了巨大的改变，"她告诉我，"抑郁症从一种没人谈论的羞耻观念，变为人们首要关心的话题之一。从方方面面看，它都已经成为一个合乎情理的疾病，与此同时这些变化也反过来转变了抑郁症作为一种体验本身原有的性质。"

一些日本精神科医生，甚至小野教授和田岛医生——就是在 2000 年受到过制药企业盛情款待的，都觉得自己不是在领导这个趋势，而仅仅是忙于对其做出反应。小野报告说，从 2001 年开始，骤然有许多病人带着要么杂志文章要么广告单子出现在他的办公室，要求和医生讨论自己的抑郁症问题。他很清楚这些病人所描述的轻微症状放在以前，是根本不会被认为有真正的病。随着越来越多的日本人认为自己患有抑郁症，随着 SSRIs 药物的风险渐渐引起小野的注意，他开始思考是否有方法逆转这一趋势。

"从很多方面看，这些市场营销运动已经太成功。那句抑郁就是'心理感冒'的广告语，说服了不知多少人为了可能往往算不上疾病的问题去寻求医疗干预，"小野告诉我，"也许，我们可以开始说抑郁就好像'灵魂的癌症'，这可能更准确，而且也许不会有很多人愿意接受这种信念。"

田岛医生甚至想得更远。作为知名的精神科医生，他在 2000 年京都的会议上给了那么鼓舞人心的评论，说采用国际化的诊断标准将会

“帮助提高诊断的准确性”。在当时，他是欢迎 SSRIs 的引进的，说它们可以“为减少日本社会抑郁和焦虑的负担做出贡献”。会议之后的好些年里，田岛都是葛兰素公司在日本争取精神科医生支持的核心人物。他们付他优厚的酬金去发表演讲，参与会议。他在京都的发言写成的文章也被公司作为培训材料使用。

但是，过去几年中他看到竟然有那么多的同胞被诊断为抑郁症且开始服用赛乐特，他开始越来越担忧。而大卫·希利等人向公众披露的消息令他开始怀疑葛兰素史克究竟有没有报告真实的药效与风险数据。为了承担自己的责任，他将一本希利的书翻译成了日文，并开玩笑说自己即将成为日本的“大卫·希利”。

当讨论起过去 10 年来他所看到的日本精神卫生方面的巨大变化，田岛看起来对葛兰素史克并无愤怒。实际上，就连说起他自己在这些变化中的参与作用时，他也常常真诚地笑起来，就好像一个人讲述自己是如何被一个天才魔术师或纸牌圣手彻底愚弄了一般。他的笑似乎在说“我只好怪自己咯。”

他继续认为赛乐特对一些焦虑症患者是有帮助的，且可以使用于重度抑郁的个案，只要医生能够在治疗早期阶段保持密切观察。不过，他也相信这种药已经被过度滥用且有时可能会激起病人的自杀念头。“日本卫生部给 25 岁以下服用此药的病人发出了自杀风险警告以后，许多医生和病人对此都已经有所了解。”田岛说。而他不能理解的是，为何该药仍然被如此普遍地开给那些仅是暂时抑郁且症状轻微的病人。面对葛兰素史克从 2000 年开始的大规模市场运作的力量，自杀的警告看起来根本没有起到什么作用。

田岛也开始不再信任这些制药公司自信满满地宣称的科技。尽管他了解制药公司对任何批评都十分不客气，他还是致力于打这场硬仗并尽可能让日本公众得到最完整的信息。

他有希望能挑战这些帮助抑郁症在日本传播开来的观念吗？我这样问他。“这波浪潮的力量仍然非常强大，”田岛说道。但他也指出，一些迹象显示这一趋势在减缓。大家已经注意到这药只有微乎其微的效果了。“日本有许多病人没有改善，更没有治愈，”他告诉我，“许多普通人现在也开始对这些所谓神药表示疑问。”

正如记者常常把最刁钻的问题留在最后，我也不例外。快要结束和田岛的谈话时，我告诉他，我无意窥探他的个人财务，但是我想知道他对于自己这些年来从葛兰素史克所收的钱有何感受。“是的，”他说，又开始笑，“这是个很重要的问题。有些人说学者与制药公司之间的关系就好像妓女和嫖客。我同意。我不是个清教徒，我是个很现实的人。这就是问题。我们要改变的状况，不止在日本，在美国和其他国家也是一样。整个制药行业的强大力量足以对科学形成威胁——他们正在把医学变成伪科学——方式与把精神医学界的精英领袖变成某种妓女没什么两样。”

这时他停顿了下来，再一次大笑并补充：“就连做妓女，我们也是很廉价的那种啊。”

## / 结语　全球经济危机和心理疾病的未来/

当一种民族文化在经历社会上广泛的焦虑和冲突时，就特别容易被新的有关心理或疯狂的信念乘虚而入。所以，难怪在香港主权从英国移交回中国的时期，西方形式的厌食症能够钻进香港年轻女性头脑的无意识层面。而正如斯里兰卡的情况所显示的，PTSD 观念之所以能占领一席之地，恰恰是因为它抓住了饱经战乱和自然灾害的人民。同样不奇怪的是，葛兰素史克版本的抑郁症正好是在漫长而痛苦的经济衰退时期成功收服了整个日本。持续的经济动荡尤其令人不安，因为它从全方位威胁到一个人的社会地位、安全感及未来，且这些来自四面八方的威胁从来不会同时出现。

2009 年初，我正在为日本的抑郁症这一章做资料研究，世界经济当时进入了混乱状态。从标准普尔 500 指数(S&P 500)到 OMX 哥本哈根 20，1990 年日经指数的惨剧似乎正在各大股市重新上演。已经带来了很多混乱与迷茫的世界经济全球化进程现在又给我们带来前所未见的新问题：一场货真价实的全球经济危机。那导致日本国内气氛软弱，被葛兰素史克市场运作乘虚而入的社会动荡，现在基本上在世界上每一个国家都很普遍。

随着危机不断深化，我听到了第一批站出来的心理卫生专家对危机可能导致的心理代价所发出的警告。我几乎确信，随后很快就会有一些新的药物出现，承诺能处理这些问题，甚至可能出现一些新的心理疾病标签来解释我们的痛苦。

我的确无须久候。

2 月初，关于经济下挫对心理健康的影响的文章就开始出现在主要的媒体和报端。“自杀：警惕经济衰退时的死亡高峰”正是日本版《时代》杂志(*Japan Times*)的一个头条。“自杀专家称，急剧的财务压力与抑郁症之间存在强关联性”，这篇文章这样报告。几乎同一时间，《今日美国》(*USA Today*)杂志也报道说，“有许多迹象显示遭受重创的经济正在严重破坏人们的心理健康……约有一半的美国人称自己比过去一年压力更大，而约有三分之一的人在美国心理协会(American Psychological Association)的调查中评估自己的压力水平处于‘极端’状况”。

《纽约时报》很快发出独家封面文章《萧条焦虑正渗入日常生活》，文中引用了许多专家与个人，还列出了两打以上由对经济的担忧而导致的心理问题。这些症状的范围从琐碎的(失眠、焦虑、不停地担心)到严重乃至有点古怪的(呼吸困难、心跳过速、寒战、噎住的感觉、麻木感以及指尖微微刺痛感，还有关节炎)，什么都有。如此宽泛的一个潜在症状清单显示，我们正在为当前的经济危机制造“症状池”。我们公开地辩论，在我们的文化里面，什么样的症状和病态能够被一致认为是经济焦虑的合理疾病表达。

许多这样的文章都指出，我们国家的心理卫生状态原本就已经很糟糕，而现在更是稳步下滑。(美国)国家精神卫生研究所(The National Institute of Mental Health)宣布，18 岁以上的美国人中，每年有四分之一会患上某种可以被诊断的心理异常。年轻人群中，心理疾病已经成为首要的致残疾病。此外还有其他令人不安的现象：一个最近出来的研究显示，飓风卡翠娜(Hurricane Katrina)所触发的一些心理疾病很奇怪地对各种治疗都表现出阻抗，连时间的治愈都无效；灾难过去整整 3 年以后，与灾难相关的心境障碍与 PTSD 发病率在路易斯安娜仍在上升。

为了应对这样的坏消息，制药业声援团体 PhRMA 的资深副主席肯恩·约翰逊(Ken Johnson)宣布，有至少 301 种新药正处于开发阶段，它们将被用于治疗这些心理疾病。其中包括 66 种治疗抑郁症的药和 54 种治疗焦虑症的药。考虑到人们担忧的状况，让公众知道这些能助人得享“长寿、幸福和健康”①生活的新药很快就会到来是很重要的。

当然，这 301 种新药究竟具体会针对哪些心理疾病则在很大程度上得由美国精神医学协会(American Psychiatric Association，APA)说了算。他们即将发布具有巨大影响力的新诊断手册——DSM-Ⅴ。学术期刊上已经充满了各种改版的建议、补充，APA 的工作小组此刻也正

---

① 在同一个声明中，PhRMA 声称自己已经帮助推出了一个新的消费者声援网站，特色就是连续剧《黑道家族》(*The Sopranos*)里面的演员乔·潘托里阿诺(Joe Pantoliano)。他公开承认自己与抑郁症斗争。根据“No Kidding，Me Too”(“说真的，我也是”)网站的消息，这样做的“目的就是让大脑的疾病看起来又酷又性感”。

忙着讨论哪些异常应该被收录，哪些该被修改或删除。

就好像为了说明在心理疾病诊断分类的工作上，社会与文化因素与科学因素同样重要一样，APA 向公众征求意见。就在写作此书之际，该协会的网站上仍然还可以找到“给个建议”的链接，用于介绍 DSM-Ⅴ的修订项目。点击那个链接后你会看到网页上一系列的选项，包括“提交建议删除现有的一个心理异常诊断”，还有“提交建议请 DSM-Ⅴ考虑增加一个新的异常诊断”。所有的建议——公众得到的保证是，都会被送至相关的 DSM-Ⅴ工作小组拿来讨论。

如果要我打赌说哪一个最近出现在精神医学期刊上的心理异常最有发展前途，那就非“创伤后怨恨障碍”(Post-Traumatic Embitterment Disorder，PTED)莫属。PTED 描述的，是对无生命危险但极其负面的事件经历的反应，比如，工作场合的冲突、突然失业、失去社会地位以及从自己的社会群体中分离出来。症状包括：怨恨，不公正感以及无助感。

如果 PTED 能够在相应的 DSM-Ⅴ工作小组里面得到足够的盟友，又有一个跨国大制药企业正好有种新药可以针对该症，这个异常就有望成为下一个 PTSD，因为它看起来很好地描述了当下全球化经济危机中人们对文化严峻变迁的种种反应。事实上，这个异常最初就是在柏林墙倒后的社会动荡下，在那些无所依托、面临失业且极度没有安全感的东德人当中被“发现”的。

无论这些新的异常最后是否能跻身 DSM-Ⅴ，也不管有什么新药或疗法宣称有科学证实能有效治疗它们，毫无疑问的就是美国公众都会对它们有强烈的兴趣。我们就是一帮以心理学为念的人。专家会出现在电视访谈节目上，为记者提供评论和引述。再过一段时间，这些所谓新发现就会成为文化上的既成事实，传统智慧。在这整个的过程中，新的异常会进一步雕塑我们有意识与无意识的自我观。

接下来，西方精神卫生专业人士就会开始带着好戏上路。在异国他乡不同的地点举办一个接一个的国际会议，专业人士们会开始训练这些外国治疗师学习新的疾病分类。制药公司受利润引诱则会开始推动更加老谋深算的巨型市场营销运动。在那些受到全球金融危机和急速社会变迁削弱的文化里，这些观念的种子无疑会有十分肥沃的土壤。

如果这样说还不能让人看清其中的讽刺与荒谬，让我来解释得更清楚一点：用西方最新的心理健康理论来减轻全球化进程所导致的心理压力是行不通的；因为它本身就是这个大麻烦的一部分。通过既破坏本土的疗愈信念又削弱来自当地文化的自我观念，我们正在快马加鞭地帮助这些令人更加迷茫的变化——这正是今天的世界上许多心理痛苦的最核心的问题。我们精神医疗上所做的，就相当于把自己的毯子送去给病痛的本地人，却忘了那些病原体正深藏在毯子的纤维之中。

当我在桑给巴尔调查斯瓦西里信念是如何与西方的生物医学心理疾病观念混合在一起的时候，我的太太——一位精神科医生从旧金山我们家里给我发来一条短信。这短短的信息说她过了很辛苦的一天。她的一位病人突发精神失常，不得不被送进精神病院。

这条消息使我想起我太太常说的一个观点：当我在全世界旅行，记录来自西方的文化潮流是如何改变着人们对精神和心灵的信念时，美国与世界其他地方的心理卫生工作者，除了尽可能地最好利用他们所拥有的知识和技术，并没有更多的选择。她担心，这本书会给整个心理和精神卫生界带来不公正的污蔑，而包括她自己在内的这一群人，其实是在尽一切所能去治疗那些受苦的心灵。

带着这样的忧虑，我试着避免这种陈词滥调——就是在治疗心理异常上其他的那些传统文化一定是对的。所有的文化面对这些棘手的疾病时都很挣扎，都有不同程度的同情、冷酷和恐惧。我的重点不是说他们的就是对的——而是，他们和我们不同。

我们想相信人人都和我们一样，这不奇怪。就和人类历史上任何一代人一样，我们对于文化是如何塑造自己的心灵生活几乎没有察觉，因为我们如此“身在此山中”，我们有意识和无意识的思想完全都依赖于文化所提供的信息。我们如同看不到地平线的游泳者：要对方向和裹挟推动我们的文化湍流做出估计和判断是非常困难的。但是困难不等于完全不可能。正如本书所提出的，对其他文化和信念做深入的探索能够以当头棒喝的方式帮助我们看见自己文化中的偏见。

所以，跨文化角度的观察究竟揭示了哪些我们对人类心理的概念？

位于那些我们输出给其他文化的各种概念的核心的，通常是一种“美国牌”的超级过度自省和超级个人主义。深深影响这些信念的，有笛卡儿的灵肉分离观，弗洛伊德的意识与无意识双重概念，以及层出不穷的自助书籍和治疗流派对个体健康要与群体健康不断分离开来的鼓励。就连令人着迷的生化医学科研对大脑工作方式的探索，在文化的层面来看，也是让我们对人类心灵的理解愈加远离社会和自然世界——而后两者正是大脑时刻自我导航的环境。这种化约式思维已经到达何种地步，在某家制药公司的抗抑郁药广告网页上可见一斑："就像一个蛋糕菜谱要你用正确比例的面粉、糖和小苏打，你的大脑也需要精确的化学平衡以保证最佳运行状态。"西方人的头脑，经过一代又一代的哲学家、理论家和学者不停地分析以后，如今已被简化为盛在头骨这个搪面盆里的一坨化学物质面糊糊了。

我唯一能肯定的是，世界其他地方对于人类心灵的文化理解依然比我们的包含更多宗教与习俗信念，也与生态和社会环境有更紧密的结合。他们尚未把身心割裂，也没有把个体的心灵健康孤立于社群的健康之外。

不懂得理解和欣赏这些差异的我们，继续努力说服全世界按我们的方式思考。鉴于我们自己文化的心理观念带来的幸福感和心理健康状况都十分低下，也许是时候来反思一下我们的慷慨大方了。

# / 参考文献/

American Psychiatric Association. (1994). *DSM—IV: Diagnostic and Statistical Manual of Mental Disorders, Fourth Edition*.

Hacking, I. (2002). *Mad Travelers: Reflections on the Reality of Transient Mental Illnesses*. Harvard University Press.

Okasha, A. (1999). Mental Health in the Middle East: An Egyptian Perspective. *Clinical Psychology Review*, 19 (8), 917—933.

第一章

本章文字得到了李诚医生及其助手陈珍妮(Jenny)的慷慨相助。李医生格外热情地帮助安排我采访他的病患，引荐我拜访香港和其他地区的专业人士，远远超乎我的所求所想。我也十分感激与我谈话的病人的开放与坦诚。对有兴趣深入了解这一主题的读者，我推荐以下的论文。它们可读性极高，且对文化与心理疾病之关联有着深度的哲学思考。我希望有朝一日这些论文能够集结成册。此外，爱德华·朔尔特在厌食症、癔症以及身心症的本质方面的历史文献也对本章节乃至全书的主要观点有较大影响。

以下为本章参考文献和书籍资料。

Aderibigbe, Y. A., & Pandurangi, A. K. (1995). The Neglect of Culture inPsychiatric Nosology: The Case of Culture Bound Syndromes. *Inter-national Journal of Social Psychiatry*, 41(4), 235.

American Psychiatric Association. (2000). *DSM-IV-TR: Diagnostic and Statistical Manual of Mental Disorders, Fourth Edition (Text Revision)*(p. 943).

Andepson-Fye, E. P. (2003). Never Leave Yourself: Ethnopsychology as Mediator of Psychological Globalization among Belizean Schoolgirls. *Ethos*, 31(1), 59—94.

Arnett, J. J. (1999). Adolescent Storm and Stress, Reconsidered. *American Psychologist*, 54(5), 317—326.

— (2002). The Psychology of Globalization. *American Psychologist*, 57(10), 774—783.

— (2003). *Adolescence and Emerging Adulthood: A Cultural Approach*. Prentice Hall.

Baer, M. (1992). *Theatre and Disorder in Late Georgian London*. Clarendon Press.

Banks, C. G. (1992). "Culture"in Culture-Bound Syndromes: The Case of Anorexia Nervosa. *Social Science & Medicine*, 34(8), 867.

— (1996). "There Is No Fat in Heaven": Religious Asceticism and the Meaning of Anorexia Nervosa. *Ethos*, 24(1), 107—135.

Becker, A. E. (2004a). New Global Perspectives on Eating Disorders. *Culture, Medicine and Psychiatry*, 28(4), 433—437.

— (2004b). Television, Disordered Eating, and Young Women in Fiji: Negotiating Body Image and Identity During Rapid SocialChange. *Culture, Medicine and Psychiatry*, 28(4), 533—559.

— (2007). Culture and Eating Disorders Classification. *International Journal of Eating Disorders*, 40(53), 5111—5116.

Bishop, K. (1994, December 20). KELY to Tackle Eating Disorders. *South China Morning Post*.

Bordo, S. (1996). Anorexia Nervosa: Psychopathology as the Crystallization of Culture. In A. Garry & M. Pearsall, eds., *Women, Knowledge, and Reality. Explorations in Feminist Philosophy*, Routledge.

Bordo, S., & Heywood, L. (2003). *Unbearable Weight: Feminism, Western Culture, and the Body*. University of California Press.

Bruch, H. (1985). Four Decades of Eating Disorders. In D. M. Gardener & P. E. Garfinkel, eds., *Handbook of Psychotherapy for Anorexia Nervosa and Bulimia* (pp. 7—18).

— (2001). *The Golden Cage: The Enigma of Anorexia Nervosa*. Harvard University Press.

Brumberg, J. J. (1988). *Fasting Girls: The Emergence of Anorexia Nervosa as a Modern Disease*. Harvard University Press.

— (2000). *Fasting Girls: The History of Anorexia Nervosa*. Vintage Books.

— (1998). *The Body Project: An Intimate History of American Girls*. Vintage Books.

Chan, H., & Lee, R. P. L. (1995). Hong Kong Families: At the Crossroads of Modernism and Traditionalism. *Journal of Comparative Family Studies*, 26(1).

Chan, Z., & Ma, J. (2002). Anorexic Eating: Two Case Studies in Hong Kong. *Qualitative Report*, 7, 1—14.

Chan, Z., & Ma. J. (2003). Anorexic Body: A Qualitative Study. *Forum Qualitative Sozialforschung/Forum: Qualitative Social Research*, 4(1), Art 1.

Cheung, D. (1994, December 4). Dieting Dangers. *South China Morning Post*.

Cohen, G. L. , & Prinstein, M. J. (2006). Peer Contagion of Aggression and Health Risk Behavior among Adolescent Males: An Experimental Investigation of Effects on Public Conduct and Private Attitudes. *Child Development*, 77(4), 967—983.

Cummins, L. H. , Simmons, A. M. , & Zane, N. W. S. (2005). Eating Disorders in Asian Populations: A Critique of Current Approaches to the Study of Culture, Ethnicity, and Eating Disorders. *American Journal of Orthopsychiatry*, 75(4), 553—574.

Dennis, C. (2004). Mental Health: Asia's Tigers Get the Blues. *Nature*, 429(6993), 696—698.

Dinicola, V. F. (1990). Anorexia Multiforme: Self-Starvation in Historical and Cultural Context, Part I: Self-Starvation as a Historical Chameleon. *Transcultural Psychiatry*, 27(3), 165.

Dishion, T. J. , & Dodge, K. A. (2005). Peer Contagion in Interventions for Children and Adolescents: Moving towards an Understanding of the Ecology and Dynamics of Change. *Journal of Abnormal Child Psychology*, 33(3), 395—400.

Dolan, B. (1991). Cross-Cultural Aspects of Anorexia Nervosa and Bulimia: A Review. *International Journal of Eating Disorders*, 10(1), 67—79.

Dresser, R. (1984). Cited in J. J. Brumberg, *Fasting Girls: The History of Anorexia Nervosa*.

Garner, D. M. , & Garfinkel, P. E. (1985). *Handbook of Psychotherapy for Anorexia Nervosa and Bulimia*. Guilford Press.

The Girl Who Wants to Die. (1996, November 30). *South China Morning Post*.

Gordon, R. A. (2000). *Eating Disorders: Anatomy of a Social Epidemic*. Blackwell.

Gremillion, H. (1992). Psychiatry as Social Ordering: Anorexia Nervosa, a Paradigm. *Social Science & Medicine*, 35(1), 57—71.

— (2003). *Feeding Anorexia: Gender and Power at a Treatment Center*. Duke University Press.

Habermas, T. (1989). The Psychiatric History of Anorexia Nervosa and Bulimia Nervosa: Weight Concerns and Bulimic Symptoms in EarlyCase Reports. *International Journal of Eating Disorders*, 8(3), 351—359.

— (1996). In Defense of Weight Phobia as the Central Organizing Motive in Anorexia Nervosa: Historical and Cultural Arguments for a Culture-Sensitive Psychological Conception. *International Journal of Eating Disorders*, 19(4), 317—334.

Hermans, H. J. , & Dimaggio, G. (2007). Self, Identity, and Globalization in Times of Uncertainty: A Dialogical Analysis. *Review of GeneralPsychology*, 11(1), 31.

Higginbotham, N. , & Connor, L. (1989). Professional Ideology and the Construction of Western Psychiatry in Southeast Asia. *International Journal of Health Services*:

*Planning, Administration, Evaluation*, 19(1), 63.

Hoshmand, L. T. (2003). Moral Implications of Globalization and Identity. *American Psychologist*, 58(10), 814—815.

Hsu, L. K., & Lee, S. (1993). Is Weight Phobia Always Necessary for Diagnosis of Anorexia Nervosa? *American Journal of Psychiatry*, 150(10), 1466.

Jensen, L. A. (2003). Coming of Age in a Multicultural World: Globalization and Adolescent Cultural Identity Formation. *Applied Developmental Science*, 7(3), 189—196.

Katzman, M. A., & Lee, S. (1997). Beyond Body Image: The Integration of Feminist and Transcultural Theories in the Understanding of Self-Starvation. *International Journal of Eating Disorders*, 22(4), 385—394.

Khandelwal, S. K., Sharan, P., & Saxena, S. (1995). Eating Disorders: An Indian Perspective. *International Journal of Social Psychiatry*, 41(2), 132.

Kim, U., & Park, Y. S. (2005). Integrated Analysis of Indigenous Psychologies: Comments and Extensions of Ideas Presented by Shams, Jackson, Hwang and Kashima. *Asian Journal of Social Psychology*, 8(1), 75—95.

Kleinman, A. (1999). The Moral Economy of Depression and Neurasthenia in China: A Few Comments on Sing Lee's "Diagnosis Postponed: Shenjing Shuairuo and the Transformation of Psychiatry in Post-Mao China," by Sing Lee. *Culture, Medicine and Psychiatry*, 23(3), 389—392.

Lai, K. Y. C. (2000). Anorexia Nervosa in Chinese Adolescents: Does Culture Make a Difference? *Journal of Adolescence*, 23(5), 561—568.

Lai, K. Y. C., Pang, A. H. T., & Wong, C. K. (1995). Case Study: Early Onset Anorexia Nervosa in a Chinese Boy. *Journal of the American Academy of Child and Adolescent Psychiatry*, 34(3), 383—386.

Law, N. (2001, April 4). Eating Disorders Spread among Youth. *South China Morning Post*.

Lee, S. (1989). Anorexia Nervosa in Hong Kong. Why Not More in Chinese? *British Journal of Psychiatry*, 154(5), 683—688.

— (1991). Anorexia Nervosa in Hong Kong: A Chinese Perspective. *Psychological Medicine*, 21(3), 703—711.

— (1991a). Anorexia Nervosa across Cultures. *British Journal of Psychiatry*, 158, 284—285.

— (1991b). Eating Disorder in Asian Women. *British Journal of Psychiatry*, 158(1), 131b.

— (1992). Bulimia Nervosa in Hong Kong Chinese Patients. *British Journal of Psychiatry*, 161(4), 545—551.

— (1993). Response to Sing Lee's Review of "Transcultural Aspectsof Eating Disorders": Reply. *Transcultural Psychiatric Research Review*, 30, 296.

— (1994a). The Diagnostic Interview Schedule and Anorexia Nervosa in Hong Kong. *Archives of General Psychiatry*, 51(3), 251—252.

— (1994b). The Definition of Anorexia Nervosa. *British Journal of Psychiatry*, 165(6), 841.

— (1995). Self-Starvation in Context: Towards a Culturally Sensitive Understanding of Anorexia Nervosa. *Social Science & Medicine*, 41(1), 25—36.

— (1996). Reconsidering the Status of Anorexia Nervosa as a Western Culture-Bound Syndrome. *Social Science & Medicine*, 42(1), 21—34.

— (1997). How Lay Is Lay? Chinese Students' Perceptions of Anorexia Nervosa in Hong Kong. *Social Science & Medicine*, 44(4), 491—502.

— (1998a). Global Modernity and Eating Disorders in Asia. *European Eating Disorders Review*, 6(3), 151—153.

— (1998b). Estranged Bodies, Simulated Harmony, and Misplaced Cultures: Neurasthenia in Contemporary Chinese Society. *Psychosomatic Medicine*, 60(4), 448—457.

— (1999a). Fat, Fatigue and the Feminine: The Changing Cultural Experience of Women in Hong Kong. *Culture, Medicine and Psychiatry*, 23(1), 51—73.

— (1999b). Diagnosis Postponed: Shenjing Shuairuo and the Transformation of Psychiatry in Post-Mao China. *Culture, Medicine and Psychiatry*, 23(3), 349—380.

— (2001a). From Diversity to Unity: The Classification of Mental Disorders in 21st Century China. *Psychiatric Clinics of North America*, 24(3), 421—431.

— (2001b). Fat Phobia in Anorexia Nervosa: Whose Obsession Is It? In M. Nasser, M. Katzman, & R. A. Gordon, eds., *Eating Disorders and Cultures in Transitions*, (pp. 40—54).

— (2002). Socio-Cultural and Global Health Perspectives for the Development of Future Psychiatric Diagnostic Systems. *Psychopathology*, 35(2—3), 152—157.

— (2004). Engaging Culture: An Overdue Task for Eating Disorders Research. *Culture, Medicine and Psychiatry*, 28(4), 617—621.

Lee, S., Chan, Y. Y. L., & Hsu, L. K. G. (2003). The Intermediate Term Outcome of Chinese Patients with Anorexia Nervosa in Hong Kong. *American Journal of Psychiatry*, 160(5), 967—972.

Lee, S., Chan, Y. Y., Kwok, K., & Hsu, L. K. (2005). Relationship between Control and the Intermediate Term Outcome of Anorexia Nervosa in Hong Kong. *Australian & New Zealand Journal of Psychiatry*, 39(3), 141.

Lee, S., Ho, T. P., & Hsu, L. K. G. (1993). Fat Phobic and Non-Fat Phobic Anorexia Nervosa: A Comparative Study of 70 Chinese Patients in Hong Kong. *Psychological Medicine*, 23(4), 999—1017.

Lee, S., & Kleinman, A. (2007). Are Somato form Disorders Changing with Time? The Case of Neurasthenia in China. *Psychosomatic Medicine*, 69(9), 846.

Lee, S., Kwok, K., Liau, C., & Leung, T. (2002). Screening Chinese Patients with Eating Disorders Using the Eating Attitudes Test in Hong Kong. *International Journal of Eating Disorders*, 32(1), 91—97.

Lee, S., & Kwok, K. (2005). Cross-Cultural Perspectives on Anorexia Nervosa without Fat Phobia. In C. Norring & R. Palmer, eds., *EDNOS, Eating Disorders Not Otherwise Specified: Scientific and Clinical Perspectives on the Other Eating Disorders* (p. 204), Routledge.

Lee, S., & Lee, A. M. (2000). Disordered Eating in Three Communities of China: A Comparative Study of Female High School Students in Hong Kong, Shenzhen, and Rural Hunan. *International Journal of Eating Disorders*, 27, 317—327.

Lee, S., Lee, A. M., Ngai, E., Lee, D. T. S., & Wing, Y. K. (2001). Rationales for Food Refusal in Chinese Patients with Anorexia Nervosa. *International Journal of Eating Disorders*, 29(2), 224—229.

Lee, S., Ng, K. L., Kwok, K. P. S., & Tsang, A. (2009). Prevalence and Correlates of Social Fears in Hong Kong. *Journal of Anxiety Disorders*, 23(3), 327—332.

Lee, S., & Tsang, A. (2009). A PopulationBased Study of Depressionand Three Kinds of Frequent Pain Conditions and Depression in Hong Kong. *Pain Medicine*, 10(1), 155—163.

Lee, S., Tsang, A., Li, X., Phillips, M. R., & Kleinman, A. (2007). Attitudes toward Suicide among Chinese People in Hong Kong. *Suicide & Life Threatening Behavior*, 37(5), 565—575.

Lee, S., Tsang, A., Zhang, M., Huang, Y., He, Y., Liu, Z., et al. (2007). Lifetime Prevalence and Inter-Cohort Variation in *DSM-IV* Disordersin Metropolitan China. *Psychological Medicine*, 37(1), 61—71.

Lee, S. W., Stewart, S. M., Striegel-Moore, R. H., Lee, S., Ho, S., Lee, P. W. H., et al. (2007). Validation of the Eating Disorder Diagnostic Scale for Use with Hong Kong Adolescents. *International Journal of Eating Disorders*, 40(6), 569—574.

Leung, S. K., & Lee, S. (1997). The Variable Presentation and Early Recognition of Anorexia Nervosa in Hong Kong. *Hong Kong Medical Journal*, 3, 433—435.

Lim, S. G. (2000). The Center Can(not) Hold: U. S. Women's Studies and Global Feminism. *American Studies International*, 38(8).

Littlewood, R. (1995a). Psychopathology and Personal Agency: Modernity, Culture Change and Eating Disorders in South Asian Societies. *British Journal of Medical Psychology*, 68, 45.

— (2004). Commentary: Globalization, Culture, Body Image, and Eating Disorders. *Culture, Medicine and Psychiatry*, 28(4), 597—602.

Luk, H. (2000, June 26). Teenagers Risk Health in Quest for Beauty. *Hong Kong Mail*.

Ma, J. L. C. (2005). Family Treatment for a Chinese Family with an Adolescent Suffering from Anorexia Nervosa: A Case Study. *Family Journal*, 13(1), 19.

— (2007). Living in Poverty: A Qualitative Inquiry of Emaciated Adolescents and Young Women Coming from Low-Income Families in a Chinese Context. *Family Social Work*, 12(2), 152—160.

Ma, J. L. C., & Chan, Z. C. Y. (2003). The Different Meanings of Food in Chinese Patients Suffering from Anorexia Nervosa: Implications for Clinical Social Work Practice. *Social Work in Mental Health*, 2(1), 47—70.

Ma, J. L. C., Chow, M. Y. M., Lee, S., & Lai, K. (2002). Family Meaning of Self-Starvation: Themes Discerned in Family Treatment in Hong Kong. *Journal of Family Therapy*, 24(1), 57.

Micale, M. (1993). On the"Disappearance"of Hysteria: A Study in the Clinical Deconstruction of a Diagnosis. *Isis*, 84(3), 496—526.

— (1994). *Approaching Hysteria: Disease and Its Interpretations*. Princeton University Press.

Miller, M. N., & Pumariega, A. J. (2001). Culture and Eating Disorders: A Historical and Cross-Cultural Review. *Psychiatry: Interpersonal &Biological Processes*, 64(2), 93—110.

Mumford, D. (1995). From Fasting Saints to Anorexic Girls. Review of Walter Vandereycken & Ron van Deth. *European Eating DisordersReview*, 3(2), 296.

Nasser, M., Katzman, M., & Gordon, R. A. (2001). *Eating Disorders and Cultures in Transition*. Brunner-Routledge.

Ngai, E. S. W., Lee, S., & Lee, A. M. (2000). The Variability of Phenomenology in Anorexia Nervosa. *Acta Psychiatrica Scandinavia*, 102, 314—317.

Oppenheim, J., & Oppenheim, J. (1991). *"Shattered Nerves": Doctors, Patients, and Depression in Victorian England*. Oxford University Press.

Orbach, S. (1981). *Fat Is a Feminist Issue*. Pax.

Parsons, C. (1995, September 2). Girl Who Died on Street Was a Walking Skeleton. *South China Morning Post*.

Pike, K. M., & Borovoy, A. (2004). The Rise of Eating Disorders in Japan: Issues of Culture and Limitations of the Model of "Westernization." *Culture, Medicine and Psychiatry*, 28(4), 493—531.

Polinska, W. (2000). Bodies under Siege: Eating Disorders and Self-Mutilation among Women. *Journal of the American Academy of Religion*, 68(3), 569—590.

Russell, G. F. (1985). The Changing Nature of Anorexia Nervosa: An Introduction to the Conference. *Journal of Psychiatric Research*, 19 (2—3), 101.

Russell, G. F. M., & Treasure, J. (1989). The Modern History of Anorexia Nervosa: An Interpretation of Why the Illness Has Changed. *Annals of the New York Academy of Sciences*, 575, 13—30.

Shorter, E. (1985). *Bedside Manners: The Troubled History of Doctors and Patients*. Simon & Schuster.

— (1987). The First Great Increase in Anorexia Nervosa. *Journal of Social History*, 21 (1), 69—96.

— (1992). *From Paralysis to Fatigue: A History of Psychosomatic Illness in the Modern Era*. Free Press.

— (2008). History of Psychiatry. *Current Opinion in Psychiatry*, 21(6), 593.

Shorter, E., & Keefe, P. H. (1994). *From the Mind into the Body: The Cultural Origins of Psychosomatic Symptoms*. Free Press.

Showalter, E. (1985). *The Female Malady: Women, Madness, and English Culture*, 1830—1980. Pantheon.

Simpson, K. J. (2002). Anorexia Nervosa and Culture. *Journal of Psychiatric and Mental Health Nursing*, 9(1), 65—71.

Smith, A. (1998, March 29). Beauty Queens "Unhealthy" Slim. *South China Morning Post*.

Starved for Attention. (1997, November 26). *South China Morning Post*.

Steiger, H. (1993). Anorexia Nervosa: Is It the Syndrome or the Theorist.

That Is Culture and Gender Bound? *Transcultural Psychiatric Research Review*, 30(4), 347—358.

Swartz, L. (1987). Illness Negotiation: The Case of Eating Disorders. *Social Science & Medicine*, 24(7), 613—618.

Tang, E. (1995, July 20). Swallowing the Lies about Beauty Can Make You Sick. *The Standard* (Hong Kong).

Tseng, W. S. (2006). From Peculiar Psychiatric Disorders through Culture-Bound Syndromes to Culture-Related Specific Syndromes. *Transcultural Psychiatry*, 43 (4), 554.

Tseng, W. S., & Hsu, J. (1969). Chinese Culture, Personality Formation and Mental Illness. *International Journal of Social Psychiatry*, 16(1), 5—14.

Vandereycken, W. (2006). Denial of Illness in Anorexia Nervosa: A Conceptual Review. Part 1, Diagnostic Significance and Assessment. *European Eating Disorders Review*, 14(5), 341—351.

Vandereycken, W., & Hoek, H. W. (1992). Are Eating Disorders Culture Bound Syndromes? In K. Halmi, ed., *Psychobiology and Treatment of Anorexia Nervosa and Bulimia Nervosa* (pp. 19—36). American Psychiatric Publishing.

Weiss, M. G. (1995). Eating Disorders and Disordered Eating in Different Cultures. *Psychiatric Clinics of North America*, 18(3), 261.

Wong, B. (n. d.). Jury Delivers Open Verdict on Dead Schoolgirl. *The Standard* (Hong Kong).

## 第二章

对于这一章的文字，我甚感亏欠，且有许多年的文字债。我特别仰赖了艾伦·杨的著作，尤其是他在《幻觉的和谐：创伤后应激障碍的发明》中精辟的论述。此外，我得到了两位新晋学者的大力相助：雅依特瑞·费尔南多和艾丽克丝·阿根提-佩伦。正是通过这两位学者的分析和研究，我才得以管窥斯里兰卡人民及其复杂的心理地貌。我的许多关于文化影响心理创伤概念的想法都是来自于过去多年关于记忆重建的论战。我先前的合著者，理查德·奥夫舍、保罗·麦克修和弗莱德·克鲁斯是这方面研究的上好导师。

以下为参考文献清单。

After the Waves: Teaching and Healing. (2006). January 5 *Pennsylvania Gazette*.

Almedom, A. M., & Summerfield, D. (2004). Mental Well-Being in Settings of"Complex Emergency": An Overview. *Journal of Biosocial Science*, 36(4), 381—388.

Amarasingham, L. R. (1980). Movement among Healers in Sri Lanka: A Case Study of a Sinhalese Patient. *Culture, Medicine and Psychiatry*, 4(1), 71—92.

Amatruda, K. Tsunami Journal. www.psychceu.com/tsunami/tsunamijournal.html.

— (n. d.). A Field Guide to Disaster Mental Health: The Very Big Wave and the Mean Old Storm. www.psychceu.com/DisasterResponse/field_guide.asp.

Amatruda, K., & Helm-Simpson, P. (1997). *Sandplay*: The *Sacred Healing*. *A Guide to Symbolic Process*. Phoenix Helm Simpson.

Argenti-Pillen, A. (1999). The Discourse on Trauma in Non-WesternCultural Contexts. In A. MacFarlane, R. Yehuda, & A. Shalev, eds., *International Handbook of Human Response to Trauma*. Springer.

— (2003). *Masking Terror*: *How Women Contain Violence in Southern Sri Lanka*. University of Pennsylvania Press.

Armagan, E., Engindeniz, Z., Devay, A. O., Erdur, B., & Ozcakir, A. (2006). Frequency of Post-Traumatic Stress Disorder among Relief Force Workers after the Tsunami in Asia: Do Rescuers Become Victims? *Prehospital and Disaster Medicine: The Official Journal of theNational Association of EMS Physicians and the World Association for Emergency and Disaster Medicine in Association with the Acute Care Foundation*, 21(3), 168—172.

Baggerly, J. (n. d.). Tsunami Relief Work in Sri Lanka: Professor Provides Play Therapy Techniques. www. coedu. usf. edu/.

Baldwin, S. A., Williams, D. C., & Houts, A. C. (2004). The Creation, Expansion, and Embodiment of Post-traumatic Stress Disorder: A Case Study in Historical Critical Psychopathology. *Scientific Review of Mental Health Practice*, 3(33—52).

Berntsen, D., & Rubin, D. C. (2008). The Reappearance HypothesisRevisited: Recurrent Involuntary Memories after Traumatic Events and in Everyday Life. *Memory & Cognition*, 36(2), 449—460.

Bhugra, D., & van Ommeren, M. (2006). Mental Health, Psychosocial Support and the Tsunami. *International Review of Psychiatry*, 18(3), 213—216.

Bloom, S. L. (1999). Our Hearts and Our Hopes Are Turned to Peace. In A. MacFarlane, R. Yenuda, & A. Shalev, eds., *International Handbook of Human Response to Trauma*. Springer.

Bodkin, J. A., Pope, H. G., Detke, M. J., & Hudson, J. I. (2007). Is PTSD Caused by Traumatic Stress? *Journal of Anxiety Disorders*, 21(2), 176—182.

Bonanno, G. A. (2004). Loss, Trauma, and Human Resilience. *American Psychologist*, 59 (1), 20—28.

Bracken, P. J. (2001). Post-Modernity and Post-Traumatic Stress Disorder. *Social Science & Medicine*, 53(6), 733—743.

Bracken, P. J., Giller, J. E., & Summerfield, D. (1995). Psychological Responses to War and Atrocity: The Limitations of Current Concepts. *Social Science & Medicine*, 40(8), 1073—1082.

Bracken, P., Giller, J. E., & Summerfield, D. (1997). Rethinking Mental Health Work with Survivors of Wartime Violence and Refugees. *Journal of Refugee Studies*, 10 (4), 431—442.

Bracken, P. J., & Petty, C. (1998). *Rethinking the Trauma of War*. Free Association Books.

Breslau, J. (2000). Globalizing Disaster Trauma: Psychiatry, Science, and Culture after the Kobe Earthquake. *Ethos*, 28(2), 174—197.

Brown, D. (2000). Time Could Be the Active Ingredient in Post-Trauma Debriefing. *British Medical Journal*, 320, 942.

Bryant, R. A., & Njenga, F. G. (2006). Cultural Sensitivity: Making Trauma Assessment and Treatment Plans Culturally Relevant. *Journal of Clinical Psychiatry*, 67 Suppl. 2, 74—79.

Cameron, D. (2005, January 24). Australia to Help Tackle Depression. *The Age* (Australia).

Cantor, C. (2008). Post-Traumatic Stress Disorder's Future. *British Journal of Psychiatry: The Journal of Mental Science*, 192(5), 394; author reply 395.

Carballo, M., Heal, B., & Hernandez, M. (2005). Psychosocial Aspects of the Tsunami. *Journal of the Royal Society of Medicine*, 98, 396—399.

Carlos, O. J., & Njenga, F. G. (2006). Lessons in Post-traumatic Stress Disorder from the Past: Venezuela Floods and Nairobi Bombing. *Journal of Clinical Psychiatry*, 67, 56.

Cheng, T. (2005, January 25). Ghosts Stalk Thai Tsunami Survivors. BBC News.

Davidson, J., Baldwin, D., Stein, D. J., Kuper, E., Benattia, I., Ahmed, S., et al. (2006). Treatment of Post-traumatic Stress Disorder with Venlafaxine Extended Release: A 6-Month Randomized Controlled Trial. *Archives of General Psychiatry*, 63 (10), 1158.

Davidson, J. R. (2006). Pharmacologic Treatment of Acute and Chronic Stress Following Trauma: 2006. *Journal of Clinical Psychiatry*, 67 Suppl. 2, 34—39.

Davidson, J. R. T. (2006). After the Tsunami: Mental Health Challenges to the Community for Today and Tomorrow. *Journal of Clinical Psychiatry*, 67 Suppl. 2, 3—8.

Davis, T. (2007, February 13). Honored for Tsunami Relief: Mental Health Team from N. J. Aids Sri Lanka. *The Record*. (New Jersey).

De Silva, P. (2006). The Tsunami and Its Aftermath in Sri Lanka: Explorations of a Buddhist Perspective. *International Review of Psychiatry*, 18(3), 281—287.

Devilly, G. J., & Cotton, P. (2003). Psychological Debriefing and the Workplace: Defining a Concept, Controversies and Guidelines for Intervention. *Australian Psychologist*, 38(2), 144—150.

Devilly, G. J., & Cotton, P. (2004). Caveat Emptor, Caveat Venditor, and Critical Incident Stress Debriefing/Management (CISD/M). *Australian Psychologist*, 39 (1), 35—40.

Devilly, G. J., Gist, R., & Cotton, P. (2006). Ready! Fire! Aim! The Status of Psychological Debriefing and Therapeutic Interventions: In the Work Place and after Disasters. *Review of General Psychology*, 10(4), 318.

Doherty, K. (2007, September 4). Tsunami Prompts Sri Lanka to Tackl eMental Health.

Reuters.

Eisenbruch, M. (1984). Cross-Cultural Aspects of Bereavement. I: A Conceptual Framework for Comparative Analysis. *Culture, Medicine and Psychiatry*, 8(3), 283—309.

Faculty. (2005, January 5). Responding to the Aftermath of the Tsunami: Counseling with Caution. Press Release. University of Colombo, Sri Lanka.

Fernando, G. A. (2004). Working with Survivors of War in Non-Western Cultures: The Role of the Clinical Psychologist. *Intervention: International Journal of Mental Health, Psychosocial Work and Counselling inAreas of Armed Conflict*, 2(2), 108—117.

— (2005). Interventions for Survivors of the Tsunami Disaster: Report from Sri Lanka. *Journal of Traumatic Stress*, 18(3), 267—268.

— (2008). Assessing Mental Health and Psychosocial Status in Communities Exposed to Traumatic Events: Sri Lanka as an Example. *American Journal of Orthopsychiatry*, 78(2), 229.

Ford, J. D., Campbell, K. A., Storzbach, D., Binder, L. M., Anger, W. K., & Rohlman, D. S. (2001). Posttraumatic Stress Symptomatology IsAssociated with Unexplained Illness Attributed to Persian Gulf WarMilitary Service. *Psychosomatic Medicine*, 63(5), 842—849.

Galappatti, A. (2003). What Is a Psychosocial Intervention? Mapping the Field in Sri Lanka. *Intervention*, 1(2), 3—17.

— (2005). Psychosocial Work in the Aftermath of the Tsunami: Challenges for Service Provision in Batticaloa, Eastern Sri Lanka. *Intervention*, 1(1), 65—69.

Ganesan, M. (2006). Psychosocial Response to Disasters: Some Concerns. *International Review of Psychiatry*, 18(3), 241—247.

Gaughwin, P. (2008). Psychiatry's Problem Child: PTSD in the Forensic Context. Part 1. *Australasian Psychiatry: Bulletin of Royal Australian and New Zealand College of Psychiatrists*, 16(2), 104—108.

Ghodse, H., & Galea, S. (2006). Tsunami: Understanding Mental Health Consequences and the Unprecedented Response. *International Review of Psychiatry*, 18(3), 289—297.

Harold Merskey, D. M., & Piper, A. (2007). Post-traumatic Stress Disorder Is Overloaded. *Canadian Journal of Psychiatry*, 52(8), 499—500.

Heir, T., & Weisaeth, L. (2006). Back to Where It Happened: Self-Reported Symptom Improvement of Tsunami Survivors Who Returned to the Disaster Area. *Prehospital and Disaster Medicine: The Official Journal of the National Association of EMS Physicians and the World Association for Emergency and Disaster Medicine in Asso-*

*ciationwith the Acute Care Foundation*, 21(2 Suppl. 2), 59—63.

Heir, T., & Weisaeth, L. (2008). Acute Disaster Exposure and Mental Health Complaints of Norwegian Tsunami Survivors Six Months PostDisaster. *Psychiatry*, 71 (3), 266—276.

Hinton, D. E., Hinton, S. D., Loeum, R. J., Pich, V., & Pollack, M. H. (2008). The"Multiplex Model"of Somatic Symptoms: Application to Tinnitus among Traumatized Cambodian Refugees. *Transcultural Psychiatry*, 45(2), 287—317.

Hollifield, M., Hewage, C., Gunawardena, C. N., Kodituwakku, P., Bopagoda, K., & Weerarathnege, K. (2008). Symptoms and Coping in Sri Lanka 20—21 Months after the 2004 Tsunami. *British Journal ofPsychiatry: The Journal of Mental Science*, 192(1), 39—44.

In the Wake: Looking for Keys to Post-traumatic Stress. (2005, December9). *Science*, 310.

Jayasinghe, K. S. A., De Silva, D., Mendis, N., & Lie, R. K. (1998). Ethics of Resource Allocation in Developing Countries: The Case of SriLanka. *Social Science & Medicine*, 47(10), 1619—1625.

Johnson, H., & Thompson, A. (2008). The Development and Maintenance of Post-Traumatic Stress Disorder (PTSD) in Civilian Adult Survivors of War Trauma and Torture: A Review. *Clinical Psychology Review*, 28(1), 36—47.

Jones, E., Hodgins-Vermaas, R., McCartney, H., Everitt, B., Beech, C., Poynter, D., et al. (2002). Post-Combat Syndromes from the Boer War to the Gulf War: A Cluster Analysis of Their Nature and Attribution. *British Medical Journal*, 324 (7333), 321.

Jones, E., Vermaas, R. H., McCartney, H., Beech, C., Palmer, I., Hyams, K., et al. (2003). Flashbacks and Post-Traumatic Stress Disorder: The Genesis of a 20th-Century Diagnosis. *British Journal of Psychiatry*, 182(2), 158—163.

Jones, E., Woolven, R., Durodie, B., & Wessely, S. (2004). Civilian Morale During the Second World War: Responses to Air Raids Re-examined. *Social History of Medicine*, 17(3), 463—479.

Jordan, K. (2006). A Case Study: How a Disaster Mental Health Volunteer Provided Spiritually, Culturally, and Historically Sensitive Trauma Training to Teacher-Counselors and Other Mental Health Professionals in Sri Lanka, 4 Weeks after the Tsunami. *Brief Treatment and CrisisIntervention*, 6(4), 316.

Kaplan, A. (2005, February). Tsunami Aftermath in Sri Lanka. *Psychiatric Times*, 22 (2).

Keenan, P., & Royle, L. (2007). Vicarious Trauma and First Responders: A Case Study

Utilizing Eye Movement Desensitization and Reprocessing (EMDR) as the Primary Treatment Modality. *International Journal ofEmergency Mental Health*, 9 (4), 291—298.

Kienzler, H. (2008). Debating War-Trauma and Post-Traumatic Stress Disorder (PTSD) in an Interdisciplinary Arena. *Social Science & Medicine*, 67(2), 218—227.

Kieran Doherty. (2007, September 4). Tsunami Prompts Sri Lanka to Tackle Mental Health. Reuters.

Kilshaw, S. (2008). Gulf War Syndrome: A Reaction to Psychiatry's Invasion of the Military? *Culture, Medicine and Psychiatry*, 32(2), 219—237.

Kinzie, J. D., & Goetz, R. R. (1996). A Century of Controversy Surrounding Post-traumatic Stress Stress-Spectrum Syndromes: The Impact on *DSM*-Ⅲ and *DSM*-Ⅳ. *Journal of Traumatic Stress*, 9(2), 159—179.

Kirmayer, L. J., Kienzler, H., Afana, A., & Pedersen, D. (in press). Trauma and Disasters in Social and Cultural Context. In D. Bhugra & C. Morgan, eds., *Principles of Social Psychiatry*. Wiley-Blackwell.

Kirmayer, L. J., Lemelson, R., & Barad, M. (2007). *Understanding Trauma: Integrating Biological, Clinical, and Cultural Perspectives*. Cambridge University Press.

Kleinman, A., & Becker, A. E. (1998). "Sociosomatics": The Contributions of Anthropology to Psychosomatic Medicine. *Journal of theAmerican Psychosomatic Society* 60, 389—393.

Kumar, M. S., Murhekar, M. V., Hutin, Y., Subramanian, T., Ramachandran, V., & Gupte, M. D. (2007). Prevalence of Post-traumatic Stress Disorderin a Coastal Fishing Village in Tamil Nadu, India, after the December 2004 Tsunami. *American Journal of Public Health*, 97(1), 99—101.

Lange, G., Tiersky, L., DeLuca, J., Peckerman, A., Pollet, C., Policastro, T., et al. (1999). Psychiatric Diagnoses in Gulf War Veterans with Fatiguing Illness. *Psychiatry Research*, 89(1), 39—48.

Lau, J. T. F., Lau, M., Kim, J. H., & Tsui, H. Y. (2006). Impacts of Media Coverage on the Community Stress Level in Hong Kong after the Tsunami on 26 December 2004. *Journal of Epidemiology & Community Health*, 60(8), 675—682.

Lees-Haley, P. R., & Dunn, J. T. (1994). The Ability of Naive Subjects to Report Symptoms of Mild Brain Injury, Post-Traumatic Stress Disorder, Major Depression, and Generalized Anxiety Disorder. *Journal of Clinical Psychology*, 50(2), 252—256.

Leitch, M. L. (2007). Somatic Experiencing Treatment with Tsunami Survivors in Thailand: Broadening the Scope of Early Intervention. *Traumatology*, 13(3), 11.

Lilienfeld, S. O., Lynn, S. J., Kirsch, I., Chaves, J. F., Sarbin, T. R., Ganaway, G. K., et al. (1999). Dissociative Identity Disorder and the Sociocognitive Model: Recalling the Lessons of the Past. *Psychological Bulletin*, 125, 507—523.

Lutz, C. (1988). *Unnatural Emotions: Everyday Sentiments on a Micronesian Atoll and Their Challenge to Western Theory*. University of Chicago Press.

Lyn, T. E. (2005, January 3). Traumatised Tsunami Survivors to Take Years to Heal. *India News*.

Mahoney, J., Chandra, V., Gambheera, H., de Silva, T., & Suveendran, T. (2006). Responding to the Mental Health and Psychosocial Needs of the People of Sri Lanka in Disasters. *International Review of Psychiatry*, 18(6), 593—597.

Maier, T. (2006). Post-Traumatic Stress Disorder Revisited: Deconstructing the A-Criterion. *Medical Hypotheses*, 66(1), 103—106.

McHugh, P. R., & Treisman, G. (2007). PTSD: A Problematic Diagnostic Category. *Journal of Anxiety Disorders*, 21(2), 211—222.

McNally, R. J. (2004). Conceptual Problems with the *DSM*-Ⅳ Criteria for Post-traumatic Stress Disorder. In G. M. Rosen, ed., Post-traumatic Stress Disorder: Issues and Controversies (pp. 1—14).

Merridale, C. (2000). The Collective Mind: Trauma and Shell-Shock in Twentieth Century Russia. *Journal of Contemporary History*, 35(1), 39.

Miller, G. (2005, August 12). The Tsunami's Psychological Aftermath. *Science*, 309.

Miller, K. E. (1999). Rethinking a Familiar Model: Psychotherapy and the Mental Health of Refugees. Journal of Contemporary Psychotherapy, 29(4), 283—306.

Miller, K. E., Kulkarni, M., & Kushner, H. (2006). Beyond Trauma-Focused Psychiatric Epidemiology: Bridging Research and Practice with War-Affected Populations. *American Journal of Orthopsychiatry*, 76(4), 409—422.

Miller, K. E., & Rasco, L. M. (2004). *The Mental Health of Refugees: Eco-logical Approaches to Healing and Adaptation*. Lawrence Erlbaum.

Neuner, F., Schauer, E., Catani, C., Ruf, M., & Elbert, T. (2006). Post-Tsunami Stress: A Study of Post-traumatic Stress Disorder in ChildrenLiving in Three Severely Affected Regions in Sri Lanka. *Journal of Traumatic Stress*, 19(3), 339—347.

Ng, B. Y. (2005). Grief revisited. *Annals of the Academy of Medicine Singapore*, 34(5), 352.

Nikapota, A. (2006). After the Tsunami: A Story from Sri Lanka. *International Review of Psychiatry*, 18(3), 275—279.

Norman, J. (2008, August 3). Mental Health Workers Becoming Standard in Disaster Relief Efforts. *Sunday Gazette-Mail* (Charleston, W. Va.).

Ofshe, R., Watters, E., (1996). *Making Monsters: False Memories, Psycho therapy, and Sexual Hysteria*. University of California Press.

Oyserman, D., Coon, H. M., & Kemmelmeier, M. (2002). Rethinking Individualism and Collectivism: Evaluation of Theoretical Assumptions and Meta-Analyses. *Psychological Bulletin*, 128(1), 3—72.

Page, D. (2005, December 1). New Study Demonstrates Long-Term Benefits of Psychotherapy for PTSD among Traumatized Adolescents. *UCLA News*.

Parker, C., Doctor, R. M., & Selvam, R. (2008). Somatic Therapy Treatment Effects with Tsunami Survivors. *Traumatology*, 14(3), 103.

Parker, T. (2006, May 5). Tsunami Prompts Women's Swimming Lessons. BBC News.

Pedersen, D. (2002). Political Violence, Ethnic Conflict, and Contemporary Wars: Broad Implications for Health and Social Well-Being. *Social Science & Medicine*, 55(2), 175—190.

Penn Psychologist to Provide Tsunami-Survivor Training. (2005, October 10). *Penn Medicine*.

Pityaratstian, N., Liamwanich, K., Ngamsamut, N., Narkpongphun, A., Chinajitphant, N., Burapakajornpong, N., et al. (2007). Cognitive Behavioral Intervention for Young Tsunami Victims. *Journal of the Medical Association of Thailand*, 90(3), 518—523.

Piyavhatkul, N., Pairojkul, S., & Suphakunpinyo, C. (2008). Psychiatric Disorders in Tsunami-Affected Children in Ranong Province, Thailand. *Medical Principles and Practice*, 17(4), 290—295.

Pupavac, V. (2001a). Misanthropy without Borders: The International Children's Rights Regime. *Disasters*, 25(2), 95—112.

— (2001b). Therapeutic Governance: Psycho-Social Intervention and Trauma Risk Management, *Disasters*, 25(4), 358—372.

— (2004). Psychosocial Interventions and the Demoralization of Humanitarianism. *Journal of Biosocial Science*, 36(4), 491—504.

Raj, M. (2005, January 4). Psychological Therapy for Victims. *The Hindu* (India).

Rajkumar, A. P., Premkumar, T. S., & Tharyan, P. (2008). Coping with the Asian Tsunami: Perspectives from Tamil Nadu, India on the Determinants of Resilience in the Face of Adversity. *Social Science & Medicine*, 67(5), 844—853.

Regel, S. (2007). Post-Trauma Support in the Workplace: The Current Status and Practice of Critical Incident Stress Management and Psychological Debriefing within Organizations in the UK. *Occupational Medicine* (Oxford, England), 57(6), 411—416.

Richardson, N. (2006, May 15). UGA Doctoral Student Mahlet Endal Puts Her Counseling Preparation to Work for Victims of Tsunami in Sri Lanka. *Education Magazine* (U. S. ).

Rose, S. , Bisson, J. , & Wessely, S. (2003). A Systematic Review of Single-Session Psychological Interventions ("Debriefing") Following Trauma. *Psychotherapy and Psychosomatics*, 72(4), 176—184.

Rose, S. , Brewin, C. R. , Andrews, B. , & Kirk, M. (1999). A Randomized Controlled Trial of Individual Psychological Debriefing for Victims of Violent Crime. *Psychological Medicine*, 29(4), 793—799.

Rosen, G. (2004). *Post-traumatic Stress Disorder: Issues and Controversies*. Wiley.

Rosen, G. M. , & Lilienfeld, S. O. (2008). Post-traumatic Stress Disorder: An Empirical Evaluation of Core Assumptions. *Clinical Psychology Review*, 28(5), 837—868.

Rosen, G. M. , Spitzer, R. L. , & McHugh, P. R. (2008). Problems with the Post-Traumatic Stress Disorder Diagnosis and Its Future in *DSM-V*. *British Journal of Psychiatry*, 192(1), 3.

Sajirawattakul, D. (2005, September 6). Blood Gathered for Tsunami-Trauma DNA Study. *The Nation*.

Schwartz, T. , White, G. M. , & Lutz, C. (1992). *New Directions in Psychological Anthropology*. Cambridge University Press.

Shah, S. A. (2006). Resistance to Cross-Cultural Psychosocial Efforts in Disaster and Trauma: Recommendations for Ethno-medical Competence. *Australasian Journal of Disaster and Trauma Studies*, 2006 (2).

Shatan, C. (1972). Post-Vietnam Syndrome. *New York Times*, 6.

Shell Shock. (1918). *California State Journal of Medicine*, 16(12), 515.

Shephard, B. , & Cambridge, M. (2001). *A War of Nerves: Soldiers and Psychiatrists in the Twentieth Century*. American Psychiatric Association.

Silove, D. , Steel, Z. , & Psychol, M. (2006). Understanding Community Psychosocial Needs after Disasters: Implications for Mental Health Services. *Journal of Postgraduate Medicine*, 52(2), 121—125.

Silove, D. , & Zwi, A. B. (2005). Translating Compassion into Psychosocial Aid after the Tsunami. *Lancet*, 365(9456), 269—271.

Sin, S. S. , Chan, A. , & Huak, C. Y. (2005). A Pilot Study of the Impact of the Asian Tsunami on a Group of Asian Media Workers. *International Journal of Emergency Mental Health*, 7(4), 299.

Solomon, Z. , Bleich, A. , Koslowsky, M. , Kron, S. , Lerer, B. , & Waysman, M. (1991). Post-Traumatic Stress Disorder: Issues of Co-Morbidity. *Journal of Psychiatric Research*, 25(3), 89—94.

Somasundaram, D. (2007). Collective Trauma in Northern Sri Lanka: A Qualitative Psychosocial-Ecological Study. *International Journal of Mental Health Systems*, 1, 5.

Southwick, S. M., Morgan 3rd, C. A., Nicolaou, A. L., & Charney, D. S. (1997). Consistency of Memory for Combat-Related TraumaticEvents in Veterans of Operation Desert Storm. *Journal of the American Psychiatric Association*, 154, 173—177.

Stevens, G., Byrne, S., Raphael, B., & Ollerton, R. (2008). Disaster Medical Assistance Teams: What Psychosocial Support Is Needed? *Prehospital and Disaster Medicine*, 23(2), 202.

Sumathipala, A. (n. d. ). Written Submission to the Select Committee of Parliament to Recommend Steps to Minimize the Damages from Natural Disasters,

http: //www. forum4research. org/news/forum/written% 20submission% 20to% 20the% 20parliamentary%20select%20commitee%20fina. doc.

Sumathipala, A., & Siribaddana, S. (2005). Research and Clinical Ethics after the Tsunami: Sri Lanka. *Lancet*, 366(9495), 1418—1420.

Sumathipala, A., Siribaddana, S., Hewege, S., Lekamwattage, M., Athukorale, M., Siriwardhana, C., et al. (2008). Ethics Review Committee Approval and Informed Consent: An Analysis of Biomedical Publications Originating from Sri Lanka, *BMC Medical Ethics*, 9(1), 3.

Summerfield, D. (1999). A Critique of Seven Assumptions behind Psychological Trauma Programmes in War-Affected Areas. *Social Science& Medicine*, 48(10), 1449—1462.

— (2001). The Invention of Post-Traumatic Stress Disorder and the Social Usefulness of a Psychiatric Category. *British Medical Journal*, 322, 95—98.

— (2002). Effects of War: Moral Knowledge, Revenge, Reconciliation, and Medicalised Concepts of Recovery. *British Medical Journal*, 325, 1105—1107.

— (2006). Survivors of the Tsunami: Dealing with Disaster. *Psychiatry*, 5(7), 255—256.

— (2008). How Scientifically Valid Is the Knowledge Base of Global Mental Health? *British Medical Journal: Clinical Research Education*; 336(7651), 992—994.

Surface, D. (n. d. ). Waves of Healing: Group Therapy with Tsunami Survivors. *Social Work Today*, 6(6), 30.

Thienkrua, W., Cardozo, B. L., Chakkraband, M. L., Guadamuz, T. E., Pengjuntr, W., Tantipiwatanaskul, P., et al. (2006). Symptoms of Post-traumatic Stress Disorder and Depression among Children in Tsunami-Affected Areas in Southern Thailand. *Journal of the American Medical Association*, 296(5), 549.

Trauma Risk for Tsunami Survivors. (2005, February 2). BBC News.

Tribe, R. (2007). Health Pluralism: A More Appropriate Alternative to Western Models of Therapy in the Context of the Civil Conflict and Natural Disaster in Sri Lanka?

*Journal of Refugee Studies*, 20(1), 21.

Van Eenwyk, J. R. (2005, April 3). Relief Groups Can Create Unintended Chaos. *Seattle Post-Intelligencer*.

Van Hooff, M., McFarlane, A. C., Baur, J., Abraham, M., & Barnes, D. J. (2009). The Stressor Criterional and PTSD: A Matter of Opinion? *Journal of Anxiety Disorders*, 23(1), 77—86.

Van Ommeren, M., Saxena, S., & Saraceno, B. (2005). Mental and Social Health during and after Acute Emergencies: Emerging Consensus? *Bulletin of the World Health Organization*, 83, 71—75.

Ventevogel, P. (2008). From the Editor: The IASC Guidelines on Mental Health and Psychosocial Support in Emergency Settings, from Discussion to Implementation. *Intervention*, 6(3), 193.

Vijayakumar, L., Kannan, G. K., Kumar, B. G., & Devarajan, P. (2006). Do All Children Need Intervention after Exposure to Tsunami? *International Review of Psychiatry*, 18(6), 515—522.

von Peter, S. (2008). The Experience of"Mental Trauma"and its Trans-cultural Application. Transcultural Psychiatry, 45(4), 639—651.

Wentz, D. (2005). *Shoring Up a Mental Health System*. Behavioral Health Management.

Wessells, M., & Kostelny, K. (2005). *Assessing Afghan Children's Psychosocial Well-Being: A Multi-Modal Study of Intervention Outcomes*. Christian Children's Fund, Oxford University, and Queen Margaret's University College.

Wickrama, K. A. S., & Kaspar, V. (2007). Family Context of Mental Health Risk in Tsunami-Exposed Adolescents: Findings from a Pilot Study in Sri Lanka. *Social Science & Medicine*, 64(3), 713—723.

Wickramage, K. (2006). Sri Lanka's Post-Tsunami Psychosocial Playground: Lessons for Future Psychosocial Programming and Interventions Following Disasters. *Intervention*, 4(2) 167—172.

Wilson, J. P., & Tang, C. S. (2007). *Cross-Cultural Assessment of Psychological Trauma and PTSD*. Springer.

Young, A. (1995a). *The Harmony of Illusions: Inventing Post-Traumatic Stress Disorder*. Princeton University Press.

— (1995b). Reasons and Causes for Post-Traumatic Stress Disorder. *Transcultural Psychiatry*, 32(3), 287.

Yule, W. (2006). Theory, Training and Timing: Psychosocial Interventions inComplex Emergencies. *International Review of Psychiatry*, 18(3), 259—264. Zarowsky, C. (2000). Trauma Stories: Violence, Emotion and Politics in Somali Ethiopia. *Tran-*

*scultural Psychiatry*, 37(3), 383.

— (2004). Writing Trauma: Emotion, Ethnography, and the Politics of Suffering among Somali Returnees in Ethiopia. *Culture, Medicine and Psychiatry*, 28(2), 189—209.

第三章

朱莉·麦格鲁德女士的工作是我在本章思考精神分裂症的核心重点，这我不说，各位读者也可以看见了。是她的博士论文引导我来到桑给巴尔；在我拜访期间，她十分慷慨热情地招待了我。此外，还有一个小群体的学者，他们的工作也为麦格鲁德女士的研究奠定了基础。他们是：约翰 · 巴瑞特，拜伦·古德(Byron Good)，苏·艾斯特若芙(Sue Esteroff)，路易斯·萨斯(Louis Sass)与南希·谢泊尔-休斯( Nancy Scheper-Hughes)。以上所有这些学者的论文集结成册，汇合成题为《精神分裂症，文化以及客观性：经验的边缘》论文专辑。我强烈推荐有兴趣的读者将其作为延展阅读。

其他参考文章和资料文献如下。

Allardyce, J., & Boydell, J. (2006). Environment and Schizophrenia. Review: The Wider Social Environment and Schizophrenia. *Schizophrenia Bulletin*, 32(4), 592.

Barrowclough, C., & Hooley, J. M. (2003). Attributions and ExpressedEmotion: A Review. *Clinical Psychology Review*, 23(6), 849—880.

Birchwood, M., Mason, R., MacMillan, F., & Healy, J. (1993). Depression, Demoralization and Control over Psychotic Illness: A Comparison of Depressed and Non-Depressed Patients with a Chronic Psychosis. *Psychological Medicine*, 23 (2), 387—395.

Breitborde, N. J. K., López, S. R., & Nuechterlein, K. H. (2009). Expressed Emotion, Human Agency, and Schizophrenia: Toward a New Model for the EE Relapse Association. *Culture, Medicine and Psychiatry*, 33(1), 41—60.

Brekke, J. S., & Barrio, C. (1997). Cross-Ethnic Symptom Differences in Schizophrenia: The Influence of Culture and Minority Status. *Schizophrenia Bulletin*, 23(2), 305.

Brown, G. W., & Rutter, M. (1966). The Measurement of Family Activities and Relationships. *Human Relations*, 19, 241—263.

Butzlaff, R. L., & Hooley, J. M. (1998). Expressed Emotion and Psychiatric Relapse: A Meta-Analysis. *Archives of General Psychiatry*, 55, 547—552.

Cena, L., McGruder, J., & Tomlin, G. (2002). Representations of Race, Ethnicity, and Social Class in Case Examples. *American Journal of Occupational Therapy*, 56 (2), 130—139.

Cochrane, R., & Bal, S. S. (1987). Migration and Schizophrenia: An Examination of Five Hypotheses. *Social Psychiatry and Psychiatric Epidemiology*, 22 (4), 181—191.

Corrigan, P. W. , & Watson, A. C. (2004). At Issue. Stop the Stigma: Call Mental Illness a Brain Disease. *Schizophrenia Bulletin*, 30(3), 477.

Craig, T. J. , Siegel, C. , Hopper, K. , Lin, S. , & Sartorius, N. (1997). Out-come in Schizophrenia and Related Disorders Compared between Developing and Developed Countries: A Recursive Partitioning Re-Analysis of the WHO DOSMD Data. *British Journal of Psychiatry*, 170(3), 229—233.

Davidson, L. , & McGlashan, T. H. (1997). The Varied Outcomes of Schizophrenia. *Canadian Journal of Psychiatry*, 42, 34—43.

Dietrich, S. , Beck, M. , Bujantugs, B. , Kenzine, D. , Matschinger, H. , & Angermeyer, M. C. (2004). The Relationship between Public Causal Beliefs and Social Distance toward Mentally Ill People. *Australian and New Zealand Journal of Psychiatry*, 38(5), 348—354.

Earley, P. (2006). *Crazy: A Father's Search through America's Mental HealthMadness*. Putnam.

Estroff, S. E. , Penn, D. L. , & Toporek, J. R. (2004). From Stigma to Discrimination: An Analysis of Community Efforts to Reduce the Negative Consequences of Having a Psychiatric Disorder and Label. *Schizophrenia Bulletin*, 30(3), 493.

Fàbrega Jr. , H. (2001). Culture and History in Psychiatric Diagnosis and Practice. *Psychiatric Clinics of North America*, 24(3), 391—405.

Fàbrega Jr. , H. (1991). The Culture and History of Psychiatric Stigma in Early Modern and Modern Western Societies: A Review of RecentLiterature. *Comprehensive Psychiatry*, 32(2), 97.

Fincher, C. L. , Thornhill, R. , Murray, D. R. , & Schaller, M. (2008). Pathogen Prevalence Predicts Human Cross-Cultural Variability inIndividualism/Collectivism. Proceedings. *Biological Sciences/The RoyalSociety*, 275(1640), 1279—1285.

Fisher, J. D. , & Farina, A. (1979). Consequences of Beliefs about the Nature of Mental Disorders. *Journal of Abnormal Psychology*, 88(3), 320—327.

Good, B. (1994). *Medicine, Rationality, and Experience: An Anthropological Perspective*. Cambridge University Press.

Granger, D. A. (1994). Recovery from Mental Illness: A First-Person Perspective of an Emerging Paradigm. In Ohio Department of Mental Health, *Recovery: The New Force in Mental Health* (pp. 1—13). Author.

Halliburton, M. (2005). "Just Some Spirits": The Erosion of Spirit Pos-session and the Rise of "Tension"in South India. *Medical Anthropology*, 24(2), 111—144.

Hashemi, A. H. , & Cochrane, R. (1999). Expressed Emotion and Schizophrenia: A Review of Studies across Cultures. *International Review of Psychiatry*, 11(2), 219—224.

Hooley, J. M. (1998). Expressed Emotion and Locus of Control. *Journal of Nervous and Mental Disease*, 186(6), 374—378.

— (2007). Expressed Emotion and Relapse of Psychopathology. *Annual Review of Clinical Psychology*, 3: 329—352.

Hopper, K., Harrison, G., Janca, A., & Sartorius, N. (2007). *Recovery from Schizophrenia: An International Perspective. A Report from the WHO Collaborative Project, the International Study of Schizophrenia*. Oxford University Press.

Hopper, K., & Wanderling, J. (2000). Revisiting the Developed versus Developing Country Distinction in Course and Outcome in Schizophrenia: Results from Isos, the WHO Collaborative Followup Project. *Schizophrenia Bulletin*, 26(4), 835.

Jablensky, A. (1987). Multicultural Studies and the Nature of Schizophrenia: A Review. *Journal of the Royal Society of Medicine*, 80(3), 162.

— (1995). Schizophrenia: Recent Epidemiologic Issues. *Epidemiologic Reviews*, 17(1), 10—20.

— (1997). The 100-Year Epidemiology of Schizophrenia. *Schizophrenia Research*, 28(2—3), 111—125.

— (2006). The Epidemiology of Schizophrenia. *Australian and New Zealand Journal of Psychiatry*, 40(5), 503.

Jenkins, J. H. (1997). Subjective Experience of Persistent Schizophrenia and Depression among U. S. Latinos and Euro-Americans. *British Journal of Psychiatry*, 171(1), 20—25.

— (1998a). Conceptions of Schizophrenia as a Problem of Nerves: A Cross-Cultural Comparison of Mexican-Americans and Anglo -Americans. *Social Science & Medicine*, 26 (12), 1233.

— (1988b). Ethnopsychiatric Interpretations of SchizophrenicIllness: The Problem of Nervios within Mexican-American Families. *Culture, Medicine and Psychiatry*, 12 (3), 301—329.

— (1991). Anthropology, Expressed Emotion, and Schizophrenia. *Ethos*, 19(4), 387—431.

— (1992). Too Close for Comfort: Schizophrenia and Emotional Over-involvement among Mexicano Families. In A. Gaines, ed., *Ethnopsychiatry: The Cultural Construction of Professional and Folk Psychiatries* (pp. 203—221). State University of New York Press.

Jenkins, J. H., & Barrett, R. J. (2003). *Schizophrenia, Culture, and Subjectivity*. Cambridge University Press.

Jenkins, J. H., & Karno, M. (1992). The Meaning of Expressed Emotion: Theoretical Issues Raised by Cross-Cultural Research. *American Journal of Psychiatry*, 149, 9—21.

Jenkins, J. H., & Schumacher, J. G. (1999). Family Burden of Schizophrenia and Depressive Illness: Specifying the Effects of Ethnicity, Gender and Social Ecology. *British Journal of Psychiatry*, 174(1), 31—38.

Jilek, W. G. (1998). Transcultural Psychiatry, Quo Vadis. *Transcultural Psychology Newsletter*, 16(1), 1—10.

Kent, H., & Read, J. (1998). Measuring Consumer Participation in Mental Health Services: Are Attitudes Related to Professional Orientation? *International Journal of Social Psychiatry*, 44(4), 295—310.

Kleinman, A. (1987). Anthropology and Psychiatry. The Role of Culture in Cross-Cultural Research on Illness. *British Journal of Psychiatry*, 151(4), 447—454.

— (1988). *The Illness Narratives: Suffering, Healing, and the Human Condition.* Basic Books.

Kleinman, A., & Cohen, A. (1997). Psychiatry's Global Challenge. *Scientific American*, 276(3), 86—89.

Kopelowicz, A., Zarate, R., Gonzalez, V., Lopez, S. R., Ortega, P., Obregon, N., et al. (2002). Evaluation of Expressed Emotion in Schizophrenia: A Comparison of Caucasians and Mexican-Americans. *Schizophrenia Research*, 55(1—2), 179—186.

Kulhara, P. (1994). Outcome of Schizophrenia: Some Transcultural Observations with Particular Reference to Developing Countries. *European Archives of Psychiatry and Clinical Neuroscience*, 244(5), 227—235.

Kymalainen, J. A., de Mamani, A. G., & Amy, G. (2008). Expressed Emotion, Communication Deviance, and Culture in Families of Patients with Schizophrenia: A Review of the Literature. *Cultural Diversity and Ethnic Minority Psychology*, 14(2), 85.

Langer, E. J., & Abelson, R. P. (1974). A Patient by Any Other Name: Clinician Group Difference in Labeling Bias. *Journal of Consulting and Clinical Psychology*, 42(1), 4—9.

Leff, J., Wig, N. N., Ghosh, A., Bedi, H., Menon, D. K., Kuipers, L., et al. (1987). Expressed Emotion and Schizophrenia in North India: Influence of Relatives' Expressed Emotion on the Course of Schizophrenia in Chandigarh. *British Journal of Psychiatry*, 151(2), 166—173.

Lefley, H. P. (1990). Culture and Chronic Mental Illness. *Hospital &Community Psychiatry*, 41(3), 277—286.

Lutz, C. (1988). *Unnatural Emotions: Everyday Sentiments on a Micronesian Atoll and their Challenge to Western Theory*. University of Chicago Press.

Marom, S., Munitz, H., Jones, P. B., Weizman, A., & Hermesh, H. (2002). Familial Expressed Emotion: Outcome and Course of Israeli Patients with Schizophrenia. *Schizophrenia Bulletin*, 28(4), 731.

McGrath, J. J. (2005). Myths and Plain Truths about Schizophrenia Epidemiology: The Nape Lecture 2004. *Acta Psychiatrica Scandinavica*, 111(1), 4—11.

— (2006). Variations in the Incidence of Schizophrenia: Data versus Dogma. *Schizophrenia Bulletin*, 32(1), 195—197.

— (2007). The Surprisingly Rich Contours of Schizophrenia Epidemiology. *Archives of General Psychiatry*, 64(1), 14.

McGruder, J. (1999). Madness in Zanzibar: "Schizophrenia" in Three Families in the "Developing" World. Ph. D. dissertation, University of Washington.

— (2002). Life Experience Is Not a Disease, or Why Medicalizing Madness Is Counterproductive to Recovery. In C. Brown, ed., *Recovery and Wellness: Models of Hope and Empowerment for People with Mental Illness* (pp. 59—80), Routledge.

Mehta, S., & Farina, A. (1997). Is Being Sick Really Better? Effect of the Disease View of Mental Disorder on Stigma. *Journal of Social and Clinical Psychology*, 16(4), 405—419.

Mezzich, J. E., Kirmayer, L. J., Kleinman, A., Fabrega Jr., H., et al. (1999). The Place of Culture in *DSM-Ⅳ*. *Journal of Nervous & Mental Disease*, 187(8), 457.

Neugeboren, J. (2003). *Imagining Robert* (p. 313). Rutgers UniversityPress.

Oyserman, D., Coon, H. M., & Kemmelmeier, M. (2002). Rethinking Individualism and Collectivism: Evaluation of Theoretical Assumptions and Meta-Analyses. *Psychological Bulletin*, 128(1), 3—72.

Oyserman, D., & Lee, S. W. (2008). Does Culture Influence What and How We Think? Effects of Priming Individualism and Collectivism. *Psychological Bulletin*, 134(2), 311.

Prince, R. H. (1992). Religious Experience and Psychopathology: Cross-Cultural. *Religion and Mental Health*, 281.

Prince, R. H., & Reiss, M. (1990). Psychiatry and the Irrational: Does Our Scientific World View Interfere with the Adaptation of Psychotics? *Psychiatric Journal of the University of Ottawa: Revue de psychiatriedel' Universitéd' Ottawa*, 15(3), 137.

Read, J., Haslam, N., Sayce, L., & Davies, E. (2006). Prejudice and Schizophrenia: A Review of the"Mental Illness Is an Illness Like Any Other" Approach. *Acta Psychiatrica Scandinavica*, 114(5), 303—318.

Sartorius, N., Gulbinat, W., Harrison, G., Laska, E., & Siegel, C. (1996). Long Term Follow-Up of Schizophrenia in 16 Countries. *Social Psychiatry and Psychiatric Epidemiology*, 31(5), 249—258.

Sass, L. A. (1994). Civilized Madness: Schizophrenia, Self-Consciousness and the Modern Mind. *History of the Human Sciences*, 7, 83—120.

Scheper-Hughes, N. (1985). Culture, Scarcity, and Maternal Thinking: Maternal Detachment and Infant Survival in a Brazilian Shantytown. *Ethos*, 291—317.

— (1993). *Death without Weeping: The Violence of Everyday Life in Brazil*. University of California Press.

— (2001). *Saints, Scholars, and Schizophrenics: Mental Illness in Rural Ireland*. University of California Press.

Schnittker, J. (2008). An Uncertain Revolution: Why the Rise of a GeneticModel of Menta l Illness Has Not Increased Tolerance. *SocialScience & Medicine*, 67(9), 1370—1381.

Stompe, T., Friedman, A., Ortwein, G., Strobl, R., Chaudhry, H. R., Najam, N., et al. (1999). Comparison of Delusions among Schizophrenics in Austria and in Pakistan. *Psychopathology*, 32, 225—234.

Stompe, T., Karakula, H., Rudaleviciene, P., Okribelashvili, N., Chaudhry, H. R., Idemudia, E. E., et al. (2006). The Pathoplastic Effect of Culture on Psychotic Symptoms in Schizophrenia. *World Cultural Psychiatry Research Review*, 1(3/4), 157—163.

Stout, P. A., Villegas, J., & Jennings, N. A. (2004). Images of Mental Illness in the Media: Identifying Gaps in the Research. *Schizophrenia Bulletin*, 30(3), 543.

Suhail, K., & Cochrane, R. (2002). Effect of Culture and Environmenton the Phenomenology of Delusions and Hallucinations. *International Journal of Social Psychiatry*, 48(2), 126.

Swift, C. R. (2002). *Dar Days* (p. 211). University Press of America. Torrey, E. F. (1988). *Surviving Schizophrenia: A Family Manual*. Harper Perennial.

Weisman, A. G. (1997). Understanding Cross-Cultural Prognostic Variability for Schizophrenia. *Cultural Diversity and Mental Health*, 3(1), 23.

Wig, N. N., Bedi, D. K., Leff, J., Kuipers, L., Ghosh, A., Day, R., et al. (1987). Distribution of Expressed Emotion Components among Relatives of Schizophrenic Patients in Aarhus and Chandigarh. *British Journal of Psychiatry*, 151, 160—165.

第四章

本书大量引用了麦吉尔大学的学者文献，很大程度上是因为该大学本身就是一个跨文化精神医学研究的温床。这一特点，我相信主要是由于拉里·科迈尔教授在本领域的研究和重要影响。他学术成果不仅贯穿本章，对本书整体都有重要的启示。北中顺子小姐，科迈尔曾经的博士研究生也和自己的导师一样，十分慷慨地花时间为我提供指导。她关于日本抑郁症历史的专著最近一两年内就要出版，我定会第一时间去书店购买她的书。此外，大卫·希利在 SSRI 方面的科研和锲而不舍的努力也给了我许多灵感。

其他参考文献如下。

Angell, M. (2009, January 15). Drug Companies and Doctors: A Story of Corruption. *New York Review of Books*.

Applbaum, K. (2004a). *The Marketing Era: From Professional Practice to Global Provisioning*. Routledge.

— (2004b). How to Organize a Psychiatric Congress. *Anthropological Quarterly*, 77(2), 303—310.

— (2006). Pharmaceutical Marketing and the Invention of the Medical Consumer. *PLoS Medicine*, 3(4), 445.

Ballenger, J. C., Davidson, J. R., Lecrubier, Y., Nutt, D. J., et al. (2001). A Proposed Algorithm for Improved Recognition and Treatment of the Depression/Anxiety Spectrum in Primary Care. *Primary Care Companion to the Journal of Clinical Psychiatry*, 3(2), 44.

Ballenger, J. C., Davidson, J. R., Lecrubier, Y., Nutt, D. J., Kirmayer, L. J., Lepine, J. P., et al. (2001). Consensus Statement on Transcultural Issues in Depression and Anxiety from the International Consensus Group on Depression and Anxiety. *Journal of Clinical Psychiatry*, 62(13), 47—55.

Barbui, C., Esposito, E., & Cipriani, A. (2009). Selective Serotonin Reuptake Inhibitors and Risk of Suicide: A Systematic Review of Observational Studies. *Canadian Medical Association Journal*, 180(3), 291.

Berger, D., & Fukunishi, I. (1996). Psychiatric Drug Development in Japan. *Science*, 273(5273), 318.

Bhugra, D., & Mastrogianni, A. (2004). Globalisation and Mental Disorders Overview with Relation to Depression. *British Journal of Psychiatry*, 184(1), 10—20.

Breslau, J. (2000). Globalizing Disaster Trauma: Psychiatry, Science, and Culture after the Kobe Earthquake. *Ethos*, 28(2), 174—197.

Calabrese, J. R., Kasper, S., Johnson, G., Tajima, O., Vieta, E., Yatham, L. N., et al. (2004). International Consensus Group on Bipolar I Depression Treatment Guidelines. *Journal of Clinical Psychiatry*, 65(4), 571.

Carta, M. G., Coppo, P., Reda, M. A., Hardoy, M. C., & Carpiniello, B. (n. d.). Depression and Social Change: From Transcultural Psychiatry to a Constructivist Model. *Epidemiologia e psichiatria sociale*, 10(1), 46.

Chan, A. W. (2008). Bias, Spin, and Misreporting: Time for Full Access to Trial Protocols and Results. *PLoS Medicine*, 5(11), e230.

Chen, H., Guarnaccia, P. J., & Chung, H. (2003). Self-Attention as a Mediator of Cultural Influences on Depression. *International Journal of Social Psychiatry*, 49(3), 192.

Currie, J. (2005). The Marketization of Depression: The Prescribing of SSRI Antidepressants to Women. *Women and Health Protection*, 1—27.

Ghaemi, N. (2008, December 7). Data, Dollars, and Drugs, Part I: The Ethics of Medicine. *Psychology Today*. Retrieved July 23, 2009.

Grassley, C. (2008, June 4). Payments to Physicians. *Congressional Record*.

Groleau, D., Young, A., & Kirmayer, L. J. (2006). The McGill Illness Narrative Interview (MINI): An Interview Schedule to Elicit Meanings and Modes of Reasoning Related to Illness Experience. *Transcultural Psychiatry*, 43(4), 671.

Gruenberg, A. M., Goldstein, R. D., & Pincus, H. A. (2005). Classification of Depression: Research and Diagnostic Criteria: *DSM*-Ⅳ and *ICD*-10. In *Biology of Depression: From Novel Insights to Therapeutic Strategies*. Wiley-VCH.

Gunnell, D., & Ashby, D. (2004). Antidepressants and Suicide: What Is the Balance of Benefit and Harm (Vol. 329, pp. 34—38). BMJ Publishing Group.

Gunnell, D., Saperia, J., & Ashby, D. (2005). Selective Serotonin Reuptake Inhibitors (SSRIS) and Suicide in Adults: Meta-Analysis of Drug Company Data from Placebo Controlled, Randomised Controlled Trials Submitted to the MHRA's Safety Review. *British Medical Journal*, 330(7488), 385.

Healy, D. (1997). *The Antidepressant Era*. Harvard University Press.

— (2002). *The Creation of Psychopharmacology*. Harvard University Press.

— (2004a). *Let Them Eat Prozac: The Unhealthy Relationship between the Pharmaceutical Industry and Depression. New York University Press.*

— (2004b). Shaping the Intimate: Influences on the Experience of Everyday Nerves. *Social Studies of Science*, 34(2), 219.

— (2008). *Psychiatric Drugs Explained*. Churchill Livingstone. Healy, D., & Whitaker, C. (2003). Antidepressants and Suicide: Risk-Benefit Conundrums. *Journal of Psychiatry and Neuroscience*, 28(5), 331—339.

Horwitz, A. V., & Wakefield, J. C. (2007). *The Loss of Sadness: How Psychiatry Transformed Normal Sorrow into Depressive Disorder*. Oxford*University Press*.

Keller, M. B., Ryan, N. D., Strober, M., Klein, R. G., Kutcher, S. P., Birer, B., et al. (2001). Efficacy of Paroxetine in the Treatment of Adolescent Major Depression: A Randomized, Controlled Trial. *Journal of* the American Academy of Child and

Adolescent Psychiatry, 40(7), 762.

Kirmayer, L. J. (1989). Cultural Variations in the Response to Psychiatric Disorders and Emotional Distress. *Social Science & Medicine*, 29(3), 327.

— (1999). Rhetorics of the Body: Medically Unexplained Symptoms in Sociocultural Perspective. In *Somato form Disorders: A Worldwide Perspective* (pp. 271－286). Springer-Verlag Telos.

— (2001). Cultural Variations in the Clinical Presentation of Depression and Anxiety: Implications for Diagnosis and Treatment. *Journal of Clinical Psychiatry*, 62, 22—30.

— (2002). Psychopharmacology in a Globalizing World: The Use of Antidepressants in Japan. *Transcultural Psychiatry*, 39(3), 295.

— (2005). Culture, Context and Experience in Psychiatric Diagnosis. *Psychopathology*, 38(4), 192—196.

— (2006a). Beyond the "New Cross-Cultural Psychiatry": Cultural Biology, Discursive Psychology and the Ironies of Globalization. *Transcultural Psychiatry*, 43(1), 126.

— (2006b). Culture and Psychotherapy in a Creolizing World. *Transcultural Psychiatry*, 43(2), 163.

— (2007). Psychotherapy and the Cultural Concept of the Person. *Transcultural Psychiatry*, 44(2), 232.

Kirmayer, L. J., & Groleau, D. (2001). Affective Disorders in Cultural Context. *Psychiatric Clinics of North America*, 24(3), 465—478.

Kirmayer, L. J., & Looper, K. J. (2006). Abnormal Illness Behaviour: Physiological, Psychological and Social Dimensions of Coping with Distress. *Current Opinion in Psychiatry*, 19(1), 54.

Kirmayer, L. J., & Sartorius, N. (2007). Cultural Models and Somatic Syndromes. *Psychosomatic Medicine*, 69(9), 832.

Kirmayer, L. J., & Young, A. (1998). Culture and Somatization: Clinical, Epidemiological, and Ethnographic Perspectives. *Psychosomatic Medicine*, 60, 420—430.

Kitanaka, J. (2006). Society in Distress: The Psychiatric Production of Depression in Contemporary Japan. PhD dissertation, Department of Anthropology, McGill University.

— (2008). Diagnosing Suicides of Resolve: Psychiatric Practice in Contemporary Japan. *Culture, Medicine and Psychiatry*, 32(2), 152—176.

Kleinman, A. (2001). A Psychiatric Perspective on Global Change. *Harvard Review of Psychiatry*, 9(1), 46—47.

— (2004). Culture and Depression. *New England Journal of Medicine*, 351, 951—953.

Kleinman, A., Lakoff, A., & Petryna, A. (2007). *Global Pharmaceuticals*. Duke University Press.

Lacasse, J. R., & Leo, J. (2005). Serotonin and Depression: A Disconnect between the Advertisements and the Scientific Literature. *PLoS Medicine*, 2(12), 1211.

Lakoff, A. (2004). The Anxieties of Globalization:: Antidepressant Sales and Economic Crisis in Argentina. *Social Studies of Science*, 34(2), 247.

— (2007). The Right Patients for the Drug: Managing the Placebo Effect in Antidepressant Trials. *BioSocieties*, 2(01), 57—71.

Landers, P. (2002, October 9). Drug Companies Push Japan to ChangeView of Depression. *Wall Street Journal*.

Lee, S. (1999). Diagnosis Postponed: Shenjing Shuairuo and the Transformation of Psychiatry in Post-Mao China. *Culture, Medicine and Psychiatry*, 23(3), 349—380.

Lepine, J. P. (2001). Epidemiology, Burden, and Disability in Depression and Anxiety. *Journal of Clinical Psychiatry*, 62, 4—12.

Lock, M. (1995). *Encounters with Aging: Mythologies of Menopause in Japan and North America*. University of California Press.

McHenry, L. (2006). Ethical Issues in Psychopharmacology. *British Medical Journal*, 32(7), 405.

Mezzich, J. E., Kirmayer, L. J., Kleinman, A., Fȧbrega Jr., H., Parron, D. L., Good, B. J., et al. (1999). The Place of Culture in *DSM-IV*. *Journal of Nervous and Mental Disease*, 187(8), 457.

Moynihan, R., Doran, E., & Henry, D. (2008). Disease Mongering Is Now Part of the Global Health Debate. *PLoS Medicine*, 5(5), e106.

Olfson, M., & Marcus, S. C. (2008). A Case-Control Study of Antidepressants and Attempted Suicide during Early Phase Treatment of Major Depressive Episodes. *Journal of Clinical Psychiatry*, 69(3), 425—432.

Ozawa-de Silva, C. (2008). Too Lonely to Die Alone: Internet SuicidePacts and Existential Suffering in Japan. *Culture, Medicine and Psychiatry*, 32(4), 516—551.

Petryna, A., Lakoff, A., & Kleinman, A. (2006). *Global Pharmaceuticals: Markets, Practices*. Duke University Press.

Read, J., Haslam, N., Sayce, L., & Davies, E. (2006). Prejudice and Schizophrenia: A Review of the"Mental Illness Is an Illness Like AnyOther"Approach. *Acta Psychiatrica Scandinavica*, 114(5), 303—318.

Rihmer, Z., & Akiskal, H. (2006). Do Antidepressants T(h)reat(en)Depressives? Toward a Clinically Judicious Formulation of the Anti-depressant-Suicidality FDA Advisory in Light of Declining National Suicide Statistics from Many Countries. *Journal of Affective Disorders*, 94(1—3), 3—13.

Schulz, K. (2004, August 22). Did Antidepressants Depress Japan? *New York Times Magazine*.

Stotland, N. (2009, February 26). Drug Companies and Doctors: An Exchange. *New York Review of Books*.

Summerfield, D. (2006). Depression: Epidemic or Pseudo-Epidemic? *Journal of the Royal Society of Medicine*, 99, 161—162.

Tajima, O., et al. (2001). Mental Health Care in Japan: Recognition and Treatment of Depression and Anxiety Disorders. *Journal of Clinical Psychiatry*, Suppl., 62(13), 39—46.

Tanaka-Matsumi, J., & Marsella, A. J. (1976). Cross-Cultural Variations in the Phenomenological Experience of Depression: I. Word Association Studies. *Journal of Cross-Cultural Psychology*, 7(4), 379.

Teicher, M. H., Glod, C. A., & Cole, J. O. (1990). Emergence of Intense Suicidal Preoccupation during Fluoxetine Treatment. *American Journal of Psychiatry*. 147, 207—210.

Teicher, M. H., Glod, C. A., & Cole, J. O. (1993). Antidepressant Drugs and the Emergence of Suicidal Tendencies. *Drug Safety*, 8(3), 186.

Thomas, P., Bracken, P., Cutler, P., Hayward, R., May, R., & Yasmeen, S. (2005). Challenging the Globalisation of Biomedical Psychiatry. *Journal of Public Mental Health*, 4(3), 23—32.

Tsurumi, W. (1993). *The Complete Manual of Suicide*. Ohta Shuppan.

Valenstein, E. S., & Berger, L. S. (2001). Blaming the Brain: The Truth about Drugs and Mental Health. *Psychoanalytic Psychology*, 18(1), 184—187.

Ware, N. C., & Kleinman, A. (1992). Culture and Somatic Experience: The Social Course of Illness in Neurasthenia and Chronic Fatigue Syndrome. *Psychosomatic Medicine*, 546—560.

Weissman, M. M. (1998). The Antidepressant Era. *New England Journal of Medicine*, 338, 1475—1476.

Whittington, C. J., Kendall, T., Fonagy, P., Cottrell, D., Cotgrove, A., & Boddington, E. (2004). Selective Serotonin Reuptake Inhibitors in Childhood Depression: Systematic Review of Published versus Unpublished Data. *Lancet*, 363(9418), 1341—1345.

Yudofsky, H. R. (Ed.). (2003). *The American Psychiatric Press Textbook of Clinical Psychiatry* (Vol. 4). American Psychiatric Publishing.

## 结语

Belluck, P. (2009, April 8). Recession Anxiety Seeps into Everyday Lives. *New York Times*.

Chisholm, D. , Flisher, A. J. , Lund, C. , Patel, V. , Saxena, S. , Thornicroft, G. , et al. (2007). Scale Up Services for Mental Disorders: A Call forAction. *Lancet*, 370 (9594), 1241—1252.

More Than 300 New Medicines Being Developed for Mental Illnesses. (n. d. ). PhRMA: New Medicine, New Hope. Retrieved from http: //www. phrma. org/news _ room/press _ releases/more _ than _ 300 _ new _ medicines _ being _ developed _ for _ mental _ illness/.

Seligman, R. , & Kirmayer, L. J. (2008). Dissociative Experience and Cultural Neuroscience: Narrative, Metaphor and Mechanism. *Culture*, *Medicine and Psychiatry*, 32 (1), 31—64.

Stier, K. (2009, February 9). Suicides: *Watching for Recession Spike*. Time.

# /致　谢/

在本书的写作的一些关键过程中，我有好几位深有见地的朋友给予我帮助：珀·布朗森(Po Bronson)，卡瑞斯·康恩(Charis Conn)，罗布·瑞德尔(Rob Riddell)以及我妻子丽贝卡·沃特斯(Rebecca Watters)——这些长篇章节当中，不管是遣词造句的商榷还是解析迷宫般的概念问题都有他们的宝贵建议在其中。另有一些朋友帮助我阅读校对了本书的一部分：艾伦·波尔迪克(Alan Burdick)，劳拉·福莱瑟(Laura Fraser)，迈考尔·斯托瑞(Michal Story)，托德·欧本海姆(Todd Oppenheimer)，还有伊利诺儿·温德尔(Eleanor Wendell)。我也大大受惠于克里斯·卡尔侯恩(Chris Calhoun)——我的经纪人，自始至终，他是推动这项写作计划的中坚。和我愉快共事的，还有自由出版社(Free Press)的多米尼克·安弗索(Dominick Anfuso)，他在出版社相当艰难的一年里仍然给予了这本书许多细心指导和关注。此外，利亚·米勒(Leah Miller)也与本书的诞生有密不可分的关系。我还要感谢责任编辑朱迪斯·胡佛(Judith Hoover)。麦考尔·斯托瑞(Michal Story)帮助整理了许多访谈记录，给了我极大的鼓励。凯西·程(Kasie

Cheung)提供了中文部分访谈的翻译。约尔·亚费(Joelle Jaffe)和我一起做了厌食症和精神分裂症两个章节的调研工作，且帮助我一起构思余下的章节。来自我母亲玛丽·普利安姆·沃特斯(Mary Pulliam Watters)，兄弟亚伦·沃特斯(Aaron Watters)的鼓励也至关重要。

伊森·沃特斯

美国旧金山·"作家窟"

**图书在版编目(CIP)数据**

像我们一样疯狂：美式心理疾病的全球化 /（美）伊森·沃特斯著；黄晓楠译. —北京：北京师范大学出版社，2016.6(2024.4 重印)
（社会治疗书系 / 夏林清，张一兵主编）
ISBN 978-7-303-20769-5

Ⅰ. ①像… Ⅱ. ①伊… ②黄… Ⅲ. ①心理疾病－全球化－研究－美国 Ⅳ. ①R395.2

中国版本图书馆 CIP 数据核字(2016)第 136987 号

北京市版权局著作权合同登记 图字：01-2016-1813 号

**图 书 反 馈 意 见 gaozhifk@bnupg.com 010-58805079**

XIANG WOMEN YIYANG FENGKUANG：MEISHI XINLI JIBING DE QUANQIUHUA

出版发行：北京师范大学出版社 www.bnup.com
北京市西城区新街口外大街 12-3 号
邮政编码：100088

印　　刷：北京盛通印刷股份有限公司
经　　销：全国新华书店
开　　本：890 mm×1240 mm 1/32
印　　张：9.5
字　　数：201 千字
版　　次：2016 年 6 月第 1 版
印　　次：2024 年 4 月第 7 次印刷
定　　价：54.00 元

策划编辑：周益群　　　责任编辑：齐　琳　常慧青
美术编辑：宋　涛　　　装帧设计：宋　涛
责任校对：陈　民　　　责任印制：马　洁